泌尿外科疾病诊疗研究

单锋芝 等 主编

吉林科学技术出版社

图书在版编目（CIP）数据

泌尿外科疾病诊疗研究 / 单锋芝等主编 . -- 长春：吉林科学技术出版社，2024.3

ISBN 978-7-5744-1104-3

Ⅰ . ①泌 … Ⅱ . ①单 … Ⅲ . ①泌尿外科学－诊疗－研究 Ⅳ . ① R69

中国国家版本馆 CIP 数据核字 (2024) 第 059761 号

泌尿外科疾病诊疗研究

主　　编　单锋芝　等
出 版 人　宛　霞
责任编辑　张　楠
封面设计　刘　雨
制　　版　刘　雨
幅面尺寸　185mm × 260mm
开　　本　16
字　　数　311 千字
印　　张　14.375
印　　数　1~1500 册
版　　次　2024 年 3 月第 1 版
印　　次　2024 年12月第 1 次印刷

出　　版　吉林科学技术出版社
发　　行　吉林科学技术出版社
地　　址　长春市福祉大路5788 号出版大厦A 座
邮　　编　130118
发行部电话/传真　0431-81629529 81629530 81629531
81629532 81629533 81629534
储运部电话　0431-86059116
编辑部电话　0431-81629510
印　　刷　廊坊市印艺阁数字科技有限公司

书　　号　ISBN 978-7-5744-1104-3
定　　价　84.00元

前 言

随着医学科学的快速发展，各学科新理念、新知识、新技术的不断涌现，泌尿外科疾病诊疗技术也应及时丰富与扩展，许多疾病在治疗上无所作为的局面已得到明显的改善。随着循证医学的不断发展和深入，各种泌尿外科疾病的治疗也更加规范化。鉴于此，编者结合临床工作经验编写了《泌尿外科疾病诊疗研究》一书。

本书内容包括急性尿路感染、血液净化、肾上腺疾病、肾脏疾病、前列腺疾病、输尿管疾病、膀胱疾病等。本书内容全面，文字简练，重点突出，可操作性强，易于掌握，可供泌尿外科专业的各级临床医师参考阅读。

尽管我们参阅了大量的文献，但由于学识有限，经验不足，难免挂一漏万，尚祈读者批评指正。

目 录

第一章　急性尿路感染

第一节　尿路感染的定义及分类

尿路感染(UTI)，简称尿感，是临床最常见的感染性疾病之一。统计资料显示，在门诊感染性疾病中，UTI的发病率仅次于呼吸系统感染。越基层的医院，门诊急性UTI患者越多。中心城市大医院的UTI患者，多数都曾在不同医院反复治疗，应用过多种抗生素，但疾病仍旧反复。因此，合理地诊断及治疗UTI这一看似简单的疾病，就显得非常重要。

女性较易发生UTI，约60%的女性一生中曾有UTI病史，而且其中约30%患者呈现反复感染。UTI在生育期和妊娠期女性发生率更高。前瞻性研究表明，青年女性急性UTI的发病频率为0.5～0.7次/(人·年)；65岁以上老人急性UTI发病率女性为9.3%；女性菌尿发生率65～70岁为10%～15%，大于80岁为15%～20%。

在UTI的诊断及治疗上误区还很多。不少临床医师常根据患者尿路刺激征(尿频、尿急、尿痛)的主诉就轻易下“膀胱炎”诊断，如果患者同时觉腰痛，则认为感染已波及肾脏而诊断“肾盂肾炎”。这种只根据临床症状做出的诊断很不可靠，事实上仅有不到50%的这些患者能被证实存在菌尿。因此，对于有尿路刺激征的患者首先检查尿菌，只有存在有意义的菌尿，才能诊断UTI。严格合理的诊断将有助于防止滥用抗生素，避免更多的细菌耐药菌株产生。

尿路感染是病原微生物(包括细菌、真菌、支原体、衣原体乃至病毒及寄生虫)侵入尿路黏膜，所引起的炎症反应。依据感染上、下尿路、复杂与单纯、急性与慢性进行分类。笔者习惯把这三种分类结合起来，以期对治疗与预后有一个比较好的判断。

一、上尿路感染和下尿路感染

尿路感染的定位对于指导临床治疗和评估患者预后具有非常重要的价值。上尿路感染指感染累及输尿管、肾盂和肾实质，又称肾盂肾炎；而下尿路感染是指感染仅累及尿道和膀胱。需要注意的是，没有任何可靠的定位方法能精确鉴别上、下尿路感染。急性UTI病例，医师常常依据临床表现，即有无明显感染中毒症状(如寒战及高烧)及体征(如脊肋角叩击痛)，来帮助判断上、下尿路感染。

二、复杂性和单纯性尿路感染

尿路感染又可分为复杂性和单纯性两类。若存在尿路解剖异常(如尿路畸形、结石、肿瘤及前列腺肥大等)或功能异常(如膀胱输尿管反流、神经源性膀胱等)，或存在导致机体抵抗力低下的基础疾病（如糖尿病及使用免疫抑制剂等），即诊断为复杂性 UTI；上述所有情况均不存在时，即诊断单纯性 UTI。对于复杂性 UTI 患者的治疗，一定要设法（包括手术治疗）矫正其复杂因素，抗菌药物治疗才能起效。

三、急性和慢性尿路感染

急性 UTI 是指近期病原体侵入尿路引起的急性炎症反应；而慢性 UTI 是指炎症已导致尿路形态（如瘢痕）及功能的永久性损害。急性感染往往需要进行抗病原体治疗，而慢性 UTI 是否需要抗病原体治疗，则需依据患者具体情况来做决定。

临床上还有许多分类的方法，譬如，分为有症状性 UTI 和无症状性菌尿，初发 UTI 及再发性感染，社区获得性 UTI 及医院获得性感染等。这些分类方法的多样性正提示了 UTI 问题的复杂性，只有认真考虑到所有情况，才能正确做出疾病诊断及进行治疗。

第二节　急性尿路感染的病原体及发病机制

一、病原体

了解急性 UTI 的病原体，即致病性微生物是进行有效治疗的第一步。急性 UTI 的病原体主要是细菌，95% 以上 UTI 是细菌感染所致，以革兰氏阴性杆菌为主，其中大肠埃希杆菌约占 70%。极少数 UTI 为真菌、衣原体、支原体或病毒等引起。在经验性治疗时，了解你所在地区、医院细菌流行趋势与致病菌对药物的敏感性至关重要。譬如，在欧美国家，大肠埃希杆菌对氟喹诺酮类抗生素的耐药率不超过 30%，而在我国绝大多数地区，大肠埃希杆菌对氟喹诺酮类药物的耐药率大于 60%。笔者医院近 3 年抗菌药物耐药率监测数据显示，在 2009 年，大肠埃希杆菌对氟喹诺酮类药物的耐药率高达 70%，经过 3 年的反复的合理用药宣传教育，2012 年大肠埃希杆菌对氟喹诺酮类药物的耐药率降低到 60%。为什么耐药率有所下降，这是谨慎用药的效果。为什么不能继续下降，是因为我们大环境抗生素的滥用。这里既包括医师的滥用，更包括与动物饲养相关的滥用，鱼塘撒抗生素，猪牛羊鸡饲料添加抗生素等。所以，我们不但要注意在医疗单位的抗生素滥用，更要注意环境当中的抗生素本身问题。

在单纯性 UTI 中，致病菌主要为大肠埃希杆菌。而复杂性 UTI 虽然也以大肠埃希杆菌为主，但是肠球菌属、葡萄球菌属、克雷白杆菌属、假单胞菌属、沙雷菌属、肠杆菌属的细菌明显增多，且多为耐药菌株。总结临床经验可以看到临床特征与不同病原体之间存在某些相关性，比如大肠埃希杆菌最常见于无症状菌尿、非复杂性 UTI 或首次发生的 UTI；凝固酶阴性的葡萄球菌感染较常发生于年轻女性；而医院获得性 UTI、复杂性 UTI、反复再发的 UTI 和尿路器械检查后发生的 UTI，则多为粪链球菌、变性杆菌、克雷白杆菌和铜绿假单胞菌等，其中铜绿假单胞菌常见于尿路器械检查后；变性杆菌则多见于伴有尿路结石者；金黄色葡萄球菌UTI则常见于败血症等血源性尿感；厌氧菌所致的UTI多发生于长期留置导尿管、肾移植以及身体抵抗力极差的患者。95%以上的UTI为单一病原菌所致，混合性细菌UTI较少见，他们多为长期使用抗生素或免疫抑制剂治疗者、长期留置尿管、反复使用尿路器械检查和治疗者。

其他种类病原体所致急性UTI较少见。真菌性UTI的致病真菌多为念珠菌，大多数发生于接受广谱抗生素治疗的留置导尿管的患者，特别是合并糖尿病或给予免疫抑制剂治疗时。沙眼衣原体及支原体所致尿道炎常发生于有不洁性交史的患者。病毒如麻疹病毒、腮腺炎病毒、柯萨奇病毒等也可引起UTI，但临床上十分罕见。

近年来，随着抗生素和免疫抑制剂的广泛应用及人口老龄化，UTI的病原体谱发生了明显变化，革兰氏阳性菌与真菌性UTI发病率增高，耐药，甚至多重耐药病原体也呈现明显增加趋势。卫生部全国细菌耐药监测网2006—2010年尿标本细菌耐药监测结果发现，我国UTI致病菌仍以大肠埃希杆菌为代表的革兰氏阴性杆菌为主，但肠球菌属等革兰氏阳性菌所占比例增加，而多药耐药菌株也呈现增加趋势。在美国大肠埃希菌对环丙沙星的耐药率从2000年的3%上升到2010年的17.1%。因此，根据美国感染病学会的最新指南，氟喹诺酮类抗生素已经不建议作为急性非复杂性膀胱炎的一线治疗药物，以防耐药菌株的进一步增加。

总结以上的情况我们就要思考：①进行有效治疗的基础是什么？②如何合理地选择抗生素？③如何避免微生物耐药菌株产生？

二、急性尿路感染的发病机制

（一）病原体的侵入途径及致病力

1. 病原体的侵入途径

急性UTI的病原体的主要侵入途径是上行性感染，即病原菌由尿道、膀胱、输尿管上行至肾盂引起感染性炎症，该途径占UTI的95%。而继发于败血症或菌血症的血行感染，和由外伤或泌尿系统周围脏器的感染性炎症所引起的直接感染以及经淋巴道感染较少见。

2. 病原体的致病力

细菌可产生一系列促进细菌定植和感染的因子：包括菌毛、铁运载体受体和细菌毒素等。

(1) 菌毛：大肠埃希杆菌的I型菌毛能通过其尖端的黏附素FImH与尿路上皮表面的甘露糖苷受体结合，黏附并侵入上皮细胞；它还能影响其他毒力因子如P菌毛的表达，增强细菌致病力。而P菌毛能通过其尖端的黏附素PapG识别尿路上皮表面的Gal-Gal受体，与之结合致病。细菌黏附及侵入尿路上皮是其致病的重要一步，如此可刺激上皮细胞产生前炎症介质，引起炎症。

(2) 铁运载体受体：细菌依赖铁运载体与铁运载体受体系统，来摄取其重要营养元素铁，增强致病力。此外，Iha 还能促进大肠埃希杆菌与膀胱上皮黏附。

(3) 细菌毒素：包括 α 溶解素及 β 溶血素及多种细胞毒性坏死因子，它们能降低机体防御能力，延长细菌存活。

（二）机体的防御机制及易感因素

1. 防御机制

正常情况下机体对细菌入侵尿路有一系列的防卫机制：①尿道口和外阴分布正常菌群，抑制病原菌的生长；②尿液的冲刷作用，通过排尿可清除大约 99% 侵入尿路的细菌；③膀胱黏膜可分泌有机酸及 IgA，并能通过吞噬细胞的吞饮作用杀灭致病性微生物，同时膀胱壁的酸性糖胺聚糖作为一种抗黏附因子，阻止细菌的局部黏附；④尿液的低 pH，含高浓度尿素和有机酸，不利于细菌的生长；⑤男性前列腺液具有抗革兰氏阴性肠道细菌的作用。

另外，在此还将介绍两个具有重要防御功能的蛋白质：①防御素：它是一组阳离子多肽抗生素，存在于尿路上皮细胞、中性粒细胞及单核巨噬细胞中。当尿路暴露于病原体时，产生的阳离子多肽抗生素即可杀灭细菌、真菌和一些有荚膜的病毒。防御素与细菌胞壁上的阴离子磷脂结合，破坏胞膜功能，增加细胞渗透性，导致细菌死亡。它还能诱发肥大细胞脱颗粒反应及增加白介素 -8(IL-8) 产生，来促进中性粒细胞趋化，增强免疫。② Tamm-Forsfall 蛋白：它由肾小管髓袢升支粗段及远曲小管近段分泌，能与细菌Ⅰ型菌毛黏附素 FImH 结合形成复合物从尿排出，从而抗细菌黏附，发挥防御效应。另外，Tamm-forsfall 蛋白还能通过 Toll 样受体 4(TLR-4) 介导机制活化天然免疫效应，并能与中性粒细胞结合加强其嗜菌效力。

2. 易感因素

某些情况下机体的上述防御机制能被破坏，患者极容易出现急性 UTI。常见的易感因素包括：①泌尿道解剖或功能异常：如尿路结石、肿瘤、畸形、膀胱输尿管反流、神经源性膀胱等。据统计，有尿路梗阻者 UTI 的发生率较正常者高 12 倍。②使用尿路器械：任何有创性尿路系统的操作均可增加感染的风险。一次导尿后持续性菌尿的发生率为 1% ～ 2%，而留置导尿管更易发生 UTI，留置导管 1d，感染率约 50%，3 ～ 4d 可达 90% 以上。③妊娠：妊娠早期雌激素和孕酮水平升高使输尿管平滑肌松弛，可引起膀胱输尿管反流；增大的子宫压迫输尿管，可引起尿路梗阻。另外妊娠期间尿液化学成分改变有利于细菌生长，因此妊娠是 UTI 的重要诱因，约 7% 孕妇有无症状菌尿，如未及时发现和治疗，其中半数发生有症状尿感。④机体抵抗力低下：如老年人、罹患糖尿病、接受免疫抑制剂治疗导致全身抵抗力低下时也易发生 UTI。⑤生殖系统病灶：例如女性存在尿道旁腺炎、外阴炎等妇科炎症时易发生 UTI，而男性的细菌性前列腺炎也是年轻男性 UTI 的最常见原因。

随着研究的深入，近年来遗传因素在 UTI 发病中的作用已受到重视，有研究发现再发性 UTI 的女性患者有明显的家族相关性，而先天性免疫应答因子如 TLR-4、IL-8 受体的基因多形性也与UTI发病相关。目前一级女性亲属（指母亲、姐妹及女儿）有UTI病史被认为是女性非复杂性UTI的易患因素之一。

（三）炎症反应

炎症是机体对病原体的防御反应，但也造成组织损伤。有多种因素参与炎症反应，下面仅简单谈谈中性粒细胞及补体系统的作用。

1. 中性粒细胞的作用

中性粒细胞移行至受感染的黏膜是其与黏膜上皮细胞中的一些小分子蛋白相互作用的结果。细菌激活尿路上皮的趋化因子反应，趋化中性粒细胞移行至感染部位，参与灭菌。

2. 补体系统的作用

病原的侵入可通过经典激活途径、旁路激活途径及甘露聚糖结合凝集素途径引起补体级联反应。任一途径的激活都形成C_3和C_5转化酶和一些生物有效成分包括过敏毒素、调理素及膜攻击复合物。过敏毒素C_{3a}、C_{5a}可趋化并激活中性粒细胞和巨噬细胞，调理素C_{3b}、C_{4b}能增强吞噬细胞的吞噬作用，而膜攻击复合体更能穿透细菌胞壁促其死亡。

可见，UTI是机体与致病病原体之间复杂作用的结果。在进行抗生素治疗之前，一定要深入了解患者的状态。随着研究的深入，我们会找到更加有效的治疗手段。

第三节　急性尿路感染的诊断

急性尿路感染的诊断包括：首先应该判断是否是UTI，其次应对UTI进行定位，然后确定有无易感因素。在诊断UTI时需要注意并思考以下问题。

一、判断是否尿路感染

尿路感染需要综合临床症状、尿常规化验及尿微生物学检查来诊断，其中证实尿中存在致病性微生物最为重要。下面就诊断中的几个问题进行讨论。

（一）尿路刺激征

出现尿路刺激征时需要鉴别的是UTI还是尿道综合征？文献报道，约2/3为UTI，而1/3为尿道综合征。尿道综合征，又称尿频尿急综合征，患者主诉轻重不一的尿频、尿急及尿痛（或尿道烧灼感），但是反复做尿沉渣镜检正常，尿细菌学检查阴性。尿道综合征病因不明，可能与尿道受外用避孕药刺激、性生活导致损伤等相关，部分患者与焦虑、精神紧张状态相关。

（二）尿常规化验

离心后尿沉渣高倍视野镜检白细胞＞5个即为白细胞尿（或称脓尿），是发现UTI的一个简易、敏感检查。反复化验均无白细胞尿应能排除UTI，但是，出现白细胞尿却不一定都是 UTI，某些肾组织炎症细胞浸润十分明显的疾病如急性或急进性肾小球肾炎、活动性狼疮性肾炎、急性间质性肾炎等也会出现尿白细胞增多。

做此检验必须注意：①女性留尿标本前必须清洁外阴，避免因白带等污染出现假阳性；②尿标本放置温度过高或放置时间过长 (2 ～ 3h 以上)，白细胞将被破坏，影响检验结果。

(三) 尿细菌学检查

包括下列检查。

1. 清洁尿普通涂片找菌

清洁后中段晨尿 (尿在膀胱停留 4 ～ 6h 以上)，不沉淀涂片行革兰染色镜检，检查 10 个油镜视野，若细菌＞ 1 个油镜视野，结合临床尿路刺激症状即可确诊。

2. 清洁后中段尿细菌培养

若菌落数＞ 10^5/mL 可诊断为真性菌尿；若菌落数在 10^4 ～ 10^5/mL 应复查，复查后结果相同时，则需结合临床表现或做膀胱穿刺尿细菌培养来确诊。某些球菌如肠球菌、粪链球菌等，尿中细菌菌落数达 10^3/mL 也有诊断意义。

3. 做膀胱穿刺尿细菌培养

若阳性，无论菌落数多少即可确诊。

因为尿细菌培养阳性是诊断 UTI 的“金标准”，所以，在判读尿细菌培养结果时就要特别注意排除假阳性和假阴性。

什么情况尿细菌培养易出现假阳性结果，主要是收集尿液标本无菌操作不严格，细菌污染。无论男女，在留取尿标本之前，都要认真清洗外阴，清洗后，使用无刺激性的消毒液如氯己定等进行消毒。

什么情况尿细菌培养易出现假阴性结果，主要是：①患者在进行细菌培养前已经使用抗生素；②收集尿液标本时消毒液混入到尿液中；③尿液在膀胱内停留时间过短，会显著降低细菌培养阳性率；④大量饮水，尿液被稀释，也会在一定程度上影响细菌培养阳性率；⑤特殊致病菌如厌氧菌等未做相应特殊培养。

二、进行尿路感染定位

急性 UTI 的定位诊断对于指导临床治疗和评估患者预后具有非常重要的价值。急性下尿路感染患者常出现明显的尿路刺激征 (尿频、尿急及尿痛) 和下腹部疼痛，并可伴随出现肉眼血尿，患者无发热或仅有低热 (一般不超过 38.5℃)，查体耻骨上可有压痛，但无脊肋角叩痛，化验末梢血白细胞正常或轻度增高。

急性肾盂肾炎患者尿路刺激征常较轻，而全身感染症状重，患者常出现寒战、高热，体检时常有患肾侧肋脊角叩痛及输尿管走行压痛，末梢血白细胞显著升高，出现核左移。急性上、下尿路感染主要依靠上述临床表现及化验来进行定位诊断及治疗，而不必进行更多检查。

三、确定有无易感因素

对于反复发作的UTI、难治的UTI、50岁之前的男性UTI等，均应积极寻找是否存在易感因素，尤其有无复杂因素，并设法纠正。

四、尿路感染的并发症

急性UTI一般经积极、有效治疗很少出现并发症，但若治疗不当，或存在复杂性UTI因素及机体抵抗力低下时，即可能出现并发症。严重并发症有以下几点。

（一）肾乳头坏死

肾乳头及其邻近肾髓质的缺血性坏死，常发生于存在糖尿病、尿路梗阻等复杂性UTI因素的患者。临床出现寒战、高热、剧烈腰痛和血尿，尿中有坏死组织排出，可阻塞输尿管引起肾绞痛，可并发败血症和急性肾衰竭，静脉肾盂造影可见特征性肾乳头坏死环形征，病理检查显示随尿排出的坏死组织为肾乳头组织。本并发症非常罕见，但是一旦发生，则患者的肾功能乃至生命都会受到威胁。

（二）肾周围脓肿

肾周围脓肿为急性肾盂肾炎直接扩展至肾周组织引起的化脓性炎症。临床出现持续性高热及明显的患侧腰痛，致腰部活动受限，查体患侧脊肋角明显压痛及叩痛。CT和超声检查能帮助诊断。

（三）败血症

革兰氏阴性杆菌败血症常见于复杂性UTI患者，特别是并发急性肾乳头坏死时，但也偶见于严重的单纯性肾盂肾炎。临床表现为寒战、高热，甚至感染中毒性休克。血培养阳性。

第四节　急性尿路感染的治疗

由于UTI患病率高，对人群健康构成了实实在在的危害。随着越来越多的细菌耐药菌株产生，对临床医师提出了更高的挑战。美国感染病协会2010年的指南强调应根据本地的致病菌、抗生素耐药情况以及患者既往病史等进行个体化治疗，另外强调在考虑抗生素疗效的同时需要注意其不良反应。

急性UTI的治疗在于尽快清除病原体、缓解症状、预防和治疗并发症。应遵循以下普遍原则：①治疗前均应进行晨尿涂片革兰染色镜检或中段尿细菌定量培养，以证实感染存在；②治疗初可先凭经验进行抗菌治疗，获得UTI菌培养及药敏试验结果后，再根据药敏试验选择抗生素；③抗生素应选择肾毒性小、不良反应少、尿液内有较高浓度者，如果为肾盂肾炎，还需要选择肾组织内能达到较高浓度的抗生素；④应根据尿感部位、病情轻重、是否合并复杂因素及有无并发症而合理确定治疗疗程；⑤尽可能寻找及纠正易感因素；⑥抗生素治疗无效时应注意其他病原体（如结核分枝杆菌、厌氧菌等）感染的可能。

近年来UTI的病原体谱发生了明显变化，耐药，甚至多重耐药的病原体比例明显增加。根据日本和新加坡的资料，在亚太地区，大肠埃希杆菌近50%耐左氧氟沙星或环丙沙星，30%耐第三代头孢菌素（头孢噻肟、头孢曲松，或头孢他啶）和头孢吡肟。总体上，33%的尿大肠埃希杆菌产生了超广谱β-内酰胺酶的表型。产超广谱β-内酰胺酶表型大肠杆菌的高发国家和地区还有印度(60%)及中国香港(48%)。目前所有致UTI的大肠杆菌对厄他培南和亚胺培南均敏感。我国的情况已如前述。

一、急性单纯性膀胱炎

急性单纯性膀胱炎的致病菌目前仍以大肠埃希杆菌为主，但是耐药菌株在逐年增加。治疗急性单纯性膀胱炎是用单剂治疗、短程(3d)治疗或更长疗程治疗？存在不同意见。美国密执安大学关于UTI治疗的研究，把单剂治疗到7d，或更长时间(2～6周)的治疗均列入了治疗方案中。近年大样本的临床试验资料显示，单剂治疗虽能有效清除膀胱内及尿道的致病菌，但与短程治疗相比，阴道和肠道内的致病菌仍不能有效清除，因此治疗后复发率相对较高。而短程(3d)抗生素治疗与传统的长疗程治疗同样有效，却减少了药物不良反应及治疗花费。为此，现在多提倡实施3d短程治疗。

二、急性单纯性肾盂肾炎

治疗的目的是清除致病菌，防止复发，重症患者还应预防败血症发生。注意在治疗前留尿进行尿细菌定量培养及药敏试验。治疗初应先据经验选择抗生素静脉给药治疗，如果有效，可在热退72h后改口服抗生素继续治疗，完成14d治疗疗程。如果经验用药48～72h仍未见效，则应根据药敏试验选择敏感药物治疗。为什么有时候治疗效果不好呢？除抗生素的选择是否恰当外，是不是按照药物的药代动力学合理规范用药也是一个重要问题。绝大多数β内酰胺类抗生素都是时间依赖性药物，需要根据药物的半衰期及最低药物浓度，来选择合适的给药时间间隔与剂量，24h内应分次给药。氟喹诺酮类药物多数属于浓度依赖性药物，如能达到合适的药时曲线下面积，可能一天给药一次就行。在疗程结束时及停药后第2周、6周应分别做尿细菌培养，并进行疗效评定。治愈标准：疗程结束时临床症状消失，尿菌阴转，且在停药后2周、6周复查尿细菌培养仍为阴性。治疗失败标准：疗程结束后尿菌仍阳性，或治疗后尿菌转阴，但在第2、6周复查时再次出现阳性，且为同一菌株。若治疗失败，应参考药敏结果改用其他有效抗生素，治疗4～6周。治疗失败的患者，容易转变成反复再发的UTI患者。

三、无症状性细菌尿

无症状性细菌尿的患者是否需要治疗仍存在争议。但目前认为以下无症状菌尿患者无须治疗：①老年无症状性细菌尿患者，因为治疗与否与死亡率无关，不能降低症状性UTI 的发生，而且使耐药菌株的比例及抗生素不良反应的发生率增加；②对于尿路有复杂情况的患者，多数会出现无症状性菌尿，一般无须使用抗生素。但是如果出现 UTI 症状，应立即治疗。笔者肾内科的一位女性患者，几十年前做输卵管结扎时，误扎了输尿管，此后尿中白细胞几乎一直充满视野，培养大肠埃希杆菌经常阳性。因为没有症状并未治疗。但是，对于妊娠期间发生的无症状菌尿、伴有高危因素（如中性粒细胞减少、肾移植等）的无症状性菌尿以及进行尿路器械操作前后的无症状性菌尿均需要治疗。

第五节 特殊类型的急性尿路感染

一、妊娠期尿路感染

妊娠期容易发生无症状性细菌尿，主要致病菌为大肠埃希杆菌，如果未及时给予治疗，在妊娠晚期约 30% 可发生症状性 UTI。因此，在妊娠期如果有真性细菌尿，无论有无症状均应及时治疗，不但有利于防止妊娠后期出现症状性 UTI，而且有助于减少早产等妊娠并发症的发生。

但是目前妊娠期 UTI 治疗的疗程尚无统一意见，一般认为应该持续用药治疗 7 天，它较单剂量治疗有更高的治愈率。

但是在抗生素的选择上要考虑对胎儿的影响。所有的抗生素，均没有胎儿用药的临床试验。

但是，根据经验及国内外的药品监督管理局资料，在妊娠早期可选用磺胺类药物、呋喃妥因、氨卞西林和头孢氨苄；在妊娠晚期，应避免使用磺胺类药物，以免诱发新生儿胆红素脑病。而喹诺酮类药物与四环素可影响胎儿软骨发育，也不建议使用。

二、导尿管相关的尿路感染

导尿管的使用是引起医源性 UTI 的最常见原因。导尿管相关 UTI 最主要的危险因素是留置尿管的时间，其他危险因素还包括糖尿病、女性、肾功能不全等。应采取有效措施预防导尿管相关 UTI，估计 17% ～ 69% 的导尿管相关 UTI 能够被预防，其中最有效的方法是限制导尿管使用，且尽可能缩短留置时间。其他预防措施包括：插导尿管时严格执行无菌操作；采用无菌封闭导尿系统；选用避孕套式导尿管；保持尿袋位置在膀胱水平以下，保证尿液引流通畅；长期不能自行排尿时，宜改用耻骨上膀胱造瘘排尿。虽然对于导尿管相关的无症状性菌尿患者目前不主张使用抗生素，但是在拔除导尿管或更换导尿管之前应给予抗生素预防，可有效减少症状性 UTI 发生。另外，一些新型导尿管也正在研发，例如具有抗炎作用的银合金涂层导尿管、抗生素涂层导尿管和可以通过降低摩擦减少尿道损伤的亲水性导尿管等，它们目前还未应用于临床。因为大多数导尿管相关性无症状菌尿患者并不进展至症状性 UTI，因此目前不主张对他们使用抗菌药物，但是一旦发展成症状性 UTI，仍应按照 UTI 的处理原则给予抗菌药物治疗。

三、再发性尿路感染

尿路感染的再发在临床较常见，在一项调查中发现大约有 27% 的 UTI 患者有 1 次 UTI 再发，而有 3% 的患者出现 2 次以上的 UTI 再发。尿感的再发分为复发和重新感染。复发是指经过有效抗生素治疗症状消失、尿菌阴转后，在 6 周内再出现 UTI，且为同一致病菌致病。而重新感染是指有效抗生素治疗症状消失，尿菌阴转后再次出现 UTI，但致病菌不同，或者 6 周以后出现同一致病菌感染。超过 80% 的 UTI 再发是重新感染。

尿路感染再发的易感因素包括更年期、性生活、杀精剂的使用等。同时对于 UTI 再发的患者要注意除外复杂性 UTI。在给予抗生素治疗前，应建议患者采取一些措施预防 UTI 再发，比如减少杀精剂的使用、性交后排尿等。对于已经采取上述预防措施，仍在过去 12 个月内再发 3 次，或半年内再发 2 次以上的患者可考虑抗生素预防，已有研究证实了预防性使用抗生素可有效减少 UTI 再发。低剂量长程抑菌疗法可选用下列药物睡前口服：呋喃妥因 50mg 每日 1 次；或复方磺胺甲恶唑 (即复方新诺明，每片含磺胺甲恶唑 400mg 和甲氧苄啶 80mg) 每次 1 片，每周 3 次；或喹诺酮类抗生素。但是疗程应该多长时间尚未确定，一般可以持续 6 ～ 12 个月。与性生活相关的 UTI 再发女性患者，可于性交后排尿，并预防性口服抗菌药物，如口服复方甲恶唑或环丙沙星。而绝经后女性的再发 UTI 可考虑阴道内使用雌激素 (雌三醇乳膏 0.5mg 每晚 1 次，阴道内使用，连续 2 周，然后每周 2 次连续 8 个月)。

四、真菌性尿路感染

真菌性 UTI 在健康人及无复杂因素 UTI 中较少见，但是目前在医院内获得性 UTI 中真菌感染的发病率在逐年增加，文献报道约占 10% ～ 15%。致病真菌大多数为念珠菌，而其中白色念珠菌占 50% ～ 70%，光滑念珠菌约占 20%，其次为热带念珠菌、近平滑念珠菌等。大多数真菌性 UTI 发生于接受广谱抗生素治疗的留置导尿管患者，特别是在合并糖尿病或给予糖皮质激素或 (和) 免疫抑制剂治疗时。真菌性 UTI 可表现为肾盂肾炎或膀胱炎，并可引发输尿管梗阻 (由真菌球移行至输尿管引起) 或肾乳头坏死，但是仅 2% ～ 4% 的患者具有临床表现，约 96% 的念珠菌 UTI 患者表现为无症状性菌尿。

念珠菌是正常寄生于外阴或尿道的真菌，65% 正常人可以从口腔、肠道、肛门或阴道中分离培养出白色念珠菌。因此念珠菌培养阳性可能仅仅提示污染或者尿路定植，而非真菌 UTI。在诊断念珠菌 UTI 时，必须排除可能来自阴道、尿道口和生殖系统的污染，尤其是女性患者。目前尚无较好的方法能鉴别念珠菌尿是污染、定植还是感染。以下情况可考虑为真菌性 UTI：①未留置导尿管的情况下，连续 2 次尿培养提示念珠菌阳性 (念珠菌菌落＞ 10^5/mL)；②如果不能排除污染，可行直接导尿留尿标本进行培养，呈念珠菌阳性(念珠菌菌落＞ 10^5/mL)；③已放置导尿管者，更换导尿管前后2次获得尿液培养提示念珠菌阳性(念珠菌菌落＞ 10^5/mL)。上尿路真菌感染的患者需同时进行真菌血培养。但是，尿念珠菌定量培养的诊断价值存在着争议，因为研究显示，无论是念珠菌UTI还是念珠菌尿路定植，它们的菌落计数都存在较大的范围区间。大约25%的念珠菌UTI患者可同时并存细菌性UTI。

对于无症状性念珠菌尿患者，不推荐进行常规抗念珠菌治疗，去除诱因常常可以缓解念珠菌尿，包括拔除留置导尿管、解除尿路梗阻、停用抗生素、控制血糖等。Sobel等的一项前瞻性、多中心、对照研究显示，留置导尿管的无症状性念珠菌尿住院患者，在拔除导尿管后约41%患者能自愈，更换导尿管后20%患者能自愈。不过更换导尿管常只能短期清除尿中念珠菌，之后复发的可能性很大。对于无症状性念珠菌尿的高危患者(包括中性粒细胞减少症、准备接受泌尿道操作的患者及肾移植患者)及有症状性念珠菌UTI患者须给予抗念珠菌治疗。泌尿道操作可能增加念珠菌尿患者发生念珠菌血症的风险，因此在操作前建议给予预防性抗念珠菌治疗。

目前常用的抗真菌药物包括唑类抗真菌药(如氟康唑、伊曲康唑、伏立康唑等)、两性霉素B、氟胞嘧啶和新型抗真菌药棘白菌素(如卡泊芬净、米卡芬净、阿尼芬净等)。在选择药物时不但要考虑药物的敏感性，还要考虑药物在血和尿中浓度以及药物的不良反应。氟康唑是目前应用最多的药物，推荐剂量为首次400mg/d，而后改为200mg/d维持14天。因氟康唑有很高的生物利用度，因此以口服为主，不能耐受口服者也可静脉给药。氟康唑主要以活性形式通过尿液排泄，因此在尿中有较高浓度，对于大多数念珠菌(光滑念珠菌及克柔念珠菌除外)UTI均有很好疗效，因此广泛应用于临床，不过肾功能不全患者需要根据肾小球滤过率调整使用剂量。一项研究中显示给予氟康唑200mg/d口服治疗14天，对于无留置导尿管的患者念珠菌尿清除率可达78%，而留置导尿管的患者清除率也达52%，但是这部分患者停药后大多复发。多数光滑念珠菌和克柔念珠菌对氟康唑不敏感，此时可选用两性霉素B，剂量每日0.3～0.5mg/kg，需要注意两性霉素B的不良反应如肾毒性，同时应注意两性霉素B脂质体在治疗念珠菌尿患者中的疗效可能劣于两性霉素B，因为两性霉素B脂质体没有活性形式通过尿液排泄，在尿液中达不到有效浓度。两性霉素B(50mg/L)持续膀胱冲洗5天可治疗唑类耐药株所致膀胱炎，但易复发，而且对上尿路感染无效。氟胞嘧啶(25mg/kg，每日4次)可在尿中有较高的浓度，除克柔念珠菌以外，念珠菌属对氟胞嘧啶均敏感，因此可用于治疗念珠菌性UTI。不过单独使用氟胞嘧啶较易出现药物抵抗，尤其是用药时间超过7天时。而棘白菌素、伏立康唑等药物由于尿液中浓度较低，因此目前不推荐用于治疗念珠菌性UTI，但是对于侵袭性念珠菌血症导致的念珠菌性UTI，是否用较高组织浓度的抗真菌药能够有效治疗？目前尚无结论，成功和失败的结果都有报道，还需进一步研究。

第二章　血液净化

第一节　急危重症血液净化技术进展

血液净化是指利用一定的仪器和设备，将患者血液引出体外，经过一定程序清除体内某些代谢废物或有毒物质，再将血液引回体内的过程。急危重症血液净化技术是以缓慢的血液流速和（或）透析液流速，通过弥散和（或）对流，进行溶质交换和水分清除的血液净化治疗方法。具有清除体内多余的水分、维持水电解质及酸碱平衡，保持内环境稳定，同时清除尿素、肌酐等内外源性有毒物质以及某些炎症介质等特点，大大超过常规治疗能力所及范畴。血液净化技术作为一种急救技术，在急危重症中广泛应用，已成为危重病急救医学的重要组成部分。

主要的血液净化方法有以下类别，各有不同特点。现分别介绍如下。

一、血液透析

（一）概述

血液透析系将患者血液引入透析器中，利用半渗透膜两侧溶质浓度差，经渗透、扩散与过滤作用，达到清除代谢产物及毒性物质，纠正水、电解质平衡紊乱的目的。是历史最悠久、技术最熟练，应用最广的一种血液净化技术，近年来在急危重症中应用越来越广泛。

（二）方法

(1) 建立血管通路，如颈内静脉、锁骨下静脉、股静脉通路等。

(2) 选择透析器。

(3) 肝素的应用与否：透析过程需要维持血液抗凝。抗凝方法则视患者凝血功能状态来决定。在血液透析器预冲的过程中，在 1000mL 的预充液中放入 2500 ～ 5000U 的肝素，使血液透析管路及其透析器先予肝素抗凝。在实际开始血液透析前可选用：①全身肝素化法：主要应用于全身血液凝血状态正常的患者，为常规治疗方法。透析前 5min，给肝素 0.5 ～ 0.8mg/kg，静脉注射；透析开始后每小时追加肝素 10mg；透析结束前 1h 停用肝素。②局部（体外）肝素化法：用微量注射泵肝素以 0.25mg/min 左右的速率持续注入动脉向管道，同时在静脉管道将鱼精蛋白以 0.25mg/min 的速率注入，以中和肝素。透析结束后 3h 静脉注射鱼精蛋白 30 ～ 50mg，以防肝素反跳。③边缘肝素化法：首次肝素剂量为 0.5 ～ 0.7mg/kg，以后每小时补给肝素 5 ～ 7mg，保持透析器内血液凝血时间在 30s 左右，透析结束前 10min 停用肝素。④无肝素血液透析：对于凝血功能异常的患者，如凝血酶原时间明显延长的患者，可不用肝素进行血液透析。

(4) 透析液组成：可根据病情选用Ⅰ号或Ⅱ号透析液。Ⅰ号透析液配方：每升含氯化钠 6.6g、氯化钾 0.3g、氯化钠 0.185g、氯化镁 0.1g、碳酸氢钠 2.5g、葡萄糖 2.2g，而渗透压为 314mmol/L。Ⅱ号透析配方：每升含氯化钠 6.0g、氯化钾 0.3g、氯化钙 0.185g、氯化镁 0.1g、醋酸钠 4.48g、葡萄糖 2.2g，而渗透压为 300mmol/L。

(5) 血液透析中的监护：在每次血液透析过程中，应记录患者的血压、心律、呼吸、神志和体温等。监测透析液流量、温度、负压、导管中血液流量，注意有无漏血、溶血及凝血现象，严防透析导管脱出而引起大出血，并观察患者有无不适症状、体征和不良反应。

（三）适应证

1. 慢性肾功能衰竭

适用于血钾达 6.5mmol/L 以上，无尿或少尿达 4d 以上；二氧化碳结合力在 15mmol/L 以下的患者。血尿素氮≥ 28.56mmol/L(80mg/dL)，或每日上升≥ 10.7mmol/L(30mg/dL)；无尿或少尿 2d 以上，而伴有下列情况之一者亦可进行血液透析：持续呕吐，体液过多，出现奔马律或中心静脉压持续高于正常；烦躁或嗜睡；血肌酐≥ 707.2pmol/L(8mg/dL) 及心电图提示高钾图形者。

2. 慢性肾功能衰竭

适用于血尿素氮达 36mmol/L(100mg/dL) 具有明显的尿毒症表现者；血肌酐 707.2μmol/L(8mg/dL) 以上；内生肌酐清除率≤ 10mL/min；合并充血性心力衰竭或有尿毒症性心包炎者；明显的神经系统症状；须施行较大手术的尿毒症患者，可用血液透析改善全身情况。

3. 急性中毒

能通过透析膜的药物或毒物均适用于血液透析治疗，如巴比妥类、眠尔通、安眠酮、副醛、利眠宁、水合氯醛、异烟肼、砷、汞、铜、氯化物、溴化物、氨、内毒素、硼酸、毒蕈碱、四氯化碳、三氯乙烯、链霉素、卡那霉素、新霉素、万古霉素、多黏菌素等。上述所致急性中毒均可施行透析治疗。

（四）禁忌证

无绝对禁忌证，但应尽量避免在下列情况下施行透析，以免发生意外。

休克或低血压，难以控制的出血，显著的心脏扩大伴心肌严重受损，严重心律失常。未控制的严重糖尿病、脑出血及年龄大于 70 岁者。

（五）操作准备的物料

血液透析器、血液透析管路、透析液、穿刺针、无菌治疗巾、生理盐水、一次性冲洗管、消毒物品、止血带、一次性手套等。

（六）操作步骤

(1) 物品准备。

(2) 开机自检。

(3) 血液透析器和管路的安装。

(4) 密闭式预冲。

(5) 建立体外循环。

(6) 回血下机。

（七）并发症及其处理

1. 透析失衡综合征

透析失衡综合征为常见的并发症。多见于初次透析、快速透析或透析结束后不久发生。表现为焦虑、烦躁、头痛、恶心、呕吐，有时血压升高；中度者尚有肌阵挛、震颤、失定向、嗜睡；重度者可有癫痫样大发作、昏迷甚至死亡。预防措施：首次透析时间不宜超过 4h，透析液中钠浓度不宜过低，超滤脱水不宜过快。出现症状时，轻者给静脉注射 50% 葡萄糖液 50 ～ 100mL，肌内注射异丙嗪 25mg；重者应给甘露醇或白蛋白等，减低透析器中负压及流量。

2. 发热

透析早期发热，多由于透析系统冲洗不净，致热原存在或预充血液快速进入体内产生输血反应所致；如透析后体温持续上升多提示感染，应寻找发热原因，并作相应处理。

3. 心血管并发症

如低血压、高血压、心脏进行性张大、心力衰竭、心包炎、心律不齐等。

4. 贫血

尿毒症原已有不易纠正的贫血，加上透析中需反复抽血检查以及透析器中残留血液的丢失，可加重贫血，因此，应减少种种原因的失血，补充铁剂、叶酸或适量输血。

5. 透析性骨病

主要系因长期的肾脏功能不佳，使维生素 D 代谢障碍所致。

6. 感染

要防范动静脉瘘、肺部及尿路感染。

二、血液滤过 (HF)

（一）概述

HF 是依照肾小球滤过功能而设计的一种模拟装置，以对流方式有控制地清除体内过多的水分和尿毒症、药物、毒物等对人体有害的毒素等物质。它具有对血液动力学影响小、中分子物质清除率等优点。

（二）方法

(1) 建立动静脉血管通道及肝素化法同血透。

(2) 血液滤过器装置：常用有聚丙烯腈膜多层小平板滤过器 (如 RP6 滤过器)、聚砜膜空心纤维滤过器 (如 Diafilter TM30 Amicon)、聚甲基丙烯酸甲酯膜滤过器 (如 Filtryzer Bl 型、Gambro MF202 型) 等。

(3) 将患者的动静脉端分别与血液滤过器动静脉管道连接，依靠血泵和滤过器静脉管道夹子使滤过器血液侧产生 13.33 ～ 26. 66kPa(100 ～ 200mmHg) 正压，调节负压装置，使负压达到 26.66kPa，便可获得 60 ～ 100mL/min 滤过液，与此同时补充置换液。如每次要求去除体内 1000mL 液体，则滤出液总量减去 1000mL，即为置换液的输入量。

(4) 置换液的组成及输入方法：由 Na^{+}140mmol/L、K^{+}2.0mmol/L、Ca^{2+}1.85mmol/L、Mg^{2+}0.75 ～ 1.0mmol/L、Cl^{-}105 ～ 110mmol/L、乳酸根 33.75mmol/L 配成。可由滤过器动脉管道内输入 (前稀释型) 或静脉管道内输入 (后稀释型)。

(5) 根据患者病情，HF 2 ～ 3 次 / 周，4 ～ 5h/ 次。

(三) 适应证

HF 适合急、慢性肾衰竭患者，特别是伴有以下情况者。

(1) 常规透析易发生低血压。

(2) 顽固性高血压。

(3) 常规透析不能控制的体液过多和心力衰竭。

(4) 严重继发性甲状旁腺功能亢进。

(5) 尿毒症神经病变。

(6) 心血管功能不稳定、多脏器衰竭及病情危重患者。

(四) 禁忌证

HF 无绝对禁忌证，但出现如下情况时应慎用。

(1) 药物难以纠正的严重休克或低血压。

(2) 严重心肌病变导致的心力衰竭。

(3) 严重心律失常。

(4) 精神障碍不能配合血液净化治疗。

(五) 治疗方式和处方

1. 方式

前稀释置换法 (置换液在血滤器之前输入)、后稀释置换法 (置换液在血滤器之后输入) 或混合稀释法 (置换液在血滤器前及后输入)。

2. 处方

通常每次 HF 治疗 4h，建议血流量＞ 250mL/min。

(1) 前稀释置换法：优点是血流阻力小，滤过率稳定，残余血量少和不易形成滤过膜上的蛋白覆盖层。缺点是清除率低，所需置换液量较大。建议前稀释法置换量不低于 40 ～ 50L。患者需做无肝素血滤时，建议选择本方式。

(2) 后稀释置换法：置换液用量较前稀释法少，清除效率较前稀释置换法多；但高凝状态的患者容易导致滤器凝血。后稀释法置换量为 20～30L。一般患者均可选择本置换法，但有高凝倾向的患者不宜选择本方式。

(3) 混合稀释法：清除效率较高，滤器不易堵塞，对于血细胞比容高者较实用。置换量可参考前稀释法。

(六) 操作准备的物料

血液滤过器、血液滤过管路、安全导管 (补液装置)、穿刺针、无菌治疗巾、生理盐水、一次性冲洗管、消毒物品、止血带、一次性手套、置换液等。

(七) 操作步骤

(1) 物品准备。

(2) 开机自检。

(3) 血液透析器和管路的安装。

(4) 密闭式预冲。

(5) 建立体外循环。

(6) 回血下机。

(八) 并发症及其处理

血液滤过可能出现与血液透析相同的并发症，除此之外还可出现以下并发症：

1. 致热原反应和败血症

原因：HF 时需输入大量置换液，如置换液被污染可发生发热和败血症。

防治措施：

(1) 定期检测反渗水、透析液及置换液的细菌和内毒素。

(2) 定期更换内毒素过滤器。

(3) 置换液配制过程无菌操作。

(4) 使用前必须严格检查置换液、血滤器及管道的包装与有效使用日期，检查置换液的颜色与透明度。

(5) 出现发热者，应同时做血液和置换液细菌培养及置换液内毒素检测。

(6) 抗生素治疗。

2. 氨基酸与蛋白质丢失

(1) 原因：随大量置换液滤出。

(2) 治疗：建议增加饮食中的蛋白质摄入量。

三、血液透析滤过

(一) 概述

血液透析滤过 (HDF) 是血液透析和血液滤过的结合，具有两种治疗模式的优点，可通过弥散和对流两种机制清除溶质，在单位时间内比单独的血液透析或血液滤过清除更多的中小分子物质。它综合了 HD 和 HF 两者的优点。

（二）方法

1. HDF 专用机

如德国 2008H，可以作 HD，FU 和 HDF，瑞典 AK-200Ultra，三用机等。

2. 滤过器

可用高流量透析器，也可用血液滤过器。

3. 置换液

同 HF。

4. 技术条件

要求血流量 250 ～ 350mL/min，透析液流量 500mL/min，补液量 10L，在 3h 内完成。

（三）适应证

(1) 适用于所有 HD 指征。

(2) 要求短时高效的患者。

(3) 对常规 HD 不耐受者，因为 HDF 时头痛、低血压明显低于 HD。

（四）禁忌证

禁忌证同血液透析。

（五）治疗方式和处方

1. 治疗方式

前稀释置换法、后稀释置换法及混合稀释法。

2. 处方

(1) 常需较快的血流速度和透析液流速，以清除适量的溶质。

(2) 置换液补充量。后稀释置换法为 15 ～ 25L，前稀释置换法为 30 ～ 50L。为防止跨膜压报警，置换量的设定需根据血流速度进行调整。

（六）操作准备的物料

血液透析滤过器、血液透析滤过管路、安全导管（补液装置）、穿刺针、无菌治疗巾、生理盐水、一次性冲洗管、消毒物品、止血带、一次性手套、透析液等。

（七）操作步骤

同血液滤过操作步骤。

（八）并发症及其处理

1. 反超滤

(1) 原因：低静脉压、低超滤率或采用高超滤系数的透析器时，在透析器出口，血液侧的压力可能低于透析液侧，从而出现反超滤，严重可致患者肺水肿。临床不常见。

(2) 预防：调整适当 TMP(100 ～ 400mmHg) 及血流量 (常大于 250mL/min)。

2. 蛋白丢失

高通量透析膜的应用，使白蛋白很容易丢失，在行 HDF 治疗时，白蛋白丢失增多，尤其是后稀释置换法。

3. 缺失综合征

高通量血液透析能增加可溶性维生素、蛋白、微量元素和小分子多肽等物质的丢失。因此，在行血液透析滤过治疗时，应及时补充营养。

四、连续性肾脏替代治疗

(一) 概述

连续性肾脏替代治疗 (CRRT) 是指一组体外血液净化的治疗技术，是所有连续、缓慢清除水分和溶质治疗方式的总称。传统 CRRT 技术每天持续治疗 24h，目前临床上常根据患者病情治疗时间作适当调整。CRRT 的治疗目的已不仅局限于替代功能受损的肾脏，近来更扩展到常见危重疾病的急救，成为各种危重病救治中最重要的支持措施之一，与机械通气和全胃肠外营养地位同样重要。

对于重症肾功能衰竭或多器官功能衰竭患者，目前采用连续性肾替代疗法治疗的方法在逐渐增加。比较成熟的方法有缓慢连续性超滤、连续性静脉血液透析、连续性静脉血液滤过、连续性静脉血液透析过滤。

CRRT 与间断血液透析相比，更具有以下优越性。

1. 血流动力学稳定

CRRT 与传统的间歇性血液透析 (IHD) 相比，其优点为连续性治疗，可缓慢等渗地清除水和溶质，溶质浓度波动小，渗透压变化程度轻，容易调整液体平衡，对血流动力学影响较小，更符合生理情况。而 IHD 治疗中溶质和水分迅速变化，导致血浆渗透压骤然下降，血流动力学不稳定，加重或诱发急性肺水肿、脑水肿，加重肾功能损害，从而降低生存率。因此，原有严重心功能不全、休克或者严重低氧血症患者不能耐受 IHD。尤其是血流动力学不稳定的患者，通常难以 IHD 治疗中清除较多的液体。CRRT 也可能导致容量大量丢失，故在治疗中要严密监测出入量。

2. 有较好的生物相容性

CRRT 多采用高分子合成膜，具有较好的生物相容性。

3. 溶质清除率高

CRRT 时溶质清除率高，尿素清除率＞ 30L/d(20mL/min)，而 IHD 很难达到，并且 CRRT 清除中、大分子溶质优于 IHD。CRRT 能更多地清除小分子物质，缓慢地清除小分子溶质时无失衡现象，能更好地控制氮质血症，有利于重症急性肾功能衰竭或伴有多脏器功能障碍、脓毒症和心力衰竭患者的治疗。

4. 清除炎性介质

严重感染和感染性休克患者血液中存在着大量的炎性介质，这些介质可以导致脏器功能障碍或衰竭。CRRT 使用无菌无致热原溶液以消除通常在 IHD 中存在的炎性介质和细胞因子，并且使用高生物相容性、高通透性滤器，能通透分子量达 30kD 的物质。

5. 改善营养

大多数急性危重病患者常伴有营养不良，营养不足将直接影响患者存活率。传统的透析治疗对水清除不足，往往入量大于出量，使制定的热量摄入量往往不能达到要求，常出现负氮平衡。而行 CRRT 时可以持续充分营养供给，不必限制液体入量，可达到正氮平衡。

6. 保持水电解质平衡

CRRT 能很好地控制水、电解质平衡。

7. 改善组织氧代谢

其机制为减轻间质水肿，改善微循环，使组织细胞吸收氧增加。

CRRT 的缺点与 IHD 相比，CRRT 有诸多优势，但是也有不足：①需要连续抗凝；②间断性治疗会降低疗效；③滤过可能丢失有益物质，如抗炎性介质；④乳酸盐对肝功能衰竭患者不利；⑤能清除分子量小或蛋白结合率低的药物，故其剂量需要调整，难以建立每种药物的应用指南；⑥费用较高。

（二）方法

1. 缓慢连续性超滤 (SCUF)

(1) 原理：SCUF 主要机制是超滤脱水，不补充置换液，也不用透析液，主要目的是除水，故对溶质的清除不理想，不能保持肌酐在可以接受的水平。目前临床主要用于对利尿剂抵抗的严重水肿、难治性心衰，特别是心脏直视手术、创伤或大手术复苏后伴有细胞外液容量负荷者。

(2) 标准。SCUF 的条件：①应用低通量的透析器或者高通量透析器；②血流量 50 ～ 200mL/min；③超滤量 2 ～ 8mL/min。

2. 连续性静脉血液透析 (CVVHD)

(1) 原理：CVVHD 溶质转运主要依赖于弥散及少量对流。当透析液流量为 15mL/min 可使透析液中全部小分子溶质呈饱和状态，从而使清除率进一步提高。但在临床应用中，透析液流量很少超过 30mL/min。

(2) 标准。CVVHD 的条件：①应用低或高通量透析器；②透析液逆向输入；③借助血泵驱动血液循环；④血流量 50 ～ 200mL/min；⑤超滤量 1 ～ 5mL/min；⑥透析液量 10 ～ 20mL/min。

3. 连续性静脉血液滤过 (CVVH)

(1) 原理：CVVH 以对流的原理清除体内大、中及小分子物质、水分和电解质。根据原发病治疗的需要补充一部分置换液，通过超滤可以降低血中有害溶质的浓度，以及调控机体容量平衡。其原理与血液滤过相似，由于它是连续滤过和补充置换液，在模仿肾小球和肾小管功能上比血液透析更具有生理性，故比 HF 更接近于肾脏功能。

(2) 标准。CVVH 的条件：①应用高通量血液滤过器；②借助血泵驱动血液循环；③补充置换液，补充量一般为 12 ～ 20L/d；④血流量 50 ～ 200mL/min；⑤超滤量 10 ～ 20mL/min。

4. 连续性静脉血液透析滤过 (CVVHDF)

(1) 原理：CVVHDF 是在 CWH 的基础上发展起来的，增加血液透析 (弥散) 模式以弥补 CVVHV(对流) 氮质清除不足的缺点，因此 CVVHDF 溶质转运机制已非单纯对流，而是对流加弥散，不仅增加了小分子物质的清除率，还能有效清除大分子物质。

(2) 标准。CVVHDF 的条件：①应用高通量血液滤过器；②借助血泵驱动血液循环；③透析液逆向输入，流量 10 ～ 30mL/min；④补充置换液，补充量一般为 12 ～ 20L/d；⑤血流量 100 ～ 200mL/min；⑥超滤量 8 ～ 15mL/min。

(三) 适应证

1. 肾脏疾病

(1) 重症急性肾损伤 (AKI) 伴有血流动力学不稳定和需要持续清除过多水或毒性物质，如 AKI 合并严重电解质紊乱、酸碱代谢失衡、心力衰竭、肺水肿、脑水肿、急性呼吸窘迫综合征、外科术后、严重感染等。

(2) 慢性肾衰竭合并急性肺水肿、尿毒症脑病、心力衰竭、血流动力学不稳定等。

2. 非肾脏疾病

非肾脏疾病包括多器官功能障碍综合征、脓毒血症或败血症性休克、急性呼吸窘迫综合征、挤压综合征、乳酸中毒、急性重症胰腺炎、心肺体外循环手术、慢性心力衰竭、肝性脑病、药物或毒物中毒、严重液体潴留、需要大量补液、电解质和酸碱代谢紊乱、肿瘤溶解综合征、过高热等。

(四) 禁忌证

CRRT 无绝对禁忌证，但存在以下情况时应慎用。

(1) 无法建立合适的血管通路。

(2) 严重的凝血功能障碍。

(五) 治疗方式和处方

1. 治疗模式选择

临床上应根据病情严重程度以及不同病因采取相应的 CRRT 模式及设定参数。SCUF 和 CVVH 用于清除过多液体为主的治疗；CVVHD 用于高分解代谢需要清除大量小分子溶质的患者；CHFD 适用于 ARF 伴有高分解代谢者；CVVHDF 有利于清除炎症介质，适用于脓毒症患者；CPFA 主要用于去除内毒素及炎症介质。

2. 透析剂量

推荐采用体重标化的超滤率作为剂量单位 mL/kg 采用体。CWH 后置换模式超滤率至少达到 35～45mL/(kg·h) 才能获得理想的疗效，尤其是在脓毒症、SIRS、MODS 等以清除炎症介质为主的情况下，更提倡采用高容量模式。

3. 置换液的电解质浓度

原则上应接近人体细胞外液成分，根据需要调节钠、钾和碱基成分。

经典置换液处方：市售乳酸盐血液滤过置换液：钠 135mmol/L、钾 2.0mmol/L、钙 1.875mmol/L、镁 0.75mmol/L、氯 108.5mmol/L、乳酸盐 33，75mmol/L、糖 1.5g/L。

Apian 配方。第一组：等渗盐水 1000mL+10% 氯化钙 20mL；第二组：0.45% 盐水 1000mL+NaHCO 350mL，交替输入。

Port 配方。第一组：等渗盐水 1000mL+10% 氯化钙 10mL；第二组：等渗盐水 1000mL+50% 硫酸镁 1.6mL；第三组：等渗盐水 1000mL；第四组：5% 葡萄糖 1000mL+NaHCO 3150mL。

此配方含钠量较高，是考虑到全静脉营养液中钠离子含量偏低的缘故。必要时可将等渗盐水换成 0.45% 盐水，钠可降低 19mmol/L。

南京军区总医院配方。第一组：等渗盐水 3000mL+5% 葡萄糖 1000mL+10% 氯化钙 10mL+50% 硫酸镁 1.6mL；第二组：5% 碳酸氢钠 250mL。两组液体不能混合但可用同一通道同步输入。最终离子浓度为：钠离子 143mmol/L、氯离子 112mmol/L、碳酸氢根 34.8mmol/L、钙离子 2.11mmol/L、镁离子 1.56mmol/L、葡萄糖 65.0mmol/L，根据需要加入 10%KCl。

（六）操作准备的物料

准备置换液、生理盐水、肝素溶液、注射器、消毒液、无菌纱布及棉签等物品。

（七）操作步骤

操作规范以 CVVHDF 模式、肝素抗凝为例。

1. 治疗前准备

(1) 准备置换液、生理盐水、肝素溶液、注射器、消毒液、无菌纱布及棉签等物品。

(2) 操作者首先按卫生学要求着装，然后洗手、戴帽子、口罩、手套。

(3) 检查并连接电源，打开机器电源开关。

(4) 根据机器显示屏提示步骤，逐步安装 CRRT 血滤器及管路，安放置换液袋，连接置换液、生理盐水预冲液、抗凝用肝素溶液及废液袋，打开各管路夹。

(5) 进行管路预冲及机器自检。如未通过自检，应通知技术人员对 CRRT 机进行检修。

(6) CRRT 机自检通过后，检查显示是否正常，发现问题及时对其进行调整。关闭动脉夹和静脉夹。

2. 治疗开始

(1) 设置血流量、置换液流速、透析液流速、超滤液流速及肝素输注速度等参数，此时血流量设置在 100mL/min 以下为宜。

(2) 打开患者留置导管封帽，用消毒液消毒导管口，抽出导管内封管溶液并注入生理盐水冲洗管内血液，确认导管通畅后从静脉端给予负荷剂量肝素。

(3) 将管路动脉端与导管动脉端连接，打开管路动脉夹及静脉夹，按治疗键，CRRT机开始运转，放出适量管路预冲液后停止血泵，关闭管路静脉夹，将管路静脉端与导管静脉端连接后，打开夹子，开启血泵继续治疗。如无须放出管路预冲液，则在连接管路与导管时，将动脉端及静脉端一同接好，打开夹子进行治疗即可。用止血钳固定好管路，治疗巾遮盖好留置导管连接处。

(4) 逐步调整血流量等参数至目标治疗量，查看机器各监测系统处于监测状态，整理用物。

3. 治疗过程中的监护

(1) 检查管路是否紧密、牢固连接，管路上各夹子松开，回路各开口关 / 开到位。

(2) 机器是否处于正常状态：绿灯亮，显示屏开始显示治疗量。

(3) 核对患者治疗参数设定是否正确。准确执行医嘱。

(4) 专人床旁监测，观察患者状态及管路凝血情况，心电监护，每小时记录一次治疗参数及治疗量，核实是否与医嘱一致。

(5) 根据机器提示，及时补充肝素溶液、倒空废液袋、更换管路及透析器。

(6) 发生报警时，迅速根据机器提示进行操作，解除报警。如报警无法解除且血泵停止运转，则立即停止治疗，手动回血，并速请维修人员到场处理。

4. 治疗结束

(1) 需要结束治疗时，准备生理盐水、消毒液、无菌纱布、棉签等物品。

(2) 按结束治疗键，停血泵，关闭管路及留置导管动脉夹，分离管路动脉端与留置导管动脉端，将管路动脉端与生理盐水连接，将血流速减至 100mL/min 以下，开启血泵回血。

(3) 回血完毕停止血泵，关闭管路及留置导管静脉夹，分离管路静脉端与留置导管静脉端。

(4) 消毒留置导管管口，生理盐水冲洗留置导管管腔，根据管腔容量封管，包扎固定。

(5) 根据机器提示步骤，卸下透析器、管路及各液体袋。关闭电源，擦净机器，推至保管室内待用。

（八）并发症及其处理

CRRT 并发症种类同血液透析和血液滤过等技术，但由于 CRRT 治疗对象为危重患者，血流动力学常不稳定，且治疗时间长，故一些并发症的发病率较高，且程度较重，处理更为困难。如低血压、低钾或高钾血症、低钙血症、酸碱失衡、感染以及机械因素相关并发症。

另外，由于治疗时间长，肝素等抗凝剂应用总量较大，故容易出血；但如血流量较低、血细胞比容较高或抗凝剂剂量不足，则容易出现凝血。如治疗时间较长，则可导致维生素、微量元素和氨基酸等丢失，应适当补充。

五、血液灌流

（一）概述

血液灌流技术是将患者血液从体内引到体外循环系统内，通过灌流器中吸附剂吸附毒物、药物、代谢产物，达到清除这些物质的一种血液净化治疗方法或手段。在急诊，主要用于抢救药物和毒物中毒。

（二）方法

1. 建立动、静脉通道及肝素化法

同血透。

2. 血液灌流装置由灌流罐、吸附剂、微囊膜组成

目前用于临床的主要有白蛋白火棉胶包裹活性炭、丙烯酸水凝胶包裹活性炭和醋酸纤维包裹活性炭等。

3. 血液灌流循环装置

管路连接同血液透析，但灌流罐要预先冲洗，用 1L 生理盐水 (含肝素 1250U) 慢速 (50 ～ 150mL/min) 冲洗。冲洗过程中，使灌流罐静脉端朝上，尽量排出循环中气体，最后快速 (200mL/min) 冲洗，以冲掉小的碳粒。

4. 肝素化

首先通过建立的血液通道立刻注入人体内肝素 5000U，5min 后体外循环开始，其次再通过肝素泵注入肝素 2000U，在治疗过程中注入肝素 2000U/h，并监测凝血时间。

5. 治疗中注意事项

通常 HP 不超过 3h，若需要延长要更换灌流罐后继续 HP。在 HP 过程中注意观察凝血情况，定期检查凝血时间，若动脉压增高，静脉压下降说明罐内有凝血。密切观察患者血压、心律、呼吸和神志变化。

（三）适应证

(1) 急性药物或毒物中毒。

(2) 尿毒症，尤其是顽固性瘙痒、难治性高血压。

(3) 重症肝炎，特别是暴发性肝衰竭导致的肝性脑病、高胆红素血症。

(4) 脓毒症或系统性炎症综合征。

(5) 银屑病或其他自身免疫性疾病。

(6) 其他疾病，如精神分裂症、甲状腺危象、肿瘤化疗等。

（四）禁忌证

(1) 有出血倾向者。

(2) 血小板 $\leqslant 70\times10^9$/L，应先输新鲜血液或血小板。

(3) 休克，应先输血扩充血容量。

（五）操作准备的物料

准备灌流器、生理盐水、肝素溶液、注射器、消毒液、无菌纱布及棉签等物品。

（六）操作步骤

(1) 血管通路的建立。

(2) 灌流器与血路的冲洗。

1) 开始治疗前将灌流器以动脉端向上、静脉端向下的方向固定于固定支架上。

2) 动脉端血路与生理盐水相连接并充满生理盐水，然后正确连接于灌流器的动脉端口上，同时静脉端血路连接于灌流器的静脉端口上。

3) 启动血泵，速度以 200 ～ 300mL/min，预冲盐水总量 2000 ～ 5000mL 为宜。如果在预冲过程中可以看到游离的炭粒冲出，提示已经破膜，必须进行更换。

4) 预冲即将结束前，采用肝素生理盐水充满灌流器与整个体外血路，最后将灌流器反转至动脉端向上、静脉端向下的固定方式，准备开始治疗。

(3) 体外循环体系的建立：冲洗结束后，先将动脉端血路与已经建立的灌流用血管通路正确牢固连接（如深静脉插管或动静脉内瘘），然后开动血泵（以 50 ～ 100mL/min 为宜），逐渐增加血泵速度。当血液经过灌流器即将达到静脉端血路的末端出口时，与已经建立的灌流用血液通路正确牢固地连接。

(4) 抗凝，达肝素化。

(5) 体外循环血流量的调整：一般以 100 ～ 200mL/min 为宜。

(6) 治疗的时间与次数：灌流器中吸附材料的吸附能力与饱和速度决定了每次灌流治疗的时间。常用活性炭吸附剂对大多数溶质的吸附在 2 ～ 3h 内达到饱和。因此，如果临床需要，可每间隔 2h 更换一个灌流器，但一次灌流治疗的时间一般不超过 6h。

（七）并发症及其处理

1. 生物不相容性及其处理

吸附剂生物不相容的主要临床表现为灌流治疗开始后 0.5 ～ 1.0h 患者出现寒战、发热、胸闷、呼吸困难、白细胞或血小板一过性下降。一般不需要中止灌流治疗，可适量静脉推注地塞米松、吸氧等处理；如果经过上述处理症状不缓解并严重影响生命体征而确系生物不相容导致者应及时中止灌流治疗。

2. 吸附颗粒栓塞

治疗开始后患者出现进行性呼吸困难、胸闷、血压下降等，应考虑是否存在吸附颗粒栓塞。在进行灌流治疗过程中一旦出现吸附颗粒栓塞现象，必须停止治疗，给予吸氧或高压氧治疗，同时配合相应的对症处理。

3. 出凝血功能紊乱

活性炭进行灌流吸附治疗时很可能会吸附较多的凝血因子如纤维蛋白原等，特别是在进行肝性脑病灌流治疗时易于导致血小板的聚集而发生严重的凝血现象；而血小板大量聚集并活化后可以释放出大量的活性物质，进而诱发血压下降。治疗中注意观察与处理。

4. 贫血

通常每次灌流治疗均会导致少量血液丢失。因此，长期进行血液灌流的患者，特别是尿毒症患者，有可能诱发或加重贫血现象。

5. 体温下降

体温下降与灌流过程中体外循环没有加温设备、设备工作不正常或灌流过程中注入了过多的冷盐水有关。

6. 空气栓塞

主要源于灌流治疗前体外循环体系中气体未完全排除干净、治疗过程中血路连接处不牢固或出现破损而导致气体进入到体内。患者可表现为突发呼吸困难、胸闷气短、咳嗽，严重者表现为发绀、血压下降甚至昏迷。一旦空气栓塞诊断成立，必须立即停止灌流治疗，吸入高浓度氧气、必要时可静脉应用地塞米松，严重者及时进行高压氧治疗。

六、血浆置换

（一）概述

血浆置换是先将人体内含有致病物质或毒素的血浆分离导出，或将异常血浆分离后经免疫吸附或冷却过滤等方法，除去抗体或抗原类致病物质，一般采用膜式血浆分离技术或离心式血浆分离技术把患者血浆分离出来，剩余的血液有形成分加入置换液后回输入体内，或再输入等量的血浆或替代品，以达到治疗疾病的目的，是一种用来清除血液中大分子物质的血液净化疗法。

清除大分子血浆量常用一室模型计算清除量。一般一个人人体血浆量可清除大约60% 的血浆大分子物质，1.4 个血浆量可清除 75% 的大分子物质。

（二）方法

1. 离心法

具体又分间断性离心分离技术和连续性离心分离技术，系利用专用设备（如 EM—2997，CS—3000)，根据血液中各种成分比重的差异将血浆离心引出，并弃掉血浆。血液流速一般选择 60 ～ 80mL/min，血浆分离量 15mL/min。此法也可以分离出红细胞、颗粒白细胞、淋巴细胞、单核细胞和血小板。

离心法血浆分离血流速度慢，在四肢静脉即可作为血管通道，如果存在困难可采用中心静脉管路。通常采用 ACD（枸橼酸盐）抗凝法，使用枸橼酸盐的剂量与血液比例为 ACD/ 血液 =1mL/15.3mL。

2. 膜式法

膜式法又分单滤血浆分离法和双滤血浆分离法，需要专用血浆分离机或血液透析机或血液滤过机，关键部件是血浆分离器，其装置结构与透析器相仿。通常中空纤维直径 270 ～ 370pm，膜厚度 50pm，孔径 0.2 ～ 0.6pm，膜面积 $0.5m^2$ 左右。膜材料为高分子聚合物（如聚丙烯腈、聚砜等），生物相容性好。

膜式血浆置换血流量为 100 ～ 150mL/min，血浆流量为 30 ～ 50mL/min。血管通道以选用中心静脉管路为好。大多用肝素抗凝，首次肝素剂量为 2000 ～ 5000U，随后剂量为 2500 ～ 3500U/h，对有出血倾向者，以应用 APTT 法监测凝血时间为宜。

3. 置换液

不论离心法或膜式法，每次治疗需分离血浆 2000 ～ 3000mL，但双重滤过或冷滤过仅需补充 300 ～ 500mL 液体即可。常用的置换液有：① 4% ～ 5% 人血白蛋白林格液；②白蛋白加生理盐水；③新鲜冷冻血浆；④纯化血浆蛋白分离液；⑤替代品，如羟乙基淀粉、右旋糖酐、林格液等；⑥新鲜血浆。

（三）适应证

1. 自身免疫性疾病

(1) 抗基底膜抗体病：为此疾病的首选治疗手段，可清除抗基底膜抗体、炎性介质。一般血浆分离置换技术为应急治标方法，加用免疫抑制治疗可减少抗体产生，达到控制疾病的目的。

(2) 血栓性血小板减少性紫癜：对危重型血栓性血小板减少性紫癜采用血浆置换治疗技术可明显降低病死率（采用血浆置换技术之前病死率为 90%，采用血浆置换技术之后可降低至 10% ～ 20%）。

正常情况下，血浆中的血管性血友病因子为多聚体，经 vWF 裂解酶作用，可降解为二聚体或不同大小的多聚体，这些物质参与血小板膜糖蛋白与内皮下胶原结合，介导血小板在血管损伤部位黏附，同时作Ⅷ因子辅助因子发挥内源性凝血系统凝血作用。

20 世纪 80 年代，Moake 发现 TTP 患者血浆中存在大量超大分子量的 vWF，与血小板有超强结合能力，可促进血小板聚集，形成血栓及微血管病性溶血。TTP 的发病机制即与患者机体产生抗血管性血友病因子裂解酶抗体，即抗 vWF-CP 抗体，抑制了 vWF-CP 活性，形成 vWF 超大分子量有关。

因此，通过血浆置换清除这些大分子量物质即有治疗作用。

一般的治疗方案为血浆置换加免疫抑制治疗。血浆置换采用每日置换一个血浆量，一般 1 ～ 2 周为一个疗程，经一个疗程的治疗大多可缓解 TTP 的症状和体征。而免疫抑制治疗可抑制抗体的产生，从而达到治疗目的。值得注意的是在治疗过程中，如血小板过低，如血小板低于 $50×10^9/L$，可以输注血小板预防出血。

(3) 其他自身免疫性疾病：如系统性红斑狼疮（尤其是狼疮性脑病、狼疮性肾病）、难治性类风湿关节炎、系统性硬化症、抗磷脂抗体综合征等均适宜进行血浆置换加免疫抑制治疗。

2. 免疫性神经系统疾病

(1) 格林－巴利综合征：格林－巴利综合征的治疗主要采用血浆置换治疗技术＋静脉注射丙种球蛋白及支持治疗方案。血浆置换的目的是清除作用于神经的抗体。对患者的临床研究报道认为可减少机械通气时间和使用机械通气的比例，增强肌力，改善预后。一般经 4 ～ 6 次血浆置换即可，血浆置换时机宜选择在症状出现后 30d 内，大多有明显效果；如能在症状出现后一周内进行血浆置换，则效果更好。

(2) 重症肌无力：重症肌无力是累及神经肌肉接头突触膜乙酰胆碱受体的疾病，发病机制上系细胞免疫依赖补体参与的自身免疫性疾病。血浆置换可清除抗乙酰胆碱受体抗体，从而改善症状，一般隔日一次血浆置换即可，同时采用免疫抑制治疗，具有较明显的效果。

(3) 其他自身免疫性神经疾病：其他自身免疫性神经疾病如 Lambert-Eaton 肌无力综合征、多发性硬化病、慢性炎症性脱髓鞘性多发性神经病等均适宜采用血浆置换加免疫抑制治疗，具有一定的效果。

3. 消化系统疾病

消化系统疾病如重症肝炎、严重肝衰竭、肝性脑病、胆汁淤积性肝病、高胆红素血症等均适宜采用血浆置换治疗技术加其他血液净化技术综合运用较好。

4. 血液系统疾病

血液系统疾病如高黏滞综合征，大多为巨球蛋白血症等使血液黏滞度明显增高，导致小动脉、毛细血管等微循环损害，产生缺血缺氧症状。采用血浆置换等治疗技术清除巨球蛋白，对改善症状有所帮助。其他血液系统疾病如多发性骨髓瘤、高 γ- 球蛋白血症、冷球蛋白血症、血栓性微血管病如溶血 - 尿毒综合征、新生儿溶血性疾病、白血病、淋巴瘤、重度血型不合的妊娠、自身免疫性血友病甲等均适宜应用血浆置换技术治疗。

5. 肾脏疾病

肾脏疾病如急进性肾小球肾炎、难治性局灶节段性肾小球硬化症、系统性小血管炎、重症狼疮性肾炎等均可使用血浆置换治疗技术。

6. 器官移植

器官移植使用血浆置换治疗技术。

7. 自身免疫性皮肤疾病

自身免疫性皮肤疾病如大疱性皮肤病、天疱疮、类天疱疮、中毒性表皮坏死松解症、坏疽性脓皮病等进行血浆置换治疗可能具有一定效果。

8. 遗传代谢性疾病

遗传代谢性疾病如纯合子型家族性高胆固醇血症等亦可采用血浆置换治疗技术。

9. 药物中毒

药物中毒如药物过量 (如洋地黄中毒等)、重金属中毒，或与蛋白结合率较高的毒物中毒是血浆置换治疗技术的主要适应证之一，在中毒后较早期治疗效果较好。

10. 其他

其他疾病如浸润性突眼等自身免疫性甲状腺疾病、Wegener 肉芽肿、多发性大动脉炎、多脏器衰竭等亦可使用血浆置换治疗技术。

（四）禁忌证

无绝对禁忌证，相对禁忌证包括：

(1) 对血浆、人血白蛋白、肝素等有严重过敏史。

(2) 药物难以纠正的全身循环衰竭。

(3) 非稳定期的心肌梗死、脑梗死等。

(4) 颅内出血或重度脑水肿伴有脑疝。

(5) 存在精神障碍而不能很好配合治疗者。

（五）操作准备的物料

1. 按医嘱准备

血浆分离器、血浆成分吸附器、专用血液吸附管路并核对其型号；准备生理盐水、葡萄糖溶液、抗凝剂、配制含有抗凝剂的生理盐水；准备体外循环用的必需物品，如止血钳、注射器、手套等。

2. 常规准备

地塞米松、肾上腺素等急救药品和器材。

（六）操作步骤

由于血浆置换存在不同的治疗模式，并且不同的设备其操作程序也有所不同，应根据不同的治疗方法，按照机器及其所用的管路、血浆分离器或血浆成分分离器等耗材的相关说明书进行。

（七）并发症及其处理

1. 变态反应

变态反应系大量输入异体血浆所致，轻症者表现为皮疹、皮肤瘙痒、畏寒等，严重者出现高热、过敏性休克等。可在血浆输入前适量应用糖皮质激素预防；出现上述症状时减慢或停止血泵转运、停止输入可疑致敏的血浆或血浆成分，予以糖皮质激素、抗组胺类药物治疗，出现过敏性休克的按过敏性休克处理。

2. 低血压

低血压与置换液补充量不足、血管活性药物清除或过敏反应有关，根据不同的原因进行相应处理。考虑置换液补充量不足者，应正确计算需要补充的血浆量，治疗开始时，减慢放血速度，逐步阶梯式增加，逐渐达到目标流量。对于治疗前已经有严重低蛋白血症患者，根据患者情况可酌情使用人血白蛋白、血浆等，以提高血浆胶体渗透压，增加有效血容量，管路用生理盐水预充。考虑血管活性药物清除所致者，必要时适量使用血管活性药物。考虑过敏者按过敏处理。

3. 溶血

查明原因，予以纠正，特别注意所输注血浆的血型，以同一血型血浆为宜，停止输注可疑血浆；应严密监测血钾，避免发生高血钾等。

4. 重症感染

在大量使用白蛋白置换液进行血浆置换时，可导致体内免疫球蛋白和补体成分缺乏。高危患者可适量补充新鲜血浆或静脉注射大剂量免疫球蛋白。

5. 血源性感染

可传播病毒、细菌等感染，主要与输入血浆有关，患者有感染肝炎病毒和人类免疫缺陷病毒的潜在危险。

6. 出血倾向

血浆置换过程中血小板破坏、抗凝药物过量或大量使用白蛋白置换液置换血浆导致凝血因子缺乏。对于高危患者及短期内多次、大量置换者，必须补充适量新鲜血浆。

七、腹膜透析

（一）概述

腹膜透析是利用腹膜作为半渗透膜，根据膜平衡原理，将配制好的透析液经导管灌入患者的腹膜腔，这样，在腹膜两侧存在溶质的浓度梯度差，高浓度一侧的溶质向低浓度一侧移动（扩散作用）；水分则从低渗一侧向高渗一侧移动（渗透作用）。通过腹腔透析液不断地更换，以达到清除体内代谢产物、毒性物质及纠正水、电解质平衡紊乱的目的。

（二）方法

1. 腹膜透析法选择

①紧急腹膜透析：短期内作整日持续性透析。多作为急性肾功能衰竭及急性药物中毒的抢救措施。②间歇腹膜透析：每周透析 5 ～ 7d，每日用透析液 6000 ～ 10000mL，分 4 ～ 8 次输入腹腔内，每次留置 1 ～ 2h，每日透析 10 ～ 12h。用于慢性肾功能衰竭伴明显体液潴留者。③不卧床持续腹膜透析：每周透析 5 ～ 7d，每日透析 4 ～ 5 次，每次用透析液 1500 ～ 2000mL，输入腹腔，每 3 ～ 4h 更换 1 次，夜间 1 次可留置腹腔内 10 ～ 12h。在腹腔灌入透析液后，夹紧输液管，并将原生透析液袋折起放入腰间口袋内，放液时取出，置于低处，让透析液从腹腔内通过腹膜透析管流出，然后再换新的腹膜透析液袋。患者在透析时不需卧床，患者可自由活动。④持续循环腹膜透析：系采用计算机程序控制的自动循环腹膜透析机。患者在夜间睡眠时，腹腔内留置的腹膜透析管端与自动循环腹膜透析机连接，用 6 ～ 8L 透析液持续透析 9 ～ 10h，清晨在腹腔内存留 2L 透析液，脱离机器，整个白天 (10 ～ 14h) 不更换透析液，白天患者可自由活动。

2. 腹膜透析管

常用的有单毛套、双毛套及无毛套三种硅橡胶腹膜透析管。

3. 置管方法

用套管针在脐与趾骨联合线上 1/3 处穿刺，然后通过套针将透析管送入腹腔直肠膀胱窝中，或手术分层切开腹膜，将腹膜透析管插入直肠膀胱窝中，即可行透析。对慢性肾功能衰竭需作长期腹膜透析者，可在腹壁下作一隧道，并用戴毛套的腹膜透析管通过隧道穿出皮肤外，以助固定。

4. 透析液的配方

透析液可临时自行配制或使用商品化透析液。

临时透析液配方：5% 葡萄糖液 500mL，生理盐水 1000mL，5% 碳酸氢钠 100mL，5% 氯化钙 12mL，渗透压 359.4mmol/L。

上海长征制药厂透析配方：氯化钠 5.5g，氯化钙 0.3g，氯化镁 0.15g，醋酸钠 5.0g，偏焦亚硫酸钠 0.15g，葡萄糖 20g，加水至 1000mL，渗透压 374.3mmol/L。

5. 透析注意事项

要严格无菌操作，注意有无伤口渗漏，记录透析液输入及流出量（若流出量＜输入量，应暂停透析寻找原因）；观察流出液的色泽及澄清度，并做常规检查，细菌培养及蛋白定量；遇有腹膜炎迹象时要立即采取措施控制。

（三）适应证

1. 急性肾衰竭或急性肾损伤

如何选择腹膜透析的时机、方式及透析剂量，应根据患者的临床状态与生化指标综合考虑。

2. 终末期肾脏病

(1) 各种病因所致的 ESRD。

(2) 肌酐清除率或估算的肾小球滤过率小于 10 ～ 15mL/min；糖尿病患者 Ccr 或 eGFR ≤ 15mL/min。

(3) 尿毒症症状明显者，即使没有达到上述数值，也可考虑开始进行腹膜透析治疗。

(4) 如出现药物难以纠正的急性左心衰、代谢性酸中毒或严重电解质紊乱，应提早开始透析。

3. 急性药物与毒物中毒

适应于腹膜能够清除的药物和毒物，或尽管毒理作用不明，而临床需要的各种中毒患者均可选择腹膜透析。尤其对口服中毒、消化道药物或毒物浓度高，或存在肝肠循环的药物或毒物，或不能耐受体外循环的重症中毒患者，腹膜透析有其独特的治疗优势。

4. 水电解质和酸碱平衡失调

对内科无法纠正的水电解质和酸碱平衡失调时，可选择腹膜透析。

5. 其他

内科或药物治疗难以纠正的下列情况：

(1) 充血性心力衰竭。

(2) 急性重症胰腺炎。

(3) 严重高胆红素血症。

(4) 高尿酸血症等。

（四）禁忌证

1. 绝对禁忌证

(1) 腹膜广泛粘连或纤维化。

(2) 腹部或腹膜后手术导致严重腹膜缺损。

(3) 外科无法修补的疝。

2. 相对禁忌证

(1) 腹部手术三天内，腹腔置有外科引流管。

(2) 腹腔有局限性炎性病灶。

(3) 肠梗阻。

(4) 腹部疝未修补。

(5) 严重炎症性或缺血性肠病。

(6) 晚期妊娠、腹内巨大肿瘤及巨大多囊肾。

(7) 严重肺功能不全。

(8) 严重腹部皮肤感染。

(9) 长期蛋白质及热量摄入不足所致严重营养不良者。

(10) 严重高分解代谢者。

(11) 硬化性腹膜炎。

(12) 不合作或精神病患者。

(13) 过度肥胖。

（五）并发症及其处理

1. 腹透管周围渗液

腹透管周围渗液多发生在置管手术后几周或几个月，表现为皮肤出口有明显液体渗漏。导致皮下肿胀和水肿，体重增加，排出量减少。

2. 排液障碍

当排出量低于灌注量且无透析管周围渗漏证据时应考虑为排液障碍。常发生于插管早期，但也可以发生在腹黏膜时或透析管移位。透析液排出不规律，流出透析液有纤维蛋白或有便秘感是排液障碍的先兆。

3. 感染

创口感染常见，表现出口皮肤发红或出口有脓性渗出。隧道感染表现局部疼痛、肿胀、结节和红斑。皮肤出口向透析管的皮下扩展时，可出现隧道感染，可伴随全身发热。复发性腹膜炎时也可引起隧道感染。

4. 与腹透管相关的其他并发症

(1) 涤纶套受侵蚀：皮肤感染可波及表浅涤纶套而受侵蚀。如深部涤纶套脱离肌层，表浅套也可以受到侵蚀。

(2) 透析液流出时疼痛：疼痛常与下列因素有关，包括 pH 异常，透析液温度过高，网膜吸附透析管，压迫附近器官等。

(3) 腹疝：腹压增加或患者原有疝气，也可以发生切口疝，或使腹股沟疝加重。

第二节 血液净化技术进展及其综合评述

近年来，血液净化在急危重症中的治疗应用范围越来越广泛，是目前不可缺少的急危重症治疗方法之一。

一、急性肾损伤治疗新理念

(1) 急性肾损伤严重程度 RIFLE 分级标准。

①急性肾损伤高危级：尿量每小时每千克体重小于 0.5mL、持续 6h 以上，肾小球滤过率下降超过 25% 或血清肌酐值增高 1.5 倍。

②急性肾损伤级：尿量每小时每千克体重小于 0.5mL、持续 12h 以上，肾小球滤过率下降超过 50% 或血清肌酐值增高 2 倍。

③急性肾衰竭级：尿量每小时每千克体重小于 0.5mL、持续 24h 以上，肾小球滤过率下降超过 75% 或血清肌酐值增高 3 倍，或血清肌酐值 ≥ 335μmol/L，或血清肌酐值升高幅度超过 44.2μmol/L。

④急性肾失功：完全持续失去肾功能超过 4 周。

⑤终末期肾脏：完全持续失去肾功能超过 3 个月。

(2) 急性肾损伤网络组织急性肾损伤分期标准。

①急性肾损伤 1 期：尿量每小时每千克体重小于 0.5mL、持续 6h 以上，血清肌酐值增高幅度超过 26.4μmol/L(3mg/L)，或增高至基础值的 1.5 ～ 2.0 倍。

②急性肾损伤 2 期：尿量每小时每千克体重小于 0.5mL、持续 12h 以上，血清肌酐值增高至基础值的 2.0 ～ 3.0 倍。

③急性肾损伤 3 期：尿量每小时每千克体重小于 0.5mL、持续 24h 以上或无尿超过 12h，血清肌酐值超过 354μmol/L(40mg/L)，或 48h 内血清肌酐值急剧增高幅度超过 44fμmol/L(5mg/L)，或增高至基础值的 3.0 倍以上。

2012 年新的急性肾损伤定义为：符合以下三条中的一条：①在 48h 内血肌酐上升 ≥ 3mg/L(≥ 26.5μmol/L)；②或者血肌酐确定或推测最近 7d 时间内增加到基线值 1.5 倍以上，这个基线值指最近 7d 时间内的水平；③或者尿量小于 0.5mL/(kg·h)，持续 6h 以上。

2012 年急性肾损伤的严重程度分期：

①一期：血肌酐值增加到基线值的 1.5 ～ 1.9 倍或者血肌酐在 48h 内上升 ≥ 3mg/dL (≥ 26.5μmol/L)，尿量小于 0.5mL/(kg·h) 达到 6 ～ 12h。

②二期：血肌酐增加到基线值的 2.0 ～ 2.9 倍，尿量小于 0.5mL/(kg·h) 的时间大于 12h。

③三期：血肌酐增加到基线值的 3 倍或者血肌酐上升 ≥ 40mg/L(≥ 353.6μmol/L) 或者是已经开始肾替代治疗或患者年龄 < 18 岁，肾小球滤过率 < 35mL/min，尿量小于 0.3mL/(kg·h) 时间超过 24h。

新的急性肾损伤诊断标准较原旧版的诊断标准明显降低，其中主要体现了新技术进展首先是理念上的变化：趋向于血液净化技术早期干预治疗急危重症。如挤压综合征早期血液净化治疗、急性肾衰的治疗即主张早期的预防和治疗，即主张在急性肾损伤早期阶段即给予 CRRT 等治疗，并对急性肾损伤提出分级、分期标准。其次，新指南不主张采用呋塞米、小剂量多巴胺等增加尿量，或肾血流量的方式治疗急性肾损伤或急性肾功能衰竭，因根据循证医学证据这些药物并不能真正改善肾功能，而应从病因治疗着手加强治疗，并强调高危因素及时处置及其预防急性肾损伤的重要性。

二、血液净化技术方法进展

血液净化技术方法进展主要是充分利用各种不同的血液净化技术的各自优点和不足，进行串联或并联的方法，综合各自优势，既达到治疗目的，又可减少或避免不良作用。近年来主要有以下新技术，现简介如下。

（一）杂合肾替代治疗

杂合肾替代治疗系综合 CWH、间断性血液透析治疗各自优势组合而成。包括缓慢低效每日透析、缓慢低效每日透析滤过，或称长时每日透析滤过。这些治疗兼具持续血液净化治疗的优势，由于治疗时间长，大多使用高通量透析器，可降低血流量、透析液流量，避免间歇性透析的缺点，更有效清除不同分子物质，且容量相对容易平衡，普通的透析设备即可开展工作，治疗成本可明显降低。杂合肾替代治疗一般治疗时间 6 ～ 12h，血流量 100 ～ 200mL/min，透析液流量 100 ～ 300mL/min，置换液流量 20 ～ 100mL/min，大多利用夜间进行治疗，可不影响患者休息，且可充分利用常规透析设备。

（二）杂合透析治疗技术

即将 CRRT 与其他方法串联的治疗技术。如偶尔血浆滤过吸附透析技术，即将分离后的患者血浆通过药用炭吸附剂非选择性地清除炎性介质，并重新进入管路进行 CRRT 透析治疗。主要用于脓毒症等清除炎症介质等。有报道认为 CPFA 联合血液透析、CVVH，或高容量血液滤过治疗脓毒性休克较单纯用 CVVHDF，免疫抑制改善较明显、平均动脉压明显升高，可明显减少去甲肾上腺素的用量等。

（三）生物人工肾（生物人工肾小管）

生物人工肾系使用非自体的人肾脏肾小管细胞植入透析器中空纤维内侧，模拟人体肾小管功能进行治疗，故又称生物人工肾小管。

生物人工肾串联 CRRT 治疗 MODS(或合并急性肾损伤) 进行早期干预治疗，可明显降低血液中的炎症介质，改善肾功能，使肾功能恢复正常的比例明显增高，而死亡率明显下降。现正在进行相关研究。

(四) 高容量血液滤过

高容量血液滤过指对血液滤过的超滤量明显提高至每小时每公斤体重 45mL 以上，最高可达 215mL/(kg×h)，旨在增加炎性介质的清除，防治 SIRS 及其 MODS。

(五) 高截留血液滤过

高截留血液滤过，指使用高截留膜，使分子量为 6 万～ 15 万，即相当于血液中分子量为 4 万～ 40 万的物质均可经透析、对流作用给予清除，实际上这是一种高容量滤过的替代方法，旨在增加炎性介质的清除和毒素等物质的清除。但这一方法带来的一大不利作用是大剂量多次超滤极易导致白蛋白等重要营养物质的损失，值得警惕，宜慎重使用。

(六) 血液分离技术

血液分离技术指通过引流血液至体外分离器的分离技术，达到清除或补充血液中某些物质而产生治疗作用。血液分离技术的发展得益于 20 世纪 70 年代无渗漏离心技术分离血液的应用，提高了安全性、经济性。20 世纪 80 年代膜分离技术的发明使血浆置换治疗技术产生了革命性的变化，结合微电子学、微电脑技术，目前的研发方向为：

(1) 较低的体外循环血量，减少有形细胞成分的损失。

(2) 监测：报警系统更加完善，如管路气泡报警、压力异常报警、血凝报警，并大多设置有自动停止保护系统。

(3) 自动化程度明显提高。

(4) 带储电电池的便携式机型：更加有利于急危重症患者的治疗。

(5) 高电脑化程序：按照不同患者的需求设置不同的电脑化程序，减少人工成本，使操作更加简便。

目前主要技术方式有以下方式。

1. 血浆成分置换

血浆成分置换可适用于炎症性脱髓鞘神经疾病、Good-Pasture 综合征 (抗基底膜抗体病)、格林 - 巴利综合征、遗传性高胆固醇血症、血小板减少性紫癜、输血后紫癜、重症肌无力综合征、冷凝集素病、多发性骨髓瘤、急进型肾炎综合征、溶血尿毒综合征、脏器移植抗排异急性肝脏衰竭、自身免疫性疾病、全身淀粉样变等。

2. 血液有形成分单采

适用于干细胞、血小板、白细胞、红细胞等血液有形成分的按需单独采集，或白血病等异常细胞的分离、捕获治疗等。具体适应证为高白细胞性白血病、镰状细胞病、血小板增多症、真性红细胞增多症、骨髓移植血型不合、器官移植抗排异淋巴细胞去除治疗、皮肤 T 淋巴细胞瘤、类风湿关节炎淋巴血浆置换、多发性硬化病、多发性肌炎、嗜酸细胞增多症等。

3. 吸附沉淀分离

适用于低密度脂蛋白的吸附分离技术等。

总的来说，不同的血液净化技术有不同的特性，适用于不同的疾病、患者病变的特点、患者经济状况、治疗效果的快慢、社会效益和经济效益等综合决定，故重点应根据患者的疾病特点采用个性化治疗原则，选择性应用不同类型的血液净化技术。

连续性肾替代治疗近年来较多用于急危重症治疗，主要是CRRT所具有的技术特点，如对血流动力学的影响相对于传统的透析治疗更小，溶质清除率较高，容量波动更小，胶体压变化更小，且无输液限制，具一定的免疫调节作用，可清除部分炎性介质，减轻全身炎症反应综合征，具有脏器功能支持作用，有利于营养代谢支持治疗，维持机体基本的代谢需要。但也具有其不足之处：如大多患者需要全身长时间抗凝用药，对急危重患者出血风险增大；易出现血滤器及管路的凝血块形成，需特殊的专门设备及其耗材，相对成本较高；要求专业医务人员长时间专业管理，人力成本较高等。

第三章　肾上腺疾病

第一节　肾上腺概述

肾上腺是人体内重要的分泌腺体之一。肾上腺可分泌多种激素。肾上腺内不同的组织或细胞发生的病变所引起的人体病态也不相同。

一、肾上腺胚胎发育

肾上腺由皮质及髓质两部组成。两者胚胎发育来源不同，皮质源于腔上皮细胞，属中胚层；髓质与交感神经节细胞同源，起源于神经嵴细胞，属外胚层。皮质包绕髓质，合为一体，但各自的组织结构和激素分泌功能是独立的。

（一）肾上腺皮质的胚胎发育

皮质部的发育开始于胚胎第 5 ～ 6 周，此时中肾头端与肠系膜之间的表面上皮快速增生，并深入其下方的间充质中，形成原始皮质，又称胎儿皮质。约两周后，中胚层的腔上皮细胞再次增殖，并移向胎儿皮质，排列于后者外围，形成一密集的薄层皮质，称之为永久皮质。胚胎发育中，胎儿皮质体积逐步退化缩小，而永久皮质逐步分化增大。胚胎期，胎儿皮质占整个肾上腺的皮质的 80%，此时肾上腺体积可超过肾脏，出生前 4 周左右，胎儿皮质开始退化，至出生时仍占肾上腺皮质的 3/4，出生后 8 周占 1/4，1 岁后完全消失，由永久皮质占据。原始皮质结构单一，主要合成和分泌肾上腺雄激素和少许雌激素。永久皮质结构相对复杂，有三层组织细胞结构：球状带、束状带和网状带。除分泌类固醇的激素和盐皮质激素，还分泌少量性激素功能，在人体新陈代谢中起重要作用。

（二）肾上腺髓质的胚胎发育

肾上腺髓质比皮质出现稍晚。胚胎第 7 周时，起源于外胚层神经嵴的一小群细胞迁移到肾上腺皮质原基内侧，随后集中于皮质中心而形成肾上腺髓质原基。原基细胞变为嗜铬母细胞，进而分化为嗜铬细胞（因细胞中含有儿茶酚胺的嗜铬性颗粒而得名）。胚胎中期时，这些移行到皮质中心的嗜铬细胞发育成肾上腺髓质。

除迁移至肾上腺皮质中心的嗜铬母细胞外，还有少部分随交感神经母细胞移行至椎旁或主动脉前交感神经节，以及嗜铬细胞体中。一般在出生后 2 ～ 3 年，肾上腺外嗜铬细胞除大血管周围的交感神经节外，其他的基本消失。若未消失，有形成异位嗜铬细胞瘤的可能性。

（三）迷走肾上腺的形成

少数肾上腺细胞在胚胎发育期可迁移到异常位置并发育成迷走肾上腺。迷走皮质比迷走髓质多见，皮质－髓质复合型较少见。迷走肾上腺可能出现的位置有腹主动脉旁、脾附近、盆腔，也可在睾丸或卵巢内。由于髓质之嗜铬细胞与交感神经细胞同源，后者分布广，故单纯髓质型（嗜铬细胞瘤）可出现于身体各部分。

二、肾上腺应用解剖

（一）肾上腺大体解剖

人肾上腺是成对器官，表面呈棕黄色。右侧肾上腺扁平，呈三角形或圆锥形；左侧呈半月形或椭圆形。肾上腺长约 4 ～ 6cm，宽约 2 ～ 3cm，厚约 0.3 ～ 0.6cm，左侧较右侧略大；正常肾上腺的重量约 4 ～ 6g。男女之间亦有差别，男性较女性约重 11%。肾上腺包被着一层薄的包膜，外周为脂肪组织包绕。肾上腺借自身韧带固定，左侧固定于主动脉，右侧固定于下腔静脉和膈肌脚。

（二）肾上腺与邻近脏器解剖关系

肾上腺位于腹膜后，在双侧肾脏的内前上方，平第一腰椎椎体，相当于第十一肋水平，右侧肾上腺比左侧稍高。双侧肾上腺向肾脏前内侧倾斜，底部紧邻肾门部血管。肾上腺有三个面，肾面、腹面及背面。肾面即肾上腺底部，呈凹陷状和肾脏的上极相吻合；腹面有一凹陷，称为肾上腺门，肾上腺之静脉，即自肾上腺门传出。

右肾上腺上邻肋膈角，肾面与肾上腺相接，前外侧方为肝右叶，内侧则为下腔静脉及十二指肠。左肾上腺较靠近中线，后方靠横膈，底面缘于肾上腺内侧，内面为腹主动脉，前方上 1/3 与小网膜腔的腹膜相靠，下 1/3 与胰体和脾血管相接。

（三）肾上腺血液供应

一般来讲，肾上腺动脉的来源有三部分：①肾上腺上动脉为膈下动脉的分支，分为 3 ～ 4 支入肾上腺。②肾上腺的中动脉大多数由腹主动脉直接发出，少数可由膈下动脉或腹腔动脉分出。③肾上腺下动脉为肾动脉的分支，在异位肾上腺移植中常利用该支血管。

这些动脉在肾上腺的内上、内下侧伸向肾上腺。供应肾上腺的动脉发出众多分支，形成被膜下动脉丛。此动脉丛进入肾上腺皮质成毛细血管，并在皮质网状带形成环绕网状带的静脉窦。

肾上腺髓质有两种血供：一种为静脉型血供，由皮质的静脉窦向髓质延伸，血流中含肾上腺皮质分泌的激素；另一种为动脉型血供，由被膜下动脉丛穿过皮质直到髓质的小动脉。

肾上腺静脉不与动脉伴行。皮质无静脉回流，只是作为一种静脉型血供，以静脉窦形式延伸入髓质。髓质的毛细血管汇成小静脉，引流入中央静脉。中央静脉上有 2 ～ 4 条纵向的平滑肌束，这些肌束有调节中央静脉血流量的作用。中央静脉穿出皮质，即为肾上腺中心静脉，右侧多数直接注入下腔静脉，左侧注入左肾静脉。右肾上腺中心静脉靠近腔静脉，比左肾上腺中心静脉短而粗。

（四）肾上腺神经支配

位于 $T_{10\sim12}$ 水平的脊髓内神经元发出交感神经节前纤维，进入内侧的交感神经干，再从交感神经干分出，通过腹腔神经丛，随肾上腺小动脉进入肾上腺髓质，神经末梢呈突触形式包绕嗜铬细胞：少许副交感神经以相同的径路进入肾上腺髓质。

（五）肾上腺淋巴回流

肾上腺的淋巴系统仅存在于被膜、皮质内小梁及大静脉的结缔组织内，肾上腺淋巴管直接或伴同肾脏的淋巴管回流入主动脉旁淋巴结。

三、肾上腺组织学

（一）肾上腺皮质组织学

肾上腺皮质由外向内分为球状带、束状带和网状带三个带。肾上腺皮质细胞为上皮细胞，细胞质嗜碱性，含有抗坏血酸及胆固醇，后者被认为是皮质激素的前身。球状带细胞分泌盐皮质激素，束状带和网状带则主要分泌糖皮质激素和脱氢异雄酮及其硫化物。

1. 球状带

紧贴肾上腺被膜，较薄，约占皮质的15%。球状带细胞较小，排列呈球状、团块或拱形，细胞间有窦状毛细血管和少许结缔组织。

2. 束状带

居球状带内缘，最厚，约占皮质 75%，由较大的多边形细胞排列成条索状，或呈放射状伸向内方，也有少许细胞索进入球状带及被膜下。细胞索间有网状结缔组织和窦状毛细血管。束状带细胞表面有许多微绒毛和膜被小泡，可能与摄取胆固醇有关。

3. 网状带

居皮质最内层，与髓质相接，约占皮质的 7% ～ 10%，细胞索交叉吻合成网状，网眼内有网状结缔组织和窦状毛细血管。

（二）肾上腺髓质的组织学

肾上腺髓质于皮质内面，与皮质交接并无明显界限，呈参差不齐状。髓质主要由高度分化的嗜铬细胞组成，呈圆柱状排列，圆柱体外有动脉型毛细血管通过，圆柱体中央有静脉型毛细血管通过。在人类髓质内分泌颗粒以肾上腺素颗粒为主，约占 85%。绝大多数嗜铬细胞存在于肾上腺髓质内，但少数肾上腺外嗜铬细胞可存在于交感神经节附近或其内。

胎儿和新生儿期肾上腺外嗜铬细胞数量较大，甚至形成块状，称为无色嗜铬细胞组织块，可形成动脉前或肠系膜下动脉分支处的 Zcker-kandLe 器官。肾上腺外嗜铬细胞多在出生后逐渐消失，而少数残留部位可能成为肾上腺外嗜铬细胞瘤的起源。

四、肾上腺生理学

（一）肾上腺皮质激素的生理作用

肾上腺皮质激素通常指糖皮质激素及盐皮质激素，均属类固醇激素，故生物作用机制相同，影响蛋白质的合成，产生相应激素的生物效应。不同组织对同一激素产生不同效应，取决于该组织内激素调控基因的特异性。

1. 糖皮质激素的作用

糖皮质激素调节糖、蛋白质和脂肪代谢，可以促进蛋白质分解，减少氨基酸合成为蛋白质，使氨基酸在肝内脱氨，形成尿素和肝糖原。糖皮质激素增多引起糖原异生作用增强，可出现血糖增高和糖尿，血糖增高，兴奋胰岛素分泌，进而促进脂肪合成作用，最终引起头、面、躯干部位脂肪的集聚；蛋白质分解的增强使氮的排出增加，导致肌萎缩、骨质疏松、伤口愈合延缓。

糖皮质激素也有微弱的盐皮质激素作用，过度分泌或长期应用，也可出现水钠潴留和钾耗损。糖皮质激素对应激反应起重要作用，在机体面对严重或持久的不良刺激时，糖皮质激素的分泌可增加数倍乃至几十倍，使机体能迅速适应内外环境的急剧变化，度过危机。大量应用皮质醇或精神恐惧和焦虑，造成的皮质醇分泌增多，除增加胃酸分泌外，还可使消化道黏膜血管缺血，引发黏膜变性及多发性溃疡，此称为“消化道应激性溃疡”。糖皮质激素可促进血管紧张素原的形成并加强去甲肾上腺素对小动脉的收缩作用，因此有升高血压、抗休克作用。

2. 盐皮质激素的作用

机体最重要的盐皮质激素是醛固酮，其次还有11-去氧皮质酮、皮质酮和皮质醇。盐皮质激素的主要作用是维持正常的血容量及血钠浓度，作用于肾脏远曲小管和集合管的上皮细胞，促进这些细胞对原尿中Na^+的重吸收，排出K^+和H^+。

盐皮质激素还可作用于汗腺、唾液腺及大、小肠的上皮细胞，起到潴钠排钾作用。当醛固酮分泌不足时，血液中Na^+和Cl^-浓度降低，K^+浓度增高，并随之出现脱水，严重者影响血压甚至出现休克。醛固酮分泌过多则可造成K^+大量排出，引起水钠潴留性水肿，同时血容量增加。此时由于细胞外Na^+浓度增高，Na^+便向细胞内转移，使细胞内水潴留，外周阻力增强，即形成原发性醛固酮增多症典型的高血压临床症状。

当给予外源性醛固酮时，尿钠排量减少，尿钾排量增加，体钠总量及血容量均相应增加。继续给予醛固醛到一定时候，尿钠排量不再继续减少，体钠总量及血容量稳定在一个比原来高的新水平上，而尿钾排量仍然高于正常，这一现象称“盐皮质激素逸脱现象”。在病理情况下，上述变化只存在于原发性醛固酮增多症，而继发性醛固酮增多症并无此现象。

3. 肾上腺性激素作用

性激素主要来自人体的性腺，肾上腺皮质所分泌的雄激素和雌激素量很小，也不受性别影响。成年人肾上腺直接分泌的睾酮约 100μg/d，约占女性睾酮日产量的 50%，仅占男性睾酮日产量的 2%。这个量的雄激素对青春期的发动有重要意义，使男女少年出现早期的阴毛和腋毛，并通过正反馈机制，促进下丘脑 – 垂体 – 性腺轴的成熟，使得青春发育期真正开始。

在肾上腺皮质功能降低时，并不出现性激素总量不足。在肾上腺分泌男性激素超过正常时，则可出现性征方面的改变。在男性可出现性早熟，在女性则根据发病年龄，出现假两性畸形或男性化，有阴蒂肥大、多毛、痤疮、乳房和子宫萎缩等症。在某些肾上腺肿瘤分泌女性激素增加时，在男性可能出现女性化体征，如男性乳房女性化、精子减少、性欲减退、肥胖及阴茎萎缩等。儿童患者可发生乳房女性化，生长和骨骼成熟加速。

（二）肾上腺髓质激素的生理作用

肾上腺素和去甲肾上腺素通过和靶细胞膜上的特异受体结合而发挥作用。肾上腺受体有 α 和 β 两类，α 受体又可分为 α1、α2 等亚型，甚至有 α1A、α1B 和 α1D 等亚型。β 受体又分为 β1 和 β2 等亚型。β1 受体主要存在于心脏和脂肪组织，β2 受体存在于支气管平滑肌和血管。去氧肾上腺素为人工合成的特异 α 受体激动剂；酚妥拉明和酚苄明为 α 受体阻滞剂。目前 α1 受体阻滞剂特拉唑嗪，α1a 受体阻滞剂坦洛新，亦已应用于临床；异丙基肾上腺素为 α 受体激动剂，β 受体阻滞剂常用的为普萘洛尔。肾上腺素的生物效应比去甲肾上腺素要强 50 ～ 100 倍，对某一器官、某一组织发挥何种作用，主要看局部存在什么样的受体。

肾上腺素和去甲肾上腺素对机体多器官、多系统都有影响。其中对能量代谢的影响最为明显：增加氧耗量，影响糖代谢，使糖原、蛋白质和脂肪分解加速，血糖升高，并可刺激下丘脑和垂体引起 ACTH 和促甲状腺素分泌，通过兴奋 α 受体抑制胰岛素的分泌，促进胰高血糖素、GH 和 ACTH 的分泌。

五、肾上腺激素的分泌调控

（一）糖皮质激素的分泌调控

1. 促肾上腺皮质激素

促肾上腺皮质激素 (ACTH) 是一种垂体前叶激素，ACTH 是最重要的直接促进皮质醇合成和分泌的调节激素。ACTH- 肾上腺皮质激素分泌有明显的昼夜节律性改变。正常人在清晨清醒前后 1 ～ 2h 内，血浆 ACTH 和皮质醇浓度达高峰，然后逐渐下降，至熟睡后 1 ～ 2h 内降到最低点，次晨再次上升。另外，在中、晚餐时血浆 ACTH 和皮质醇会有较小的峰值分泌，此与食物中蛋白质含量可能有关。

2. ACTH 释放激素

ACTH 释放激素 (CRH) 为下丘脑室旁核的小细胞神经元所合成，为一种含 41 个氨基酸的多肽。CKH 被转运到垂体前叶，和垂体 ACTH 细胞膜上的特异受体结合发挥作用，作用机制同上述的 ACTH。

另一种 ACTH 的释放因子为下丘脑合成的垂体加压素 (AVP)，其作用没有 CRH 强。AVP 和 CRH 可在同一神经内分泌细胞中生成，并都在正中隆起的神经末梢贮存和释放，和 CRH 有明显的协同作用。

3. 中枢神经递质

CRH 的释放受多种神经递质的调控。乙酰胆碱、5- 羟色胺对 CRH 的合成和释放有兴奋作用；乙酰 -α- 甲基胆碱使人的血浆皮质醇升高；中枢性的去甲肾上腺素对 CRH 释放有抑制作用。

4. 下丘脑 - 垂体 - 肾上腺皮质轴

下丘脑的 CRH 兴奋垂体分泌 ACTH，ACTH 再刺激肾上腺皮质分泌糖皮质激素，构成下丘脑 - 垂体 - 肾上腺皮质轴，这是一种多回路的自动控制系统。

体液调节是由各种负反馈完成的。首先，糖皮质激素作用于垂体前叶，抑制 ACTH 的分泌，并抑制前阿片 - 促黑素细胞可的松原 (POMC) 基因转录，使 POMC 的 mRNA 水平明显减低，致 POMC 生物合成减少；其次，糖皮质激素对下丘脑有负反馈抑制作用，不仅降低 CRH 和垂体加压素 (AVP) 的生物合成，而且阻断两者对 POMC 基因转录的刺激作用。另外，ACTH 对下丘脑 CRH 也有负反馈抑制作用，称为短环负反馈。

（二）盐皮质激素的分泌调控

盐皮质激素的分泌调控主要体现在肾素 - 血管紧张素系统对醛固酮的调节上，其次是血钾和 ACTH 对醛固酮的作用。

1. 肾素 - 血管紧张素系统

肾素是由肾小球旁器分泌的蛋白酶，其催化血管紧张素原形成血管紧张素Ⅱ。血管紧张素Ⅱ可使小动脉收缩、血压上升，作用于肾上腺皮质球状带细胞，并可促进醛固酮的合成和分泌。

肾素分泌是在多因素调节下完成的。肾小球旁器细胞本身是一压力感受器，可感知人球小动脉和肾实质的压力，以调节肾素分泌；肾小球旁的远曲小管演绎而来的致密斑通过感知肾小管浓度来调节肾素分泌；球旁细胞内小动脉壁内的交感神经兴奋，亦促进肾素分泌。血管紧张素Ⅱ通过短环负反馈直接抑制肾素分泌。醛固酮的潴钠排钾作用使血容量上升，对肾素分泌具有负反馈抑制作用的前列腺素和肾上腺素 α 受体亦控制肾素的分泌。

2. 血钾

K^+可直接作用于球状带，刺激醛固酮的分泌 (K^+的这种作用和肾素 - 血管紧张素系统无关)。醛固酮也可通过刺激肾小管排泄 K^+来调节血钾浓度。

3. ACTH

与肾素 - 血管紧张素和 K^+相比，ACTH 对醛固酮合成的调节作用是次要的，且作用短暂。

4. 其他

心钠素，又称心房钠尿肽 (ANP)，最重要的作用是促进肾小管及集合管对钠和水的排泄，对醛固酮分泌具有抑制作用这种作用是间接的。

（三）肾上腺皮质雄性激素的分泌调控

以前认为 ACTH 被认为是肾上腺皮质雄激素分泌的调节因素。目前认为有一种肾上腺雄激素刺激激素 (AASH，属垂体激素）及黄体生成素或催乳素，可能有促进肾上腺分泌雄激素的作用。

（四）肾上腺髓质激素分泌的调节

肾上腺髓质受神经体液的调节，刺激下丘脑后部交感神经中枢可引起肾上腺髓质儿茶酚胺的分泌增加。如血压下降时，来自压力感受器的传入信号减少，中枢对交感肾上腺系统的张力性抑制作用变弱，交感活动随之增强，引起肾上腺髓质分泌儿茶酚胺增多。此外，情绪激动、强烈物理刺激、流血、窒息、特殊药物如组胺等均可引起髓质分泌旺盛。

第二节　皮质醇增多症

一、病因学

皮质醇症按其病因和垂体、肾上腺的病理改变不同可分成下列四种。

（一）医源性皮质醇症

长期大量使用糖皮质激素治疗某些疾病可出现皮质醇症的临床表现，这在临床上十分常见。这是由外源性激素造成的，停药后可逐渐复原。但长期大量应用糖皮质激素可反馈抑制垂体分泌 ACTH，造成肾上腺皮质萎缩，一旦急骤停药，可导致一系列皮质功能不足的表现，甚至发生危象，故应予注意。长期使用 ACTH 也可出现皮质醇症。

（二）垂体性双侧肾上腺皮质增生

双侧肾上腺皮质增生是由于垂体分泌 ACTH 过多引起。其原因有：①垂体肿瘤。②垂体无明显肿瘤，但分泌 ACTH 增多。一般认为是由于下丘脑分泌过量促肾上腺皮质激素释放因子所致。

（三）垂体外病变引起的双侧肾上腺皮质增生

支气管肺癌（尤其是燕麦细胞癌）、甲状腺癌、胸腺癌、鼻咽癌等肿瘤有时可分泌一种类似 ACTH 的物质，引起双侧肾上腺皮质增生，也称异源性 ACTH 综合征。这类患者还常有明显的肌萎缩和低血钾症。病灶分泌 ACTH 类物质是自主的，口服大剂量地塞米松无抑制作用。病灶切除或治愈后，病症可渐消退。

（四）肾上腺皮质肿瘤

肾上腺皮质肿瘤大多为良性的肾上腺皮质腺瘤，少数为恶性的腺癌。肿瘤的生长和分泌肾上腺皮质激素是自主性的，不受 ACTH 的控制。由于肿瘤分泌了大量的皮质激素，反馈抑制了垂体的分泌功能，使血浆 ACTH 浓度降低，从而使非肿瘤部分的正常肾上腺皮质明显萎缩。此类患者无论是给予 ACTH 兴奋或大剂量地塞米松抑制，皮质醇的分泌量不会改变。肾上腺皮质肿瘤尤其是恶性肿瘤时，尿中 17- 酮类固醇常有显著增高。

肾上腺皮质肿瘤多为单个良性腺瘤，直径一般小于 3 ～ 4cm，色棕黄，有完整的包膜。瘤细胞形态和排列与肾上腺皮质细胞相似。腺癌则常较大，鱼肉状，有浸润或蔓延到周围脏器，常有淋巴结和远处转移。细胞呈恶性细胞特征。无内分泌功能的肾上腺皮质肿瘤则不导致皮质醇症。

临床上发现少数病例肾上腺呈结节状增生，属增生与腺瘤的中间型。患者血浆 ACTH 可呈降低，大剂量地塞米松无抑制作用。

据统计，临床上 70% 的病例为垂体病变所致的双侧肾上腺皮质增生，良性腺瘤占 20% ～ 30%，恶性肾上腺腺癌占 5% ～ 10%，异位 ACTH 分泌过多则甚为少见。

二、临床表现

（一）向心性肥胖

肥胖呈向心性，主要集中在头颈和躯干部，其特点是满月脸、红润多脂、水牛背、躯干肥胖而肢体纤细，颈部粗短，腹部隆起如妊娠，系皮质醇致脂肪分布异常所致。

（二）多血质和紫纹

由于皮质醇增多，蛋白质分解加强，肌肉萎缩，皮肤弹性纤维减少。皮肤萎缩菲薄，皮肤粗糙，多毛，痤疮，皮下毛细血管壁变薄而颜面发红，呈多血质。毛细血管脆性增加，轻微损伤易生瘀斑，尤其易发生于上臂、手背和大腿内侧等处。在腹部、腰、腋窝、股、腘窝等处可出现紫纹，其发生率达 3/4。紫纹一般较宽，颜色长期不变。不仅在脂肪多的部位出现，也可发生在股内侧、咽部。腰背疼痛，行动迟缓，上楼有困难。骨质疏松而致患者全身乏力，甚至发生病理性骨折。

（三）性功能减退及精神症状

女性患者可出现沉默寡言、月经失调、月经减少或闭经，性功能低下，甚至出现男性化征。在男性则有性欲减退、阳痿及睾丸萎缩等。表现为急躁、抑郁、淡漠、沉默寡言及典型精神病等。

（四）心血管系统

高血压者可占90%，可能与皮质醇增强了动脉对肾上腺素的敏感度及水钠潴留有关。表现为头昏、头痛、心功能不全、心肌缺血、心衰、脑供血不足及视网膜病变等。

（五）血常规及电解质改变

白细胞计数偏高，淋巴及嗜酸性细胞减少。血钠正常或偏高，血钾可偏低。

（六）激素定量检查

血内皮质醇含量增高，皮质醇节律异常，24h尿17-羟类固醇含量增高。

（七）X线检查

应常规做颅骨蝶鞍平片检查，脊柱、肋骨、骨盆及四肢各长骨可见明显骨质脱钙、疏松，甚至病理骨折。

（八）化验检查

白细胞计数偏高，主要为多核细胞增加，淋巴及嗜酸细胞减少。血生化学可有血钠升高，血钾降低，尿呈碱性，糖耐量曲线不正常等改变。

（九）地塞米松抑制试验

在确诊为皮质醇症后，本试验对鉴别病因为皮质增生或者为皮质腺瘤时有帮助。如为增生，应用地塞米松后，血中皮质醇明显下降，如为皮质腺瘤则无影响。

三、诊断要点

皮质醇症的诊断分三个方面：确定疾病诊断、病因诊断和定位诊断。

（一）确定疾病诊断

主要依典型的临床症状和体征。如向心性肥胖，其特点是满月脸、水牛背、躯干肥胖而肢体纤细，系皮质醇致脂肪分布异常所致。紫纹、毛发增多、性功能障碍、疲乏等。加上尿17-羟皮质类固醇排出量显著增高，小剂量地塞米松抑制试验不能被抑制和血11羟皮质类固醇高于正常水平并失去昼夜变化节律即可确诊为皮质醇症。早期轻型的病例应与单纯性肥胖相鉴别。

小剂量地塞米松试验：服用小剂量地塞米松不影响尿中17-羟类固醇的测定，但可反馈抑制垂体分泌ACTH。方法是连续6h测定24h尿中17羟皮质类固醇的排出量，在第3～4d每天口服地塞米松0.75mg每8h 1次。将每天测出的值在坐标上标出并连成曲线。正常人用药后2d尿中17-羟皮质类固醇的排出量比用药前明显减低，如其下降在一半以上则说明有明显抑制，属正常。反之降低不明显或不超过50%，则为皮质醇症。

（二）病因诊断

即区别是由肾上腺皮质腺瘤、腺癌、垂体肿瘤引起的皮质增生、非垂体肿瘤或异源性 ACTH 分泌肿瘤引起的皮质增生。

（三）定位诊断

1. CT

可准确了解双侧肾上腺大小，肿块性质及其与周围脏器关系等。

2. B 超

与 CT 类似，对诊断本病亦有很大价值，虽然影像分辨率较 CT 低，但其操作简单，扫描方向灵活，价廉，是临床上常用的诊断方法。

四、治疗

（一）手术治疗

1. 垂体肿瘤摘除

适用于由垂体肿瘤所致的双侧肾上腺皮质增生，尤其伴有视神经受压症状的病例更为适宜。但手术常不能彻底切除肿瘤，并可影响垂体其他的内分泌功能。如手术切除不彻底或不能切除者，可做垂体放射治疗。如出现垂体功能不足者应补充必需量的激素。由垂体微腺瘤引起的双侧肾上腺皮质增生可通过鼻腔经蝶骨借助于显微外科技术做选择性垂体微腺瘤切除。手术创伤小，不影响垂体功能，而且属病因治疗，故效果好。此法已被广泛采用。如微腺瘤切除不彻底，则术后病情不缓解；如微腺瘤为下丘脑依赖性的，术后可能会复发。

2. 肾上腺皮质肿瘤摘除

适用于肾上腺皮质腺瘤及肾上腺皮质腺癌。如能明确定位，可经患侧第 11 肋间切口进行。如不能明确定位，则需经腹部或背部切口探查双侧肾上腺。肾上腺皮质腺瘤摘除术较简单，但肾上腺皮质腺癌者常不能达到根治。由于肿瘤以外的正常肾上腺呈萎缩状态，故术前、术后均应补充皮质激素。术后尚可肌注 ACTH20r/d，共 2 周，以促进萎缩的皮质功能恢复。术后激素的维持需达 3 个月以上，然后再逐步减量至停服。

3. 双侧肾上腺摘除

适用于双侧肾上腺皮质增生病例。其方法有以下几种。

(1) 双侧肾上腺全切除：优点是控制病情迅速，并可避免复发；缺点是术后要终身补充皮质激素，术后易发生 Nelson 症（垂体肿瘤＋色素沉着）。

(2) 一侧肾上腺全切除，另一侧肾上腺次全切除：由于右侧肾上腺紧贴下腔静脉，如有残留肾上腺增生复发，再次手术十分困难，故一般做右侧肾上腺全切除。左侧残留肾上腺应占全部肾上腺重量的 5% 左右。残留过多，则复发率高。残留过少或残留肾上腺组织血供损伤，则出现肾上腺皮质功能不全或 Nelson 症。故术中应注意勿损伤其血供。由于肾上腺血供是呈梳状通向其边缘，故残留的组织应是边缘的一小片组织。有的学者采用一侧肾上腺全切除加垂体放疗，但常无效或有复发。

4. 肾上腺手术注意事项

(1) 切口的选择：可经第 11 肋间切口进行，但术中需更换体位，部分肾上腺皮质腺瘤患者误诊为肾上腺皮质增生时，则发生困难。患者肥胖，经腹部探查双侧肾上腺较困难。比较合适的是患者全麻下取俯卧位，经背部八字切口，或经第 11 肋切口探查。一般先探查右侧，如发现右侧肾上腺增生 (双侧肾上腺增生) 或萎缩 (左侧肾上腺皮质腺瘤)，则需再探查左侧肾上腺。如发现右侧肾上腺皮质腺瘤则可做腺瘤摘除，不需再探查左侧。巨大的肾上腺腺癌可选用胸腹连合切口进行手术。

(2) 皮质激素的补充：皮质醇症患者体内皮质醇分泌处于一高水平，术后皮质醇水平骤降易导致急性肾上腺皮质功能不足所致的危象。其临床表现为休克、心率快、呼吸急促、发绀、恶心呕吐、腹痛、腹泻、高热、昏迷甚至死亡。故于术前、术中和术后均应补充皮质激素以预防。一旦危象发生，应快速静脉补充皮质激素，纠正水电解质紊乱以及对症处理。情绪波动、感染以及某些手术并发症可诱发危象发生，并有时会混淆诊断 (如气胸、出血等)，应予注意避免发生。

以上补充的皮质激素量虽已超过正常生理分泌量，但由于术前患者皮质醇分泌处于一很高水平，故部分病例仍可发生危象。由于术后危象大多发生于手术后 2d 之内，故我院于术日及术后 2d 再静脉补充氢化可的松 100 ～ 200mg/d，从而使危象的发生大大减少。如疑有危象或有手术并发症，均应加大皮质激素用量。皮质激素的长期维持量是醋酸可的松 25 ～ 37.5mg/d(为正常生理需要量)。腺瘤患者一般需维持 3 ～ 6 个月后停药，双侧肾上腺全切除者需终生服药。如患者有其他疾病、感染及拔牙等手术时，应增大激素用量。如有腹泻及不能进食时，应改成肌注用药。患者应随身携带诊断书，随时供医师参考。肾上腺腺瘤及肾上腺大部切除患者在病情稳定后可逐步停药。停药前如需测定体内皮质醇分泌水平，可停服醋酸可的松，改服地塞米松 (0.75mg 地塞米松相当于 25mg 醋酸可的松)1 周，再测 24h 尿 17 羟、17 酮的排出量。因地塞米松不影响尿中 17 羟、17 酮类固醇的测定，故所测得的 17 羟、17 酮类固醇表示体内皮质醇的分泌水平。如已接近正常，则可逐步减量停药。如水平极低，则仍继续改服醋酸可的松维持。有学者报道将切除的肾上腺切成小块，埋植在缝匠肌或肠系膜中治疗手术后肾上腺皮质功能低下，获得一定疗效。经放射性核素标记胆固醇扫描证明移植区确有放射性浓集，尿 17- 羟类固醇排出量也有升高，部分病例可停服或减少皮质激素的维持量。如有皮质功能亢进者，可局部做一较小手术切除之。由于肾上腺动脉细小，带血管的自体肾上腺移植有一定困难。

(3) Nelson 症的处理：肾上腺全切除后，垂体原有的腺瘤或微腺瘤可继续增大，压迫视神经，引起视力障碍。垂体分泌的促黑色素激素引起全身皮肤黏膜色素沉着，甚至呈古铜色。垂体腺瘤摘除术可以挽救视力，垂体局部放疗可以抑制肿瘤的生长。

(二) 非手术疗法

1. 垂体放射治疗

适用于对垂体病原的治疗，有 20% 病例可获持久疗效。内照射法需手术将放射源植入；外照射可采用 6℃或电子感应加速器，剂量为 4000 ～ 8000 伦琴。但大多数病例疗效差且易复发，故一般不作为首选。垂体放疗前必须确定肾上腺无肿瘤。

2. 药物治疗

副作用大，疗效不肯定。主要适用于无法切除的肾上腺皮质腺癌病例。

(1) 二氯二苯二氯乙烷：可使肾上腺皮质网状带和束状带细胞坏死。适用于已转移和无法根治的功能性或无功能性的皮质癌。但有严重的胃肠道和神经系统的副作用，并可导致急性肾上腺皮质功能不足。治疗剂量 4 ～ 12g/d，从小剂量开始渐增到维持量，并根据患者忍受力和皮质功能情况调节。

(2) 美替拉酮：是 11β- 羟化酶抑制剂。可抑制 11- 去氧皮质醇转化为皮质醇、11- 去氧皮质酮转化为皮质酮，从而使皮质醇合成减少。副作用小，主要为消化道反应。但作用暂时，只能起缓解症状的作用。一旦皮质醇分泌减少刺激 ACTH 的分泌，可克服其阻断作用。

(3) 氨鲁米特：可抑制胆固醇合成孕烯醇酮。轻型肾上腺皮质增生症服 1 ～ 1.5g/d，严重者 1.5 ～ 2g/d 可控制症状。但需密切随访皮质激素水平，必要时应补充小剂量的糖皮质激素和盐皮质激素，以免发生肾上腺皮质功能不足现象。

(4) 赛庚啶：是血清素的竞争剂，而血清素可兴奋丘脑 - 垂体轴而释放 ACTH，故赛庚啶可抑制垂体分泌 ACTH。适用于双侧肾上腺增生病例的治疗。剂量由 8mg/d 逐渐增加到 24mg/d。在双侧肾上腺全切除或次全切除术后皮质功能不足的情况下，一方面补充皮质激素，另一方面服用赛庚啶能减少垂体瘤的发生机会。其他尚报告溴隐亭、腈环氧雄烷等药物亦有一定疗效。

肾上腺皮质增生多为双侧性，手术效果有时不很理想，具体手术方式各有不同。有的主张一次切除双侧肾上腺，终生补充肾上腺皮质激素；有的先手术切除一侧，视疗效情况再处理另侧；也有的一侧全部切除，另侧保留 5% ～ 10%，术后视病情决定补充激素的量。肾上腺手术后需注意肾上腺皮质功能，防止出现肾上腺危象。一侧肾上腺肿瘤，其对侧肾上腺常呈萎缩状态，一旦切除肿瘤，会出现肾上腺皮质功能低下的情况，所以术后一段时间内需补充肾上腺皮质激素，并加用 ACTH 促使萎缩的肾上腺皮质恢复正常功能。

皮质醇症患者若不予治疗，除极个别病例可自愈外，一般病程不超过 5 年。其致死原因有感染、心血管疾病、尿毒症、消化道出血、糖尿病昏迷、癌症转移等。双侧肾上腺增生行双侧肾上腺手术或垂体肿瘤摘除术后的 5 年存活率均可达 85% ～ 95%，但仅做垂体放疗或一侧肾上腺手术则效果较差。腺瘤摘除的疗效最佳。肾上腺癌预后甚差，根治性手术后 5 年存活率仅 10%，癌肿复发 5 年存活率为零。

第三节 原发性醛固酮增多症

原发性醛固酮增多症是指由于肾上腺皮质原发病变，是体内醛固酮自主性或部分自主性分泌增加，导致肾素分泌被继发性抑制，临床以高血压，低血钾为主要特征的一组综合征。从严格意义上讲“原发性醛固酮增多症”，仅限用于原发病变在肾上腺的，以示区别继发性醛固酮增多症，如肝硬化、充血性心力衰竭、肾病综合征、肾性高血压等肾上腺外原因引起的醛固酮分泌过多。但临床上许多作者还是习惯沿用“原发性醛固酮增多症”这一名称，涵盖除继发性以外如特发性、异位性分泌的，有遗传倾向先天性的所有低肾素醛固酮增多症。

一、病因分类

关于原发性醛固酮增多症的病因分类尚无统一意见。Sutherland 将本病分为四型：①腺瘤型。②特异性增殖型。③病因未定型。④糖皮质激素可治愈型。Thomas KHunt 在此基础上增加了癌型，共五型。吴阶平主编的《泌尿外科》中对此作了详尽描述。

(1) 原发病变限于肾上腺的有三类：

第一，产生醛固酮的肾上腺腺瘤 (APA)。

第二，产生醛固酮的肾上腺皮质癌 (APC)。

第三，原发性肾上腺增生 (PAH)。

(2) 原发病变不在肾上腺本身的也有三类：

第一，特发性醛固酮增多症 (IHA)，也有文献称之为假原发性醛固酮增多症。

第二，糖皮质激素可抑制的醛固酮增多症或称地塞米松可治愈的醛固酮增多症。还有文献称其为 DOCA 可抑制的特发性醛固酮增多症 (DOCA 即醋酸)，也有称之为不定性醛固酮增多症 (IndHA)，总之此类原醛症名称较为复杂，但都指同一疾病。

第三，异位产生醛固酮的肿瘤。有关继发醛固酮增多症不在本节讨论。

(一) 产生醛固酮的肾上腺皮质腺瘤 (APA)

发生在肾上腺皮质球状带并分泌醛固酮的良性肿瘤，称醛固酮瘤，亦称腺瘤型原醛症。即经典的 Conn 氏综合征。占原醛症的 65% ～ 90%，以单一腺瘤最为常见，占 90% 以上，双侧或多发腺瘤 (包括单侧多发) 占 10%。左侧略多于右侧，男女发病无明显差异，也有报道女性略多于男性。瘤体直径一般在 1 ～ 2cm，平均 1.8cm，1cm 以下肿瘤不到 20%。重量多在 3 ～ 5g，超过 10g 者少见。国内发现最大醛固酮瘤达 1000 余克，国际文献尚未发现超过此重量的报道。

肿瘤多为圆形或卵圆形，可见有纤维组织间隔。镜下肿瘤细胞主要由大透明细胞构成，这种细胞比正常束状带细胞大 2 ～ 3 倍。胞质呈空泡状或细颗粒状。还可见到嗜酸性细胞，位于纤维间隔旁。肿瘤边缘可见到被挤压位移的正常球状带细胞。

在组织学上，大多数肿瘤细胞在外观和排列上与正常束状带相似，但其超微结构显示这些细胞具有分泌醛固酮的球状带细胞的特征，线粒体呈小板状。

腺瘤周围的肾上腺组织，不管同侧或对侧一般呈萎缩的病理改变，但都不很严重，患者血浆皮质醇水平并不降低。与皮质醇症不同，腺瘤周围或对侧肾上腺组织也可呈现增生改变或与正常无异。醛固酮瘤患者其生化异常及临床症状较其他类型的原醛症更明显，更典型，其血中醛固酮的浓度与 ACTH 的昼夜节律相平行。

（二）产生醛固酮的肾上腺皮质腺癌 (APC)

肾上腺恶性醛固酮瘤极少见，约占原醛症的1%，由于该病罕见，诊断治疗均缺乏经验，在已发现的病例中，肿瘤体积都大于 3cm。在明确诊断时大多已发生血行转移，平均生存期为半年。在能接受手术治疗的病例中，一半患者在术后21个月内死亡。故其预后极差。癌肿细胞除分泌大量醛固酮外，往往同时分泌糖皮质激素，因而可见相应的临床症状出现，病理学上单凭细胞学检查往往难以做出肯定诊断，只有确实证明血管、包膜有真性细胞浸润或特征性厚壁血管才能确定诊断。当然，发现血行转移诊断则无困难。

到目前为止，国际上已发现的恶性原醛症中，只有两例为单纯分泌醛固酮的癌肿，国内尚未见报道。

（三）原发性肾上腺皮质增生 (PAN)

此类原醛症亚型更为少见，约占0.5%，在组织学上它像特发性双侧肾上腺皮质增生，但在内分泌及有关生化测定结果，却酷似皮质腺瘤。对手术治疗的反应，作一侧肾上腺切除或肾上腺次全切除，也和皮质腺瘤一样效果良好。故怀疑其病因在肾上腺本身，而不在肾上腺之外，但确切的病因仍不明了。

（四）特发性醛固酮增多症 (IHA)

特发性醛固酮增多症，简称特醛，即特发性肾上腺皮质增生，约占低肾素醛固酮增多症的32%，而占儿童原醛症之首。近年来应用高精检出技术，这类增生型原醛症的发病率明显增加。

特发性增生又分为两种亚型：①微结节增生型。②大结节增生型。增生的肾上腺体积较大，厚度、重量增加，大结节增生，于肾上腺表面可见金色结节隆起，小如芝麻，大如黄豆，结节都无包膜，这是病理上和腺瘤的根本区别。镜下可见胞质充满脂质，类似正常束状带细胞。临床上称之为腺瘤样增生，结节大都呈散在分布，也可呈簇状。大的结节是否最终发展成腺瘤，众说不一。从现在的资料分析，腺瘤和结节性增生是两种不同类型的疾病，似乎结节不应发展成腺瘤。此类皮质增生的病例，血浆 ACTH 和醛固酮之间无平行关系，而对血管紧张素Ⅱ比较敏感，一些肾上腺兴奋剂，如γ-黑素细胞刺激素 (γ-MSH)、β-内啡肽 (β-END)、醛固酮刺激因子 (ASF) 等能使特发性增生性皮质的醛固酮分泌增加，血清素拮抗剂赛庚啶，则能抑制其分泌。且在特醛组织学上与库兴氏病所见十分相似的具有肾上腺被刺激的表现。所有这一切表明，人们有理由相信，特醛病因不在肾上腺本身，而在肾上腺之外。故有人猜测，中枢神经系统中有一种未被分离出来或未确定的激素是特发性皮质增生的病因。当然也有人提出特醛症不是一种独立疾病，不过是较为重型的低肾素性原发性高血压而已。

特发性皮质增生采取一侧肾上腺切除或次全切除乃至全切除，仅不到20%的病例症状得到控制。这一结果也说明病因不在肾上腺，故一般认为此类患者应以药物治疗为主，不宜手术。

(五)糖皮质激素可抑制的原发性醛固酮增多症(GSA)

GSA为一种家族性、属常染色体显性遗传的低肾素醛固酮增多症。用糖皮质激素治疗可纠正其肾素和醛固酮的分泌，高血压和低血钾也可得到控制。

此类原醛症很像醛固酮瘤性原醛症，它对血管紧张素Ⅱ反应甚微，但对ACTH很敏感，患者血中醛固酮浓度与ACTH昼夜分泌节律相平行。但尿中17羟皮质类固醇(17-OHCS)和17-酮皮质类固醇(17-KS)明显减少，血浆游离皮质醇水平也低，而11-去氧皮质酮及醛固酮水平很高，去氧皮质酮有升高血压作用，长期地塞米松治疗不仅能纠正高血压和低血钾症，而且能恢复醛固酮对生理性刺激的反应，其中包括血管紧张素Ⅱ。但在一些病例中，血浆皮质醇和ACTH水平正常，就难以解释上述机制。

有发现，糖皮质激素可抑制的原醛症(GSA)可能会转化到特发性肾上腺皮质增生(JHA)，其机制不详。此时糖皮质激素就不再能控制患者的高血压和生化异常。

(六)异位分泌醛固酮的肿瘤

异位分泌醛固酮的肿瘤，极为罕见，这是胚胎发育过程中异位残留在器官的肾上腺皮质组织发生有分泌醛固酮功能的恶性肿瘤。它对ACTH和血管紧张素Ⅱ都不起反应，它是低肾素醛固酮增多症六种亚型中唯一完全自主性分泌醛固酮的病变。

二、病理生理

醛固酮是肾上腺皮质分泌的最重要的激素，其分泌与调节主要受肾素－血管紧张素系统的调控，其次是血钾和ACTH。近年来，人们又发现不少调节醛固酮分泌的因素，但机制不甚了解。

(1)醛固酮分泌垂体刺激因素(非ACTH)：阿片－黑素－促可的松原(POMC)的衍生物β-促脂素、β-黑素细胞刺激素(β-MSH)、β-内啡肽(p-END)、α-MSH、γ-MSH。

(2)醛固酮刺激因子(ASF)：血清素(又名5-羟色胺，5-HT)。

(3)醛固酮分泌抑制因素：多巴胺、心钠素(心房尿钠素、AMP)。

(4)生长激素释放抑制因子：肾素－血管紧张素系统是调控醛固酮合成与分泌最重要的体液调节系统。其本身又受到体内钾离子、钠离子及体液容量变化的影响。在低钠或血容量不足时，肾素分泌增加，肾素是肾小球旁器分泌的一种蛋白水解酶，具有不耐热和不可透析特性，它本身并无任何血管活性作用，但它可催化一种由肝脏产生的 α2- 球蛋白 - 血管紧张素原生成血管紧张素Ⅰ(AⅠ)，AⅠ流经各脏器血管床时，在转化酶的作用下形成血管紧张素Ⅱ(AⅡ)，α1d 又被一种多肽酶裂解生成血管紧张素Ⅲ(αⅢ)。AⅡ无生物活性，α1d 为 αⅡ含量的 20%，αⅡ是强有力的血管收缩剂，具有明显的升压作用，但两者在刺激肾上腺皮质醛固酮分泌方面的作用相当。早期需要钙离子的参与。

血浆钠离子浓度和血容量的变化对醛固酮的分泌亦起着敏感的相互作用机制，醛固酮通过钠的回吸收，扩张血容量间接抑制肾素的分泌，以维持体内水电平衡。

此外，某些组织可不依赖肾脏而自行合成、释放肾素和血管紧张素起着自分泌、旁分泌和脑内分泌的作用。如肾上腺球状带内也存在肾素，即肾素活性不但在循环中，也在肾上腺间质内存在，当低钠或高钾饮食时，肾上腺内肾素含量增加，能使无活性的血管紧张素原转变为具有生物活性的血管紧张素Ⅱ，形成一个局部肾素 - 血管紧张素系统，对肾上腺直接发挥生理效应，刺激球状带细胞分泌醛固酮，称之为“细调”。

循环中的钾离子增高，也可直接刺激肾上腺皮质球状带细胞分泌醛固酮，但此效应不如低钠时作用明显。在生理状态下，低钾饮食能减少醛固酮分泌，反之则促进醛固酮分泌，醛固酮分泌增加，又促进尿钾排泄增多，二者形成反馈关系而维持生理平衡。

ACTH 能刺激醛固酮的合成与分泌，特别是刺激醛固酮生物合成的早期，使胆固醇转变成孕烯醇酮增加。ACTH 的作用是通过第二信号使环状腺苷 - 磷酸 (cAMP)，在钙离子的参与下来实现的。在生理条件下，血浆 ACTH 浓度不足以刺激醛固酮的分泌，醛固酮的分泌与 ACTH 之间不像皮质醇那样有反馈关系。

以往许多学者认为，肾素 - 血管紧张素、钾及 ACTH 在调控醛固酮合成与分泌的过程中互不依赖，但近年来的研究结果发现它们三者之间仍有相互依存关系。

垂体非 ACTH 的其他内分泌因子亦能刺激醛固酮的分泌。醛固酮刺激因子 (ASF) 是垂体前叶所分泌的一种糖蛋白，分子量为 26000D，它不是从 POMC 裂解出来的多肽，ASF、生物化学不同于 ACTH，β- 促脂素 (β-LPH) 及血管紧张素Ⅱ都需要通过 cAMP 起作用，但需要钾离子。在动物实验中 ASF 刺激醛固酮分泌不像血管紧张素Ⅱ或 ACTH 那样有力，只在缺钠情况下调节醛固酮分泌作用渐趋明显。ASF 的靶组织是肾上腺球状带细胞。

POMC 是非 ACTH 的垂体内能刺激醛固酮分泌的因子，它通过酶裂解为 β-LPH，再被裂解生成黑素细胞刺激素 (β-MSH) 和内啡肽，在体外实验中，β-LPH、α-MSH、β-MSFI、β-MSH 及 β-END 都有刺激醛固酮分泌作用。β-END 在人体已证实能刺激球状带细胞分泌醛固酮。

神经递质是否直接影响醛固酮分泌尚存争论，但在人和动物体内研究证实，下丘脑分泌的血清素浓度在 1.0 ～ 8mmol 以上时，醛固酮分泌明显增加。另一种神经递质儿茶酚胺通过 β- 受体直接调节类固醇的排出，在牛的球状带细胞的实验证实儿茶酚胺增加醛固酮的分泌。

原醛患者在大量醛固酮的持续作用下，属中长期大量丢钾，细胞外液钾离子浓度降低，细胞内钾离子相对逸出，与此同时细胞外液的钠离子和氢离子进入细胞内，且从细胞内排出的能力降低，结果细胞内钠、氢离子增加，导致细胞内酸中毒和细胞外碱中毒，血pH上升，CO_2CP增高。此外，正常人低钾饮食时，肾小管上皮细胞内钾离子含量减少，于是远曲小管内Na^+-K^+交换减少，Na^+-H^+交换增加，尿呈酸性。但在原醛症时，尽管严重失钾，由于大量醛固酮的排钾保钠作用，远曲小管中的Na^+-K^+交换仍被促进，Na^+-H^+交换则被抑制，肾小管细胞泌氢减少，故尿不呈酸性，可呈碱性，或弱碱性，因此细胞内液酸中毒，细胞外液碱中毒及碱性尿为原醛症的基本特征。碱中毒时，细胞外液游离钙减少，加上醛固酮促进尿镁排出，可使血镁降低，肢端麻木、肌肉无力、手足抽搐等症。

由于醛固酮具有强力的水钠潴留作用，使细胞外液容量增加，血容量扩张，出现高血压。一方面，高血容量使人球小动脉的临球装置细胞压力感受器兴奋性增高，抑制球旁细胞的肾素分泌，从而减少血管紧张素的生成。故呈现典型的低肾素醛固酮增多症的临床表现。另一方面，机体还存在着代偿性调节反应，水钠潴留可激活激肽，前列腺素体系和心钠素(ANP)的合成与释放增加，促进排钠利尿，因而临床出现醛固酮“逃逸”现象，致使原醛症的病理生理反应被“掩盖”，患者虽有水钠潴留而无水肿，血钾和血容量也可正常。

由于肾小管上皮细胞长期失钾，使近曲小管上皮细胞空泡形成，水肿变性、颗粒样变及上皮细胞脱落，远曲小管及集合管亦呈颗粒样变，萎缩扩张。严重者有小管坏死，尤以近曲小管为著，常继发肾盂肾炎。肾小球玻璃样变，周围纤维化，引起功能障碍和尿蛋白丢失。高血压历时久远者，肾小动脉管壁增厚，肾小球旁细胞数目减少，颗粒消失。

此外由于长期失钾，肌细胞蜕变明显，横纹不同程度消失；生化测定可证实肌细胞钾含量减少而钠浓度增高。

二、临床表现

（一）高血压

高血压是原醛症最早出现的最主要症状。一般呈良性发展，血压逐渐升高，中等或稍严重水平。少数病例，尤其儿童较易出现恶性急进型高血压。大多数患者都因高血压在内科或中医科就诊2～7年，降压药物疗效不佳，临床表现酷似一般高血压伴头痛、头晕、乏力、耳鸣、弱视、高血压眼底改变等。高血压值一般在22.6/13.3kPa(170/100mmHg)左右，严重者可达27.9/17.3kPa(210/130mmHg)。

水钠潴留，血容量增加是原醛症高血压的主要原因，血管阻力增加一般为血管壁内钠离子浓度增加，对加压物质反应增强所致。原醛症患者高血压程度与体内可交换的Na^+量有关，同时肾素－血管紧张素系统被抑制，体内排钠因素如心钠素、激肽－前列腺素体系被激活，故一般高血压不呈恶性发展。近来发现有高血压正常型原醛症，其机制不详，猜测和机体代偿机制如排钠因子高度激活有关。据 Bravo 病例统计，血容量正常者 45%，低血容量者 25%，高血容量者仅占 30%，不难看出，原醛症患者其钠代谢可以不呈正平衡，无明显钠潴留，即在大量醛固酮作用下，出现“逃逸”现象，可能因为机体水钠潴留到一定程度，肾组织间液压力增加，降低了肾小管对 Na^+的重吸收，近曲小管 Na^+的重吸收被抑制，加之利钠因子激活，拮抗了醛固酮潴钠作用。平均血钠值在 (143.8±6.9)μmol/L。

（二）低血钾

在高血压病例中伴有自发性低血钾，且不明原因尿钾异常增高者，应首先考虑原醛症的诊断。文献报告，原醛症伴持续性低血钾者占 70%，血钾平均值为 (2.34±0.48)mmol/L；呈间歇性低血钾者占 30%。原醛症水钠潴留和血容量扩张可出现“逃逸”现象，但丢钾始终存在。因水钠潴留的“逃逸”，主要是远曲小管钠的重吸收减少，并不是远曲小管中 Na^+-K^+交换减少。醛固酮的作用场所主要在远曲小管，故 Na^+-K^+交换继续进行，且高血钠及高血容量激发体内各种利钠利水因子是针对钠，对钾并无影响，故尿钾丢失是持续恒定的。

低血钾时，常出现的症状有以下几点。

1. 肌无力及肌麻痹

大多患者主诉四肢无力，头重脚轻，查体腱反射减弱或消失。胃肠平滑肌也呈弛缓状态，患者食欲缺乏，肠胀嗳气，有些患者可表现为典型的周期性瘫痪，累及部位多始于下肢，重者可致呼吸及吞咽困难，麻痹时间可持续数小时，数天或更久。有作者认为，从出现低血钾症状到确诊原醛症的平均时间为 3 年半，从出现高血压到确诊为原醛症的平均时间为 7 年 4 个月，故对泌尿外科医师来讲，对临床患者的低血钾症状应予以足够警惕。麻痹发生的程度与血钾降低关系密切。血钾越低，麻痹发生的机会越多，另外与其他因素如细胞内钾降低的程度有关，细胞内、外钾皆低，细胞内钾不太低，则更易发生麻痹。

有资料显示，原醛症患者，有肌麻痹者占 4/7，肌无力者占 2/7，无明显肌力障碍者占 1/7。

2. 心律失常

主要表现为心律失常，可出现期前收缩或阵发性心动过速。严重时可有室性纤颤致心源性脑缺氧综合征。心电图出现低钾图形，如 Q–T 时间延长，T 波增宽，变低或倒置，出现 U 波。心脏改变主要由于低血钾所致。

3. 肾功能障碍

主要表现为多尿，尤以夜尿增多更为明显，尿比重降低。夜尿增多除肾脏浓缩功能减退外，还与原醛症患者尿钠排泄的昼夜规律颠倒有关，正常因体位关系，大多数钠在白天排泄，而此症患者多数在夜间排泄。这种肾脏浓缩功能障碍，用抗利尿激素无效。

肾脏损伤主要也是由于长期细胞内低钾，高钠和酸中毒，导致肾小管上皮细胞变性，萎缩，重者亦可出现蛋白尿。

4. 糖尿

长期低钾，也影响胰岛素的分泌及细胞利用糖障碍，约 25% 患者空腹血糖升高。尿糖增加，糖耐量减退。

（三）碱中毒

细胞外液长期丢钾，使细胞内钾也随之降低，细胞内 Na^{+}、H^{+}增加，pH 下降，形成细胞内酸中毒，而细胞外液 H^{+}相对减少呈现碱中毒。

由于醛固酮作用于肾小管上皮细胞，使其排 K^{+}增加，抑制了 Na^{+}-H^{+}交换，故肾脏排酸受限，尿呈中性或碱性。

细胞外液碱中毒，游离钙减少，可出现肢端麻木，手足搐搦和痛性肌痉挛。体检可见 Trousseau 氏征和 Chvostek 氏征阳性。在明显低血钾时，神经肌肉应激性降低，手足搐搦较轻或不发生，但补钾治疗后，则手足搐搦更趋明显，宜同时补钙甚或补镁。

四、特殊类型的临床表现

（一）儿童原醛症

儿童原醛症在临床表现方面有其特色与一般原醛症不同。它也出现高血压、低血钾，但高血压较为严重，病情往往呈恶性发展，除视网膜血管病变外，还可有视神经盘水肿，多饮多尿，甚至遗尿。增生型患儿，多饮多尿可追溯到幼儿期，患儿瘦小，肌力差。电解质代谢同成人型，部分患儿原醛症是 ACTH 依赖性的，用小剂量地塞米松抑制 ACTH 分泌后，病情可获缓解。

（二）血钾正常的原醛症

低血钾是原醛症典型的临床表现，但大都属晚期，早期的原醛症，血钾确多正常。故有“早期原醛”之称。Conn 氏提出原醛早期诊断标准如下：①高血压。②醛固酮分泌增高，而在摄入高钠条件下，不被抑制。③血浆肾素活性低，而且低钠摄食或直立体位刺激，无上升反应。根据上述标准，有作者对 184 例高血压患者进行筛检，发现 7.6% 的患者有分泌醛固酮的肾上腺皮质腺瘤。但在后来的资料中，尚未发现如此高的发病率。在一般高血压患者中，符合上述诊断标准有报道近于 3%，也有报道 300 例中无一例阳性发现者。还有资料表明，符合上述标准经肾上腺手术探查而无病变发现。因此，血钾正常的早期原醛症患者的诊断有待进一步研究。此外还应注意，发展到低血钾阶段的患者，有相当部分血钾降低不是持续性的，而呈无规律间歇性表现，血钾时而正常。特别在低盐饮食下，有些原醛症患者血钾可上升到正常范围。

（三）血压正常的原醛症

文献报道极少，其病因尚不清楚，除血压正常外，其余临床表现均如前述。

五、诊断

(一)筛选诊断

临床上有以下情况需考虑原醛症：①儿童、青少年患高血压，大都为继发性高血压，其病因包括原醛。②高血压经降压药治疗后效果不明显者。③高血压伴有自发性低钾或容易促发低血钾者。④高血压伴有周期性瘫痪或肌无力，且麻痹发作后仍有低血钾或心电图有低钾表现者。因为家族性或散发性周期麻痹以及甲状腺功能亢进并发周期性瘫痪患者，在麻痹发作时钾离子由细胞外液转入细胞内，血钾降低，但体钾总量并无丢失，发作期后血钾又可恢复正常，心电图也无低钾表现。

当怀疑是原醛症时，进一步行实验室检查。

1. 血钠

往往正常或略高于正常。平均值为 142.7mmol/L。

2. 血钾

血钾偏低，多数患者呈持续性低血钾；平均值为 2.24mmol/L，最低者为 1.4mmol/L 也有一部分患者呈间歇性低血钾，血钾有时降低，有时正常。

3. 血 CO_2CP

一般正常高值或高于正常，但晚期伴有肾功能障碍者 CO_2CP 可以不高。

4. 尿钾

24h 尿钾排泄量一般都超过 30mmol/24h，文献报告尿钾平均 54.9mmol/24h。

5. 唾液内 Na^+/K^+ 比率

正常值为 2，如小于 1 应引起注意，如小于 0.4 则很有可能为原醛症。

6. 血、尿醛固酮含量

正常人醛固酮的分泌呈夜间低，昼间高的生理性波动，并与皮质激素的分泌相平行。醛固酮的生理性分泌也受体位改变及肾素－血管紧张素系统活跃程度的影响。正常 24h 尿醛固酮的排泄量为 15.1～33.2μmol。如超过 55.4μmol/24h 尿则可确定为醛固酮分泌增多。血醛固酮值如大于 186.6μmol/L 则有诊断价值。原醛症不同病因患者体位改变对血醛固酮分泌的影响，各家报道不一，有待进一步研究。

7. 血浆肾素活性

本症患者血浆肾素活性测定值始终处于较低水平。这与肾性或其他原因所致的继发性醛固酮增多有显著差别。测定之前，必须停用螺内酯 6 周，血管紧张素转换酶抑制剂 2 周。原醛症患者肾素活性不会超过 2.46mol·L^{-1}/h(3.0ng/mL·h)。

8. 血浆醛固酮 / 肾素活性 (mol·L^{-1}/h) 比值

大部分原醛症患者此比值升高，超过 25。此时应进一步检查证实，因为原发性高血压和原醛症的比值可有重叠现象，近 30% 原发性高血压患者，其血浆肾素活性低于正常，少数原发性高血压患者，此比值超过 20，而原醛症患者也有少数此比值低于 25，甚至低于 20。因此必须注意，低血浆肾素并非原醛症所特有。

总之，高血压患者如有下列中任意两点者，必须进一步证实原醛症：①自发性低血钾或易促发低血钾，或低血钾与高血钾并存。②立位血浆肾素活性低于 $2.46molL^{-1}/h$ [3.0ng/(mL·h)]。③立位血浆醛固酮浓度 / 血浆肾素活性比值超过 20。

值得注意的是，各实验室因其检测方法不同有其自己的血浆肾素活性和醛固酮的正常值。

（二）确定诊断

原醛症确定诊断的关键是低血钾和高尿钾并存、血浆肾素活性偏低、高醛固酮血症、醛固酮抑制试验阴性及糖皮质激素分泌和排出量正常。

1. 醛固酮抑制试验

原醛症的醛固酮分泌是相对自主性的，醛固酮分泌抑制试验不能被抑制或只能部分地抑制，这就能与原发性高血压和继发性醛固酮增多症相区别，因此本试验是确诊原醛症的关键。在测定之前，先要了解患者血容量状况和低血钾程度，少数血浆容量偏低者需加以纠正，血钾亦需纠正到 3.0mmol 以上方能开始，因为血钾太低会抑制醛固酮的分泌。

检查方法采用口服氯化钠，测定尿醛固酮排出量，或静脉注射氯化钠测定血浆醛固酮浓度，或用氟化醋酸可的松产生潴钠作用，也可采用血管紧张素转换酶抑制剂，但结果不太可靠。静脉滴注钠负荷试验易导致产生严重高血压及充血性心衰，故多数学者都采用口服氯化钠，但严重高血压者慎用。

试验前必须停用一切影响肾素 - 血管紧张素一醛固酮系统的药物，如螺内酯、雌激素停用 6 周；利尿剂、前列腺素合成抑制剂、赛庚啶、甲巯丙脯酸、乙丙脯氨酸、雷米普利以及各种血管扩张剂、钙离子通道阻滞剂等停用 2 周。

口服氯化钠抑制试验：开始前留取 24h 尿测定醛固酮、钾、钠、肌酐、皮质醇，同时抽血测定血钾、醛固酮、皮质醇、肾素活性。试验开始，患者每多增加 2 ～ 3g 氯化钠，或每天氯化钠摄入总量为 10 ～ 12g，共 4 ～ 5d。最后 1d 清晨抽血及留 24h 尿重测上述指标，如尿钠排泄量超过 200mmol/24h，测试验比较可靠。在整个试验过程中需继续补钾。

该试验说明经过几天高钠饮食后引起血容量扩张，正常人肾素 - 血管紧张素 - 醛固酮系统受抑制，醛固酮分泌显著减少，尿醛固酮排出量被抑制到 27.7 ～ 38.8nmol/24h (10 ～ 14μg/24h) 以下。原醛症患者，因醛固酮分泌相对自主性，受容量扩张的影响相对较小，本试验不被抑制。血浆醛固酮水平仍在 554pmol/L 以上，尿醛固酮值在 38.8nmol/24h(14μg/24h) 以上。

静脉注射氯化钠抑制方法：给患者低钠饮食 3d 后，再给生理盐水 25mL/kg 体重，在 4h 内静脉滴注完毕，连续 3d，使尿钠在 250nmol/24h 以上，如果血醛固酮在 554pmol/L (20ng/dL) 以上，尿酸固酮仍高于 38.8nmol/24h(14μg/24h)，也可确诊为原醛症。

Bravo 认为原醛症患者钠负荷试验的敏感性可达 96%，特异性达 93%。文献报道约 2% 的原醛症患者尿醛固酮也可被抑制到 38.8nmol/24h(14μg/24h) 以下。原因可能为试验前严重低钾未纠正，药物影响，或尿液收集有误，也可能是因为患者年龄较大。正常 60 岁以上减少 33%，故超过 50 岁患者尿醛固酮值要作年龄矫正。

2. 肾素或醛固酮刺激试验（低钠试验）

原理和抑制试验相同。给患者低钠饮食或呋塞米 40mg/d，共 3 ～ 4d，造成低钠和血容量不足。在非原醛症患者，肾素－血管紧张素－醛固酮系统被激活，肾素活性增加，增值在 $1.64mol·L^{-1}/h$[2.0ng/(mL·h)] 以上，血浆醛固酮的值也相应增加，而醛固酮患者，近球细胞分泌受抑制，肾素增值反应迟钝，在 $1.64mol·L^{-1}/h$ 以下，但是 Bravo 的 80 例原醛症中，正常饮食者中，10 例 (12.5%) 肾素活性正常，14 例 (15%) 升高。29 例 (36%) 在低钠和脱水情况下肾素活性升高，升值在 $1.64mol·L^{-1}/h$ 以上，而在 70 例特发性高血压患者中，有 30 例 (43%) 肾素活性也受抑制，12 例 (17%) 在低钠和血容量不足情况下，肾素活性增值低于 $1.64mol·L^{-1}/h$，因此，在原醛症中，刺激试验没有高钠试验（抑制试验）敏感和具有特异性。但严重高血压患者不宜作钠负荷试验，只能依赖此法求得诊断。

总之，高血压患者，如醛固酮分泌增多、有自发性低血钾合并高尿钾、血浆肾素活性降低，高醛固酮分泌不被高钠饮食所抑制，而糖皮质激素分泌正常者，即可确诊为原醛症。

六、鉴别诊断

（一）原醛症病因鉴别

我们知道原醛症的 95% 为腺瘤和特发性皮质增生，前者需手术治疗，后者宜药物治疗，故在确诊原醛症之后，对其病因鉴别则显得尤为重要，主要是对腺瘤和特发性增生之间的鉴别，直接关系到治疗的成功与否。一般来说，腺瘤型的临床表现比特发性增生为主。如尿及血浆醛固酮值较高、肾素活性更低、低血钾更为明显等。但凭此很难将二者区别开。

1. 体位试验及血浆 18- 羟皮质酮 (18-0HB) 测定

腺瘤型原醛症对 ACTH 反应敏感，而增生型对血管紧张素较为敏感。正常生理条件下，ACTH、皮质酮及醛固酮分泌是相对平行的，其昼夜节律变化表现为上午高值，8 时左右达到高峰，此后逐渐回落，至 24 时左右处于最低值，嗣后又逐渐上升。

患者安睡一夜后，于清晨 7 时许留置静脉导管。上午 8 时取血测定醛固酮、皮质醇、18-0HB、肾素活性及钾，然后站立 4h，于 12 时再次取血逐项复检。正常人及非原醛症高血压患者，站立 4h 后刺激肾素活性及血管紧张素轻微增加，而醛固酮可增加 2 ～ 4 倍，特发性皮质增生血醛固酮水平在站立前至少增加 33%，但腺瘤型则无明显增加。立位试验的准确性为 85%。

由于腺瘤型原醛症对 ACTH 较敏感，上午 8 时到 12 时 ACTH 分泌呈下降趋势，醛固酮分泌也相应减少，而增生型原醛症则不然，其醛固酮分泌与 ATCH 不相平行。18-0HB 是醛固酮的前身物质，腺瘤型原醛症清晨 8 时血浆 18-0HB 值超过 100ng/dL，特发性增生型则小于 100ng/dL，准确率为 80%。

该试验易受心理及外界因素干扰，试验前必须停用前述影响醛固酮分泌的药物 2 ～ 3 周；为消除采血和静脉穿刺对心理、精神的影响，故宜试验前预先留置静脉导管。

2. 赛庚啶试验

口服赛庚啶 8mg，于服药前后每半小时取血一次，共 4 次，历时 2h，测血浆醛固酮。大多数特发性原醛症患者血浆醛固酮下降 4ng/dL 以上，或较基值下降 30% 以上，多数患者在服药后 90min 时下降最明显，平均下降约 50%，醛固酮瘤患者血浆醛固酮无变化。

3. B 超检查

肾上腺皮质腺瘤可在 B 超检查时发现或见该侧肾上腺增大；特发性皮质增生为双侧病变，B 超可见双侧肾上腺大小正常或增大，一般统计准确率为 70%。小于 1cm 占位，B 超检出率明显降低。但经验丰富的医师可使腺瘤的阳性率达 90% 以上。

4. CT 扫描

特发性皮质增生 CT 扫描显示双侧肾上腺大小正常或增大，腺瘤单发、多在一侧，1cm 以上瘤体检出率高达 90%，1cm 以下仅 60% 左右，目前用高分辨率 CT 做薄层 (0.3cm) 扫描，可检 7mm 以上的肿瘤，甚至更小。双侧肾上腺瘤、一侧醛固酮瘤，另一侧为无功能性肾上腺腺瘤都属少见，但可构成诊断上的混乱。据文献统计，正常人约有 2% ～ 8% 存在肾上腺皮质无功能性腺瘤；在 CT 扫描中，亦有 1% 左右最后证实为无功能性肾上腺肿瘤。

5. MRI

肾上腺磁共振成像在诊断原醛症并不比 CT 扫描有更多优势，至少目前统计如此，肿瘤检出率反比 CT 低，可能与阅片经验有关，有待进一步研究。

6. 同位素碘化胆固醇扫描

肾上腺碘化胆固醇闪烁扫描 (包括地塞米松抑制) 是目前国内正在普遍采用的诊断方法，准确率为 70% ～ 90%。^{131}I-β- 碘甲基 -19 去甲胆固醇注射后皮质腺瘤比正常肾上腺摄取较多的放射性标记物，扫描仪上显示一个放射性浓集的热区，用地塞米松后不被抑制，而皮质增生摄取量正常，可被地塞米松抑制，皮质癌则不显示。某些大结节增生，也和腺瘤一样不被抑制，而少数腺瘤也可被抑制，或像正常肾上腺那样摄取稀淡。同位素扫描目前国外已渐少采用，除其他检查结果不明确时。

7. 肾上腺静脉导管术

肾上腺插入导管采血测定醛固酮是一种创伤性检查，导管术也不一定成功。尤其左侧肾上腺静脉导管插入需要很高技巧，即使有经验的医师，也有 26% 的失败率，因此不作常规检查，只有在上述检查不能鉴别增生还是肿瘤时进行。肾上腺静脉采血检测醛固酮和皮质醇其正确率几乎达 100%。但肾上腺静脉造影已不再采用，因为构成造影剂外渗、破裂出血、肾上腺梗死等并发症，而且图像并非清晰，很难提供可靠的诊断依据。

8. 地塞米松抑制试验

当生化测定和体位试验像腺瘤型原醛症而影像学诊断又像增生，并有家族因素时，应怀疑为糖皮质激素可控制的原醛症 (GSA)。试用地塞米松 2mg/d，3 周后患者血钾恢复正常，血压正常，醛固酮分泌量也恢复正常，则可确诊 GSA，需终身服用地塞米松。

(二)非原醛症的鉴别

1. 原发性高血压

原发性高血压患者使用利尿降压药致使尿钾排泄过多又未及时补充时，使血钾偏低，特别是低肾素型患者，往往易被疑及原醛，但本病患者血、尿醛固酮不高，普通降压药有效，结合上述逐项检查尚可鉴别。

2. 肾血管性高血压

肾动脉狭窄性高血压及恶性高血压均由于肾脏缺血，引起肾素 - 血管紧张素产生增多，导致继发性醛固酮增多症，出现低血钾。但该类患者的血压较原醛为高，舒张压往往可达 17 ～ 19kPa(130 ～ 140mmHg)，病情进展快，很快出现视网膜损害，肾功能减退，氮质血症及尿毒症。肾动脉狭窄者可在上腹中部肋脊角区听到血管杂音。放射性肾图、静脉尿路造影 (IVU) 可显一侧肾功能减退，IVU 显示病侧肾脏缩小，输尿管壁有蚯蚓状表现，肾动脉造影更能证实狭窄部位、程度和性质。多普勒超声波可显示肾脏血供改变，此外肾性高血压患者肾素 - 血管紧张素系统活性增高，对原醛症的鉴别诊断有重要意义。

3. 失盐性肾炎

在临床并非少见，主要因为上行性肾盂肾炎致使肾髓质中高渗状态损害引起肾脏潴钠障碍，尿钠排出增加，导致低血钠和低血容量，继而出现继发性醛固酮增多，低血钾。患者可有高血压和低血钾，与原醛主症不同的是肾功能损害明显，往往伴有酸中毒，血钠偏低，低钠试验显示肾脏不能潴钠。

4. LiddLe 综合征

为家族遗传性疾病，男女均可发病，系先天性肾远曲小管钠回吸收增多所致也有高血压、低血钾、碱中毒，但尿呈酸性，醛固酮浓度及血浆肾素活性均降低，由于低钾、高钠、肾素和醛固酮受抑制，螺内酯不能纠正失钾，而对氨苯蝶啶加低钠饮食反应良好，因而与功能性盐皮激素过多症有别。

5. Bartter 综合征

由肾小球旁细胞增生所致，分泌大量肾素，继发醛固酮增高，引起低钾血症，但不伴高血压。本病亦有家族性，呈染色体隐性遗传，发病机制不明，有人认为由于肾小管回吸收钠和氯失常所致或由于前列腺素 E 及胰舒血管素分泌增高所致。治疗可予高氯化钠饮食，大量补钾及吲哚美辛等。

6. 肾素瘤

由肾小球旁细胞腺瘤分泌大量肾素引起高血压和低血钾，多见于青少年，出现严重高血压，血浆肾素活性甚高，B 超、CT、血管造影可显示肿瘤，手术切除可治愈。

7. 功能性盐皮质激素过多综合征

该综合征是一种少见的常染色体隐性遗传性疾病，仅见于儿童和青少年。其临床表现与原醛症十分相似，高血压、低血钾、碱中毒、血浆肾素活性极低，螺内酯可拮抗高血压和低血钾(此与LiddLe综合征有区别)，提示有盐皮质激素的作用存在。而与原醛症不同的是，患者体内醛固酮及所有已知的盐皮质激素水平极低甚至缺如，无任何盐皮质激素过多的试验依据。患者对氢化可的松十分敏感，给予小剂量即可激发盐皮质激素增多效应，而盐皮质激素过多的症状又可被小剂量地塞米松所抑制，显示该病中发挥理盐激素作用的物质是皮质醇。当青少年有明显盐皮质激素过多的症状出现时，排除11β-羟化酶和11β-羟化酶缺陷，尿17-羟类固醇排泄量降低，应高度怀疑该综合征的可能性。

8. 皮质醇症

尤以肾上腺皮质癌和异位ACTH综合征易出现明显的高血压、低血钾，患者有原发病的各种症状和体征，并多有恶病质表现，不难鉴别。

9. 先天性肾上腺皮质增生症

11β-羟化酶和17α-羟化酶缺陷者都有高血压和低血钾，但二者临床表现各有不同。

(1) 11β-羟化酶是11-去氧皮质酮和11-去氧皮质醇转换为皮质酮和皮质醇的关键酶。该酶缺乏，皮质酮和皮质醇的合成障碍，11-去氧皮质酮和11-去氧皮质醇堆积，此两类物质都有利盐活性，排钾保钠使血容量增加、血压增高、血钾降低等与原醛症相似的临床表现，其与原醛症的区别在于：①该病引起潴钠排钾的物质是11-去氧皮质酮和11-去氧皮质醇，且由于潴钠和血容量扩张，抑制了肾素-血管紧张素-醛固酮系统，因而是一种低肾素活性、低醛固酮、低皮质醇性高血压。②由于皮质醇合成障碍，对垂体ACTH的反馈抑制减少，ACTH分泌增多，多起患者皮肤黏膜色素增加。肾上腺雄激素的合成不需要11β-羟化酶，由于前体物质17-羟黄体酮大量增加，使雄激素产生增多，临床引起女性男性化，男性性早熟等性征异常。③11-去氧皮质醇及其代谢产物都有和四氧皮质醇相同的侧链，在17α-位上有羟基，故尿中17-羟类固醇增高、血尿醛固酮降低、肾素活性降低等特征区别本病与原醛症。

(2) 17α-羟化酶缺陷：在肾上腺皮质合成激素的过程中，孕烯醇酮转变为17α-孕烯醇酮，黄体酮转变为17α-黄体酮均需要17α-羟化酶。该酶缺陷时：①黄体酮不能转化为17α-黄体酮，致使皮质醇合成障碍，而黄体酮、皮质酮、去氧皮质酮产生增加，而后两种物质都具有利盐活性，潴钠排钾，引起高血压、低血钾、碱中毒等临床表现，与原醛症相似。②孕烯醇酮和黄体酮α不能转变为17α-孕烯醇酮和17-羟黄体酮致使脱氢异雄烯二酮明显减少，最终导致雄激素和雌激素均减少。由于雄激素不足，男性性器官分化差，呈现男性假两性畸形；由于雌激素不足，女性无青春期，呈原发性闭经。③皮质醇不足，ACTH增高，性激素不足，则LH、FSH增高。鉴别17α-羟化酶缺陷的以上特征，对高血压、低血钾者可根据其性不发育、去氧皮质醛明显增高等与原醛鉴别。

10. 甘草和甘珀酸引起高血压低血钾

甘草含甘草次酸，甘珀酸则为甘草次酸的衍生物，服用大量甘草及其衍生物，可引起潴钠排钾。这是由于甘草及其衍生物有：①阻滞11β-脱氢酶的作用，使皮质醇向可的松转换障碍。②阻滞皮质醇 A 环还原，其后果相同于功能性盐皮质激素过多综合征，引起潴钠排钾、高血压等表现。患者的服药史及低醛固酮水平可提供鉴别诊断的依据。

七、治疗

主要分手术治疗和药物治疗两种方法。如为腺瘤或癌，应做手术切除；如为双侧增生，可做肾上腺次全切术，以增生型患者近年趋向药物治疗为主，但临床上有时难以确定是腺瘤还是增生，常需手术探查。

(一)手术治疗

1. 术前准备

术前应纠正电解质紊乱，使血钾恢复正常，使心电图上低钾表现消失，并适当降低血压。

(1) 补钾：除饮食外，每天口服氯化钾 4 ～ 6g。低钠饮食：对血压特高者，限制食盐摄入。术前不宜使用利舍平类使体内儿茶酚胺耗损的药物，以免术中血压突然下降。

(2) 螺内酯 (螺旋内酯)：每次 40 ～ 60mg(微粒型)，口服 3 ～ 4 次。用螺内酯时不必补钾。在补钾或用螺内酯过程中，密切观测血钾，尤其对久病、肾功能减损者避免发生高血钾。

(3) 肾上腺皮质激素：切除分泌醛固酮的腺瘤，不必补充肾上腺皮质激素，如在手术时探查两侧肾上腺，可能引起暂时性肾上腺皮质功能不足，而且有时需做两侧。肾上腺切除，因此还是以补充肾上腺皮质激素为妥，但剂量不像皮质醇增多症患者手术时那样大。

2. 术式选择

术前如能确定一侧肿瘤，宜做经腰切口，便于切除肿瘤。如不能确定为肿瘤或增生，或不能确定肿瘤在何侧，宜做腹部切口，同时探查两侧肾上腺，手术探查结果有几种可能性。

(1) 一侧肿瘤：原醛大多由一侧肾上腺皮质腺瘤所致，腺瘤的直径多为 1cm 左右，但小者只有 0.5cm 或更小，因而探查应细致。因腺瘤同侧肾上腺组织往往萎缩，而且如有一个以上腺瘤，也多在同一侧，因而一般将腺瘤侧肾上腺整个切除。

(2) 一侧腺瘤伴两侧增生：部分病例为一侧腺瘤伴两侧增生，并可为结节性。分泌大量醛固酮的是腺瘤，因此，如为两侧增生，也应仔细探查有无腺瘤存在，否则如切除了一侧增生，而未切除腺瘤，病情得不到缓解。

(3) 两侧增生：较少见，可切除一侧，术后辅以药物治疗，或切除一侧及对侧的一半。

(4) 表面上两侧肾上腺无异常：少见，有下列可能性：①为一侧腺瘤，但很小，直径 0.5cm 以下，探查不易发现。②为两侧球状带增生，但外表上并未使肾上腺增大。③肾上腺正常，应做活检，如为球状带增生，可切除一侧或切除一侧加对侧的一半。小腺瘤需在切下肾上腺作系列检查时证实。对于肾上腺“正常”的病例，如果原醛的诊断肯定，可考虑切除一侧肾上腺，观察疗效，并在切下的肾上腺中作系列切片查找腺瘤。如作腰部切口，于一侧未发现肾上腺腺瘤，应做活检。

根据结果：①如为增生，则有两种可能，一是双侧增生，二是对侧腺瘤伴两侧增生，因而不能将此侧肾上腺完全切除，应再探查对侧，或切除此侧 1/2 左右，术后观察效果，无效时再探查对侧。如第一次将增生的肾上腺完全切除，而对侧有醛固酮瘤存在，手术无效，再探查对侧时，切除肿瘤后剩下的肾上腺组织，可能因组织过少或血供不好而致肾上腺皮质功能减退。②如为正常，则不应切除此侧，立即或以后探查对侧肾上腺。

在手术探查未发现肾上腺腺瘤时，应注意两侧肾脏和肾血管形态，以了解有无肾动脉狭窄或肾萎缩等引起的继发性醛固酮增多症。

3. 术后疗效

术后应密切观察血压和电解质变化，腺瘤切除后，一般电解质可迅速得到纠正，血压变化可有下列数种情况。

(1) 逐渐下降至正常或接近正常。

(2) 血压一度下降至正常或接近正常后又有升高，但不如术前明显，且降压药物较易控制。

(3) 虽电解质紊乱得到纠正，但血压无明显下降，可能由于病程较长，肾血管损害已成器质性改变或同时有原发性高血压。

钾代谢恢复正常后肾脏浓缩功能可恢复正常，双侧增生或肾上腺无明显病变的患者，作肾上腺次全切除术的效果不如腺瘤患者疗效好。只有一部分患者的病情得到缓解，病情不能缓解或一度好转又复发者，宜用药物治疗。腺瘤患者不能耐受手术或手术后效果不满意者，亦可用药物治疗。

（二）药物治疗

1. 药物治疗的适应证

①特发性肾上腺皮质增生。②拒绝手术或有手术禁忌证的腺瘤型原醛症。③皮质癌。④糖皮质激素可控制的原醛症。

2. 常用药物

(1) 螺内酯：为微粒型螺旋内酯，作为醛固酮的拮抗剂，是原醛症治疗的首选药物。具有排钠、潴钾和降压作用，而不是抑制醛固酮的合成和分泌。剂量为每日 120～480mg(平均 360mg)，2～6 周后，可使血钾和血压恢复正常。常见副作用，如胃肠道不适、性欲下降、阳痿、男性乳房发育及月经失调等症，少数患者出现皮疹。对特发性皮质增生需长期服用者，螺内酯加阿米洛利作为标准治疗。可以增强螺内酯的作用，减少其剂量和副作用。

特发性皮质增生药物治疗需维持多久，难下定论，因其病因不明，且螺内酯不能阻断醛固酮的合成，治疗后血浆醛固酮水平反见增多，故有的学者采用在螺内酯控制症状后，逐渐改用螺内酯加血管紧张素转换酶抑制剂甲巯丙脯酸，抑制血管紧张素Ⅱ的生成，长期维持量螺内酯可降到 40 ～ 100mg/d。如经长期用药 (约 2 年) 和药物剂量降低后，症状又出现反复，可能有未被查出的小腺瘤存在，还需手术探查，或为分泌能力强的大结节增生。前者作肿瘤剜除，后者切除一侧肾上腺或肾上腺次全切除，术后继续药物治疗，症状可获控制。螺内酯影响男性激素合成，故原醛症孕妇患者禁用，否则会影响男婴的外生殖器发育。

(2) 阿米洛利：如患者不能耐受螺内酯可选用阿米洛利和抗高血压药物，如复降片，胍乙啶、硝苯地平等联用，也可控制症状。阿米洛利 5mg，一日 3 次，必要时增加到 30mg/d，副作用有头痛、乏力、胃肠道不适和阳痿等。如患者对阿米洛利也不能耐受，可改用三氨蝶呤，剂量为 100 ～ 300mg/d。此药不能和非类固醇消炎剂如吲哚美辛联用，否则易引起急性肾衰竭。

(3) 甲巯丙脯酸和乙丙脯氨酸：二者为血管紧张素转换酶抑制剂，抑制血管紧张素Ⅰ转变为血管紧张素Ⅱ。特发性肾上腺皮质增生，球状带细胞对循环中血管紧张素Ⅱ水平的轻度变化比较敏感，因而可以减少醛固酮的合成。甲巯丙脯酸的剂量为 20mg，一日 2 ～ 3 次。甲巯丙脯酸为第一代血管紧张素转换酶抑制剂，副反应有皮疹 (40%)，味觉障碍 (20%)、蛋白尿及中性粒细胞减少等，许多学者认为与其含有巯基有关。乙丙脯氨酸是第二代转换酶抑制剂，不含巯基，其降压作用比甲巯丙脯酸强 8 倍，目前国际上已取代甲巯丙脯酸。现又出现第三代转换酶抑制剂雷米普利，也不含巯基，其降压作用又比乙丙脯氨酸强 10 倍，临床还在适用阶段。

乙丙脯氨酸为长效转换酶抑制剂，剂量为 10mg 每日一次，如血压不降可增加到 40mg/d，分两次服用。

血管转换酶抑制剂和保钾利尿剂联用，既可增加前者的作用，又能迅速纠正低钾血症。

(4) 硝苯地平 (硝苯地平)：是常用的钙离子通道阻滞剂，因钙离子是多种调节因素刺激醛固酮产生的最后共同通道，钙离子拮抗剂提供了治疗原醛的另一药物途径。剂量为 10mg，1 日 3 次，可降低血浆醛固酮水平，硝苯地平还可抑制血管平滑肌收缩，降低血管阻力，可以起到降压作用。硝苯地平和保钾利尿剂联用，血钾和血压很快恢复正常。

(5) 赛庚啶：是血清素的拮抗剂，可降低特发性醛固酮增多症血浆醛固酮水平。但也抑制糖皮质激素的水平，故不作常规用药。

(6) 米托坦，其英文为 1，1-di-chloro-12-(o-ehlorophenyl)-2-(p-chlorophenyl)ethane，缩写为 0-P-DDD 或称密妥坦：是杀虫剂 DDT 的衍生物，在毒理研究中发现能选择性使肾上腺皮质出血、坏死、萎缩。使胆固醇转变成孕烯醇酮受阻，抑制了皮质醇、醛固酮和 DHEA(脱氢表雄酮) 的合成。0-P-DDD 还具有细胞毒作用，先在线粒体内 P450 单胺氧化酶作用下，转变成氯酰基，后者与线粒体内大分子共价键相结合，使肾上腺皮质破坏。该化合物选择性作用于网状带、束状带，对球状带影响较小。主要用于不能手术或手术切除后复发的皮质癌患者。常用量 6 ～ 10g/d，分 3 次口服，用药后可使皮质组织萎缩坏死，延长患者生存期。

第四节 嗜铬细胞瘤

嗜铬细胞瘤 (PHEO) 起源于肾上腺髓质嗜铬细胞的肿瘤，合成、存储和分解代谢儿茶酚胺，并因后者的释放引起症状。

一、临床表现

高血压是最常见的临床症状，发生率 80% ～ 90%。50% ～ 60% 为持续性，40% ～ 50% 为发作性，10% ～ 50% 可出现直立性低血压，5% 血压正常。可伴有典型的头痛、心悸、多汗“三联征”，其发生率为 50% 以上。伴有血糖增高的发生率约 40%。

部分患者可能会以心肌病、高钙血症、血尿、糖尿病、库欣综合征、肠梗阻，甚至视力下降等原因就诊；家族性 PHEO/PGL(副神经节病) 可以相关综合征的临床症状和体征为主要表现：如 MEN-2C 甲状腺髓样癌、甲状旁腺功能亢进症、多发黏膜神经瘤、VHL 病 (视网膜和中枢神经系统血管网状细胞瘤、肾囊肿或肾细胞癌、胰腺囊肿或肿瘤、附睾囊腺瘤)、NF-1(皮肤多发神经纤维瘤、色斑、虹膜“利舍结节”)、家族性 PHEO-PGL 综合征 (头颈部副交感神经副神经节瘤、嗜铬细胞瘤、交感神经副神经节瘤) 等。约 15% 可及腹部肿块。

少见情况以急症形式出现：如高血压危象、休克、急性心力衰竭、肺水肿、心肌梗死、严重心律失常、急性肾功能不全、高热等。

PHEO 在肾上腺偶发瘤的发生率约 5%。约有 8% 的患者无任何症状，多见于家族性发病者或瘤体巨大的囊性 PHEO。

二、诊断方法

PHEO/PGL 的诊断主要是根据临床表现对可疑患者的筛查、定性诊断、影像解剖和功能定位诊断等，对于有遗传倾向者尚需基因筛查。

(一) 可疑病例的筛查指征

(1) 伴有头痛、心悸、大汗等“三联征”的高血压。

(2) 顽固性高血压。

(3) 血压易变不稳定者。

(4) 麻醉、手术、血管造影检查、妊娠中血压升高或波动剧烈者，不能解释的低血压。

(5) PHEO/PGL 家族遗传背景者。

(6) 肾上腺偶发瘤。

(7) 特发性扩张性心肌病。

(二) 定性诊断实验室测定

血浆和尿的游离 CA(E、NE、DA) 及其代谢产物如 VMA 是传统诊断 PHEO/PGL 的重要方法。肿瘤 CA 的释放入血呈“间歇性”，直接检测 CA 易出现假阴性。但 CA 在瘤细胞内的代谢呈持续性，其中间产物甲氧基肾上腺素类物质 (MNS) 以“渗漏”形式持续释放入血，血浆游离 MNS 和尿分馏的甲氧肾上腺素的诊断敏感性优于 CA 的测定。MNs 包括甲氧基肾上腺素 (MN) 和甲氧基去甲肾上腺素 (NMN)，进入循环的 MNS 为游离形式，主要来源于 PHEO/PGL 肿瘤细胞，经消化道、脾、胰的相关酶修饰为硫酸盐结合的 MNS，消化道等本身也可合成大量的硫酸盐结合的 NMN，故结合型 MNS 特异性略差。

1. 24h 尿 CA(推荐)

24h 尿 CA 仍是目前定性诊断的主要生化检查手段。敏感性 84%，特异性 81%，假阴性率 14%。结果阴性且临床高度可疑者建议重复多次和高血压发作时留尿测定，阴性不排除诊断。

2. 血浆游离 MNS(推荐)

包括 MN 和 NMN。敏感性 97% ～ 99%，特异性 82% ～ 96%，适于高危人群的筛查和监测。阴性者几乎能有效排除 PHEO/PGL，假阴性率仅 1.4%，无症状的小肿瘤或仅分泌多巴胺者，可假阴性。国内仅有少数单位开展，建议推广。

3. 24h 尿分馏的 MNs(推荐)

须经硫酸盐的解离步骤后检测，故不能区分游离型与结合型，为二者之和。但可区分 MN 和 NMN。特异性高达 98%，但敏感性略低，约 69%，适于低危人群的筛查。

4. 24h 尿总 MNs(MN ＋ NMN)(可选)

敏感性 77%，特异性 93%。

5. 24h 尿 VMA(可选)

敏感性仅 46% ～ 67%，假阴性率 41%，但特异性高达 95%。

6. 血浆 CA(可选)

检测结果受多种生理、病理因素及药物的影响。

血浆游离分馏和尿分馏的分馏升高。正常值上限 4 倍以上，诊断 PHEO/PGL 的可能几乎 100%。临床疑诊但生化检查结果处于临界或灰区者应标化取样条件，推荐联合检测以提高准确率。曾经有可乐定抑制试验及胰高糖素激发试验等用以诊断和鉴别 PHEO/PGL，但由于心、脑血管意外风险等可能，国内已基本摒弃。

(三) 定位诊断

包括解剖影像学和功能影像学。

1. 解剖影像学定位

主要是 CT 和 MRI。二者具有类似的诊断敏感性 (90% ～ 100%) 和特异性 (70% ～

80%)，没有证据表明何者更优，可选其一。对 PHEO 的敏感性优于 PGL、转移、复发病灶，但排除 PHEO/PGL 的特异性仅有 50%。推荐 CT/MRI 的初始扫描范围为腹部＋盆腔，目的在于检出肾上腺和肾上腺外多发病变，如为阴性，扫描胸部和头颈。

(1) CT 平扫＋增强 (推荐首选)：优点是价格适中、敏感性高、扫描时间短。可发现肾上腺 0.5cm 和肾上腺外 1.0cm 以上的 PHEO/PGL。肿瘤内密度不均和显著强化为其特点，能充分反映肿瘤形态特征及与周围组织的解剖关系。

(2) MRI(推荐)：优点是敏感性与 CT 相仿、无电离辐射、无造影剂过敏之虞。PHEO/PGL 血供丰富，T_1WI 低信号、T_2WI 高信号，反向序列信号无衰减为其特点。推荐以下情况代替 CT 作为首选定位或补充检查：儿童、孕妇或其他需减少放射性暴露者；对 CT 造影剂过敏者；生化证实儿茶酚胺升高而 CT 扫描阴性者；肿瘤与周围大血管关系密切，评价有无血管侵犯；全身 MRI 弥散加权成像 (DWI) 有助于探测多发或转移病灶。

(3) 超声检查 (可选择)：敏感性低，但因其简便、无创、价格低廉，可作为初筛检查，特别是可疑颈部 PGL 及婴幼儿、孕妇等。但不推荐用于定位。

2. 功能影像学定位 (推荐有条件的地区选择，不作为一线推荐。)

功能影像检查的价值和指征：确诊定位并利于鉴别诊断；检出多发或转移病灶 (分泌 E 的 PHEO ＞ 5cm；分泌 NE 的 PHEO；功能性 PGL)；生化指标阳性和可疑，CT/MRI 未能定位者；术后复发者。

(1) 间碘苄胍 (meta iodo benzyl guanidine，MIBG) 显像：MIBG 为去甲肾上腺素类似物，能被嗜铬细胞儿茶酚胺囊泡摄取。和 1231-MIBG 可同时对 PHEO/PGL 进行形态解剖和功能的定位，二者特异性均达 95% ～ 100%。灵敏度分别为 77% ～ 90% 和 83% ～ 100%；但对 PGL 和恶性 PHEO 敏感性较低 (71% 和 56%)。假阳性罕见于肾上腺皮质癌和某些感染性疾病如放线菌病；假阴性见于某些药物影响 (如三环类抗抑郁精神病药、钙拮抗药、可卡因等) 和肿瘤坏死或去分化。MIBG 显像前必须使用卢戈液，5 滴 / 次，3 次 /d×3d，封闭甲状腺。

(2) 生长抑素受体显像：生长抑素受体为 G 蛋白耦联的跨膜蛋白，有 5 种亚型。PHEO/PGL 主要表达 2 和 4 型 (约 73%)。奥曲肽为生长抑素类似物，与生长抑素受体的亲和性依次为 2、5、3 型。In-DTPA- 奥曲肽显像敏感性不及 MIBG，MIBG 阳性的 PHEO/PGL 仅 25% ～ 34% 奥曲肽阳性，但对恶性 / 转移性病灶的敏感性优于 MIBG(87% 和 57%)。

(3) PET 显像：18F-FDG ～ PET、11C- 对羟基麻黄碱 -PET、11C- 肾上腺素 -PET、18F-DOPA-PET 和 18F-DA-PET 均有报道用于 PHEO/PGL 的定位诊断，但前三者特异性差，18F-DA-PET 优于 MIBG，敏感性和特异性达 100%。

(四) 遗传性综合征的诊断和基因筛查

1. 大约 1/3 的 PHEO/PGL 有遗传因素参与

遗传性综合征和基因筛查的价值在于：

(1) 主动监测肿瘤复发或多发。

(2) 及早发现其他受累系统病变。

(3) 监测无症状的亲属，早期发现肿瘤。

(4) 致命性肿瘤的预防如 RET 突变患儿的甲状腺预防性切除。

2. 下列情况应考虑遗传疾病

(1) PHEO/PGL 家族史者。

(2) 双侧、多发或肾上腺外 PHEO。

(3) 年轻患者 (＜ 20 岁)。

(4) 患者及其亲属具有其他系统病变：脑、眼、甲状腺、甲状旁腺、肾、颈部、胰腺、附睾、皮肤等。

3. 筛查内容

(1) 家族史的问询。

(2) 系统临床体征和辅助检查：皮肤病变 (NF-1)；甲状腺病变和血降钙素升高 (MEN-2)；影像学检查肾、胰腺、其他腹部肿瘤，术前常规眼底视网膜检查、脑脊髓 MRI 检查。

(3) 基因筛查 (可选择)：RET/VHL/SDHB/SDHD，若阳性，一级亲属遗传咨询。

三、治疗措施

1. 术前药物准备

PHEO/PGL 术前充分的准备是手术成功的关键，未常规予 α 受体阻滞药以前 PHEO 手术死亡率达 24% ～ 50%，充分的药物准备可使手术死亡率低于 3%。术前药物准备的目标在于阻断过量 CA 的作用，维持正常血压、心率 / 心律，改善心脏和其他脏器的功能；纠正有效血容量不足；防止手术、麻醉诱发 CA 的大量释放所致的血压剧烈波动，减少急性心力衰竭、肺水肿等严重并发症的发生。

(1) 控制高血压

1) α 受体阻滞药 (推荐)：最常用的是长效非选择性 α 受体阻滞药—酚苄明，初始剂量 5 ～ 10mg，2/d，据血压调整剂量，每 2 ～ 3 日递增 10 ～ 20mg。发作性症状控制、血压正常或略低、直立性低血压或鼻塞出现等提示药物剂量恰当，一般每日 30 ～ 60mg 或 1mg/kg 已足，分 3 ～ 4 次口服，不超过 2mg/(kg•d)。小儿初始剂量 0.2mg/kg(小于 10mg)，每日 4 次，以 0.2mg/kg 递增。也可选用 α 受体阻滞药如哌唑嗪 (2 ～ 5mg，2 ～ 3/d)、特拉唑嗪 (2 ～ 5mg/d)、多沙唑嗪 (2 ～ 16mg/d) 等。压宁定 (乌拉地尔) 具有中枢和外周双重作用，每日 30 ～ 90mg，分次口服。服药期间饮食中增加含盐液体的摄入，以减少直立性低血压的发生。

2) 钙离子通道阻滞药 (推荐)：钙拮抗药能够阻断 NE 介导的钙离子内流入血管平滑肌细胞内，达到控制血压和心律失常的目的，它还能防止 CA 相关的冠状动脉痉挛，有利于改善心功能。其疗效几乎与 α 受体阻滞药相当，但不会引起直立性低血压。

推荐以下 3 种情况联合或替代 α 受体阻滞药：单用 α 受体阻滞药血压控制不满意者，联合应用以提高疗效，并可减少前者剂量受体阻滞药严重不良反应患者不能耐受者，替代之；血压正常或仅间歇升高，替代 α 受体阻滞药，以免后者引起低血压或直立性低血压。

(2) 控制心律失常：对于 CA 或 α 受体阻滞药介导的心动过速 (大于 100 ～ 120/min) 或室上性心律失常等需加用 β 受体阻滞药，使心律控制在＜ 90/min。但 β 受体阻滞药必须在 α 受体阻滞药使用 2 ～ 3d 后，因单用前者可阻断肾上腺素兴奋 β2 受体扩张血管的作用而可能诱发高血压危象、心肌梗死、肺水肿等致命的并发症。推荐选择性的 β 受体阻滞药如阿替洛尔、美托洛尔等。

(3) 高血压危象的处理：推荐硝普钠、酚妥拉明或尼卡地平静脉注射。

(4) 术前药物准备的时间和标准：推荐至少 10 ～ 14d，发作频繁者需 4 ～ 6 周。以下几点提示术前药物充分。①血压稳定在 120/80mmHg 左右，心率＜ 80 ～ 90/min。②无阵发性血压升高、心悸、多汗等现象。③体重呈增加趋势，血细胞比容＜ 45%。④轻度鼻塞，四肢末端发凉感消失或有温暖感，甲床红润等表明微循环灌注良好。

2. 手术治疗

手术切除是 PHEO/PGL 最有效的治疗方法。强调与麻醉科等多学科充分合作。推荐全麻，实时监测动脉血压和中心静脉压，必要时漂浮导管。积极扩容的同时注意防治心力衰竭。

(1) 手术方式：根据病情、肿瘤的大小、部位及与周围血管的关系和术者的经验合理选择开放性手术或腹腔镜手术。

1) 腹腔镜手术 (推荐)：与开放手术相比，腹腔镜嗜铬细胞瘤切除术具有术中 CA 释放少、血压波动幅度小、创伤小、术后恢复快、住院时间短等优点，是肾上腺 PHEO 推荐首选的手术方式。其选择主要决定于肿瘤的大小和术者的经验。但肿瘤大小并非绝对限制，多数学者推荐肿瘤＜ 6cm。经腹和经腹膜后途径没有显著差异，但后者术后恢复快。

2) 开放手术：推荐于肿瘤巨大、疑恶性、肾上腺外 PGL、多发需探查者。腹主动脉主干及肠系膜上动脉区有丰富的副神经节嗜铬体，为肿瘤的好发部位，是探查的主要区域；对来自胸腔、纵隔或膀胱的 PGL，应根据肿瘤位置，选择相应手术径路。肿瘤分离有困难者可行包膜内剜除。膀胱 PGL 有恶性倾向，推荐根据肿瘤部位和大小行膀胱部分或全膀胱切除术。

对定性诊断不明确的肿物，手术探查需在 α 受体阻滞药充分准备后进行。

(2) 肾上腺保留与否：推荐尽可能保留肾上腺，特别是双侧、家族性或具有遗传背景者推荐保留正常肾上腺组织。基于如下原因：避免皮质激素终生替代、家族性 PHEO 恶性罕见 (2%)、残留肾上腺复发率低 (10% ～ 17%)。

(3) 术后处理：ICU 监护 24 ～ 48h，持续的心电图、动脉压、中心静脉压等监测，及时发现并处理可能的心血管和代谢相关并发症。术后高血压、低血压、低血糖较常见，应常规适量扩容和 5% 葡萄糖液补充，维持正平衡。

3. 恶性 PHEO/PGL 的治疗

多种病理学指标用于预测 PHEO/PGL 的恶性行为，但迄今最具预测价值的是定位于肾上腺外 (36%)、肿瘤的大小 (＞ 5cm 者 76%，＜ 5cm 者 24%) 和 SDHB 基因突变 (66% ～ 83%)。血、尿多巴胺和去甲肾上腺素水平显著升高亦提示恶性可能。

(1) 手术治疗 (推荐)：手术切除原发或转移病灶仍是主要治疗手段。手术减瘤虽不能延长生存，但有助控制血压等相关症状，并可能有利于术后放化疗或核素治疗。

(2) 放射性核素治疗：用于无法手术或多发转移、MIBG 或奥曲肽显像阳性者。最常用的药物是 ^{131}I–MIBG，其治疗效应与每克肿瘤组织吸收剂量和肿瘤体积密切相关，肿瘤直径应＜ 2cm 以保证 MIBG 的良好摄取。大剂量 ^{131}I–MIBG 治疗能延长生存，缓解症状；短期内效果良好，症状有效率 75%，激素有效率 45%，肿瘤体积部分缓解率 30%，完全缓解率 5%。但长期疗效欠佳，2 年内几乎均有复发或转移。主要不良反应是骨髓抑制。核素标记的奥曲肽可用于 MIBG 阴性者，但疗效尚难评价。

(3) 放疗和化疗：外放射治疗推荐于无法手术切除的肿瘤和缓解骨转移所致疼痛，但可能加重高血压。化疗推荐 CVD 方案 (环磷酰胺、长春新碱、氮烯唑胺)，有效率约 50%，但多于 2 年内复发。联合 MIBG 可能提高疗效。抗血管生成靶向药物治疗可能有效。

(4) 处理儿茶酚胺增多症：对于恶性或因故不能手术者推荐受体阻滞药、β 受体阻滞药控制高血压。

第五节 肾上腺性征异常症

肾上腺皮质增生或肿瘤分泌过量性激素时，引起性征的改变，称为肾上腺性征综合征。临床上将本病分为先天性肾上腺性征异常症和后天性肾上腺性征异常症。前者系先天性肾上腺皮质增生症 (CAH) 所致，后者多见于肾上腺皮质腺瘤或癌。

一、先天性肾上腺皮质增生症

先天性肾上腺皮质增生症 (CAH)，多在胎儿或婴儿期发病，是一种或多种常染色体隐性遗传性疾病，并与多种合成皮质激素的酶缺陷有关。

当合成氢化可的松所需的一种或多种特定生物酶缺陷时，氢化可的松合成与分泌减少，而下丘脑－垂体－肾上腺的反馈机制促使 ACTH 分泌增加，由此引起肾上腺皮质增生。由于患者特定酶的缺乏，氢化可的松合成仍受阻碍，而合成氢化可的松的前体物质大量积聚，在雄性激素合成途径不受阻碍的情况下，雄性激素合成与分泌增加。

(一) 临床表现

CAH 是由糖皮质激素分泌不足和类固醇激素生成障碍所造成的，但因酶缺乏不同和缺陷程度不一，由此引起的临床症状也各异；男性化、高血压等为主要表现。

21- 羟化酶缺陷，其基因 (CYP-21) 定位于 6 号染色体短臂，为 CAH 最常见的类型，占 CAH 患者的 2/3。通常分为 3 种类型：①失盐型 (男性化和醛固酮分泌不足)。②单纯男性化型 (有男性化而无失钠)。③非典型型 (无男性化或失钠表现)。该酶的缺乏将影响皮质醇、去氧皮质酮、皮质酮和醛固酮的合成过程。其表现分为失盐型 (75%)、单纯男性化型 (25%) 及迟发型。

失盐型为 21- 羟化酶完全缺陷，因为盐皮质酮合成障碍，约 2/3 的患者有盐丢失，多在出生后 2 周出现症状，常伴有急性肾上腺皮质功能不足，有畏食、恶心、呕吐、肤色灰暗及消瘦，最终可因失钠、脱水及高血钾致循环衰竭。因呕吐明显，常被误诊为幽门狭窄。该酶部分缺陷时，因皮质醇前体化合物堆积，合成的睾酮增加，胚胎期女性在睾酮的作用下，出生时生殖器官性别不明，有男性化，如大阴唇融合，阴蒂肥大如阴茎，呈尿道下裂外观，阴道与尿道开口于共同尿生殖窦。青春期时，女性第二性征不明显，喉结粗大，声音低沉，多毛，可无月经出现。

非典型型因酶缺陷较轻，男性化及电解质紊乱症状不明显，女性中仅可见多毛及月经不规则。而失盐不明显的男性，主要表现为性早熟。于男婴时期外生殖器官可以正常，2 ～ 4 岁时出现性早熟，有阴毛及腋毛生长，体毛增多，并出现痤疮，阴茎如青春期大小，生长迅速，体形较同龄人高大。因 ACTH 升高，出生的婴儿皮肤有不同程度的色素沉着。

11-β 羟化酶缺陷，在 CAH 中约占 5%，为常染色体隐性遗传，该酶基因定位于 8 号染色体，催化合成醛固酮所需要的 C18，已发现有 CYP-11B1 基因突变缺陷，酶作用失活。近年来生物化学的研究证明 11-β 羟化酶和皮质酮甲氧化酶Ⅰ型 (CMO Ⅰ型：18- 羟化酶) 与Ⅱ型 (CMO Ⅱ型：18- 脱氢酶) 活性酶属于同一种蛋白，CMOE 型缺陷可表达为 11-β 羟化酶缺陷同位基因的变异体，而两者临床上的表现并不完全一样。主要表现为女性男性化，男性患儿有生长迅速及阴毛过早生长，其他表现还有：青春期异常，月经不规则，多毛，痤疮及不育。多数患者有轻度高血压，与血清中去氧皮质酮 (DOC) 升高有关，而少数患者有重度高血压及低钾血症。

3-β 羟类固醇脱氢酶缺陷，使 3-β 羟类固醇不能向 3- 酮甾类转化，因而影响醛固酮、皮质酮及性类固醇的合成。该型较为罕见，表现为糖及盐皮质激素均不足，出生后即可有失钠、失水、恶心及呕吐，如不能及时诊断及治疗则有生命危险。大多数典型的女性患者中有轻度男性化，如阴蒂肥大，大阴唇融合等，原因为胎儿肾上腺分泌了过量的脱氢异雄酮 (DHEA)，小部分 DHEA 能通过肾上腺外途径转化为睾酮。

17-α 羟化酶缺陷，因网状带 DOC 过多分泌，结果发生钠潴留和高血压；又因无 17-α 羟化酶和 17、20- 水解酶，肾上腺及性腺将不产生性激素，引起性激素缺乏症状。该酶是位于肾上腺和性腺内质网的单酶，基因定位于 10 号染色体。临床表现为女性青春期延迟，有高血压、低钾血症及碱中毒；男童可能作为女童抚养，常因腹股沟疝伴隐睾而就诊，染色体呈 XY。

20- 分解酶缺陷证明与 17-α 羟化酶相关，2 种酶活性与染色体 10 上同位的基因相关联。17、20- 分解酶缺陷的患者中可的松、ACTH 和醛固酮分泌是正常的。在 46，XY 病例中，睾酮的合成受损害，典型病例出生时外生殖器呈女性样改变。轻度病变时，仅表现有尿道下裂。至青春期时睾酮分泌仍偏低。根据临床表现程度分为部分和完全型。表现有假两性畸形伴苗勒结构存在，青春期时第二性征发育失败，而促性腺激素却升高。当糖皮质激素或盐皮质激素合成无缺陷时可考虑本病诊断。利用 HCG 和 ACTH 刺激试验可做出诊断。

17-β 羟类固醇脱氢酶缺陷，这是睾酮合成过程中最后的作用酶，催化雄烯二酮至睾酮，DHEA 至 5- 蒽基肼，及雌酮至雌二醇，该酶缺陷的结果为男性假两性畸形。在睾酮合成障碍的临床表现上类似 5-α 还原酶缺陷。刚出生时可呈女性表现，男性化表现不明显。但这些患者却有明确的睾丸，睾丸的部位可在腹腔内，腹股沟，或大阴唇内，不伴有苗勒氏结构。青春期时阴茎生长并以男性第二性征发育。这包括肌肉组织增加，阴毛、腋毛、胡须及男性分布的体毛生长。迟发的男性化与促性腺激素分泌增加有关，并可部分纠正睾酮产生不足。该病内分泌激素水平特点为，青春期前雄烯二酮及雌二酮水平不增加，而青春期时血浆内雄烯二酮水平增加为正常水平的 10 ～ 15 倍。血浆睾酮属正常偏低水平，血清 LH 和 FSH 明显升高，常为正常水平的 4 ～ 6 倍。新生儿时期很少能做出诊断，有时在儿童或婴儿时期行疝修补时能发现睾丸。用 HCG 刺激试验能证实诊断。该病能造成不育，但自身的雄激素水平可达正常偏低。

胆固醇侧链裂解酶缺陷 (StAR 缺陷)，以往也称类脂性肾上腺增生，因肾上腺增大并有脂质聚积而得名。为 CAH 中最少见的类型和最严重的类型。该酶存在于肾上腺的线粒体中，位于 15 号染色体，是胆固醇侧链裂解酶，介导 20、22- 碳链酶系列反应。当该酶活性障碍时，胆固醇不能向孕烯醇转化，肾上腺和性腺均不能合成类固醇激素。最近表明胆固醇运输功能缺陷是该病更为重要的病因，类固醇激素合成急性调节蛋白 (regulatory protein) 能刺激胆固醇从线粒体外层向内层输送，功能障碍时急性类固醇的合成步骤受限。性染色体 XY 的男性睾丸不能合成睾酮，可表现有女性外生殖器外观，而女性则可具有正常外生殖器。由于糖皮质激素和盐皮质激素不足，临床表现有营养不良、嗜睡、腹泻、呕吐、低血压、脱水、低钠血症、高血钾和代谢性酸中毒。腹部 CT 示肾上腺增大，并有脂质堆积。因睾酮分泌少，性征异常表现不明显，该病多数以 46，XY 存活的患者均作为女性抚养，并施行性腺切除。

(二) 诊断

诊断肾上腺疾病引起的男性化改变并不容易。对出现男性化症状的儿童或成人，应明确是否有肾上腺疾病；如属肾上腺疾病还应明确是增生还是肿瘤；如系肿瘤则应准确定位，并判断是良性或恶性。

女性 CAH，显微镜下细胞核染色质为阳性，染色体为 XX。用尿道镜检查尿生殖窦，可见阴道开口和子宫颈。经插管造影能显示子宫和输卵管。结合尿中类固醇生化检查能明确诊断。

男性 CAH 的细胞核染色质为阴性，遗传类型为 XY，尿中类固醇生化结果与女性 CAH 相同。

高血压或失钠有助于区别 CAH 的不同类型，对决定治疗方法有重要意义。生育过 CAH 患儿的妊娠女性约有 1/4 的机会再生育患儿，产前应做羊水分析，如发现羊水中孕烷三醇水平升高，可在胎儿期进行治疗。

女孩肾上腺性男性化必须与体质性多毛或单纯有阴毛出现的早熟相鉴别。因为阴毛过早生长可为早熟，也可能是肾上腺疾病早期表现，这时可能无明显男性化和雄性激素分泌过多的证据。儿童中卵巢雄性细胞瘤极罕见，通过仔细的盆腔检查可以排除。

男孩青春期提前也可以由睾丸非精原细胞型生殖细胞瘤及间质细胞瘤引起。肾上腺病变时双睾丸通常较小。而睾丸肿瘤时一侧睾丸增大。真正由垂体或中枢神经系统病变引起的性早熟，双睾丸发育也提前。已有 CAH 伴双侧睾丸良性肿瘤的报道，临床上需与睾丸 Leydig 细胞瘤鉴别。两性儿童均应排除肾上腺肿瘤，血及尿中类固醇检查有助于诊断。

（三）治疗

1. 药物治疗

在患儿中应用氢化可的松的目的：补充不足激素的不足，抑制垂体 ACTH 分泌，阻止肾上腺分泌过多的雄性激素及男性化改变，预防骨成熟，使正常性腺发育，并纠正水和钠丧失或与之相关的高血压。提倡用药个体化，视病情和年龄而定，原则为使用最小剂量，并能控制生长速度和青春发育时间。

具体方法为，急症治疗可应用等渗盐水静脉滴注纠正钠不足，为防止低血糖需静脉滴注 5% 葡萄糖溶液。盐类固醇替代治疗可每天用氟氢可的松 0.05 ～ 0.15mg，而糖皮质激素类替代治疗最好用氢化可的松，口服时 50% 能吸收，治疗量为每天 12.5mg/m^2。应激状态时还需额外补充糖皮质激素，如手术应激时的需要量一般为生理替代量的 3 ～ 10 倍。在成年女性中，为防止男性化和维持规则的排卵周期，需持续用糖皮质激素治疗，常用泼尼松龙和地塞米松治疗，剂量分别为每天 7.5mg 和 0.5mg。临床治疗标准主要通过测定生长速度、骨龄及有无皮质功能亢进征象来断定。有意义的生化指标包括血浆 17- 羟黄体酮、ACTH、睾酮、醛固酮和肾素水平检测，要求采集标本时间要一致。

在男性 21- 羟化酶缺陷少精症和继发性不育症者可采用糖皮质激素治疗；非典型型 CAH 需要小剂量糖皮质激素治疗。11-β 羟化酶缺陷，3-β 羟类固醇酶脱氢酶缺陷及胆固醇侧链裂解酶缺陷用糖皮质激素治疗方案与 21- 羟化酶治疗相似。17、20- 分解酶缺陷的治疗为青春期时行外生殖器整形手术，并适当用性激素替代治疗。

17-β 羟类固醇脱氢酶缺陷处理上的主要针对性征异常。作为女性抚养的儿童通常选择性腺切除。如果在青春期时做出诊断，患者男性化明显，多选择男性性征改变。选择女性者，作性腺切除，外生殖器重建是必需的，青春期可用雌激素行替代治疗。在需保持男性化的患者中应行睾丸固定和外生殖器重建，有时针对尿道下裂需行尿道成形和阴茎腹屈畸形矫正术。

目前诊断与治疗 CAH 能在胎儿完成，如通过测量羊水中 17- 羟黄体酮，也可在妊娠前三个月测定 HLA 基因分型或作 HLA 中基因 DNA 分析明确诊断。给母亲服用地塞米松能抑制胎儿 ACTH 分泌，从而阻止外生殖器男性化。

2. 两性畸形的外科治疗

对于生殖器官有异常患者，成功的药物治疗建立后，可以通外科手术达到治疗目的。手术前对本病一般通过染色体检查、血浆类固醇测定、X 线、B 超及内镜检查来进行诊断和鉴别诊断。要求患者为正常女性或男性染色体。必要时对内生殖器可通过 B 超或借助腹腔镜了解。如对 46，XXCAH 男性化的女性患者进行女性化生殖系统成形手术。对性别选择及手术指征掌握原则如下：

(1) 抚养性别的选择出生后确定性别尤为重要，这关系到成人后的心理定位。外生殖器形状也是重要的决定因素，同时要根据手术后男性或女性性功能可能恢复的程度来决定。

(2) 去除内生殖器官应尽快明确，并确定儿童性别，与性别相矛盾的结构如输卵管、子宫或输精管可在手术中切除，手术施行时间最好在 2 ～ 3 岁时。

(3) 切除性腺与激素替代治疗首先考虑第二性征的形式。在两性畸形中，一侧为睾丸，一侧为卵巢，需切除有矛盾的性腺。对卵睾结构者，作为女孩抚养的患儿，其卵睾组织应保留；而作为男孩抚养者，卵睾可切除，对与青春期第二性征相矛盾的性腺应切除。另外性腺的部位异常者，有时也有性腺切除指征，如腹股沟或阴唇部位的睾丸容易受伤，未降或下降不全的睾丸容易恶变且不易观察。

性激素替代治疗通常根据确诊时患者的年龄，对年轻者推荐使用性激素替代治疗。男性假两性畸形需要用手术矫正外生殖器，并补充雄性激素。大于 12 岁的女性则补充雌激素。

(4) 外生殖器的成形重建手术目的是使外生殖器外观尽可能正常，并争取患者有正常婚姻生活。一般女性器官重建较男性更容易，所以只有在阴茎发育良好的情况下决定做男性化手术。女性手术原则为缩小阴蒂 (完全切除或部分切除)，使其接近正常大小，并将尿道和阴道开口重建于会阴部，建议手术在 18 个月～ 2 岁时施行。男性手术通常在学龄前完成，这些手术包括：阴茎伸直术；尿道成形术；重建阴囊术及睾丸复位固定或切除发育不良的隐睾，并在必要时植入睾丸假体。

(5) 在严重 21- 羟化酶缺陷的病例中，如抑制肾上腺分泌的药物治疗较处理肾上腺危象更困难时可选择肾上腺切除术。

(6) 适当的心理治疗应作为长期随访的组成部分。

二、女性化肾上腺肿瘤

男性患者女性化在肾上腺性征异常症中多数为肾上腺皮质肿瘤所致，成年男性中发生女性化常为肾上腺皮质恶性肿瘤。多数患者发生在 25 ～ 50 岁。迄今报道的儿童病例仅 10 余例，而成年女性病例则更为罕见。女性化肾上腺肿瘤绝大多数为高度恶性。从出现症状至死亡一般都在 2 年之内，在一些经手术切除肿瘤的儿童病例中，仅部分患者能长期存活。肿瘤主要经肝、肺和局部淋巴结转移。

（一）临床表现

男性乳房女性化为最常见的表现和主诉，一般以双侧多见，伴有乳房压痛，乳晕区色素沉着。约 1/2 的患者性欲或性功能减退，1/4 者有肥胖，毛发分布呈女性特征，阴茎萎缩，皮肤有紫色条纹，骨质疏松和类固醇性糖尿病，部分患者精子数减少。儿童患者除乳房女性化外，生长及骨质成熟加速。这类肿瘤的瘤体通常很大，临床检查中约 50% 以上的肿瘤于腹部可触及。

（二）诊断

1. 症状及体征

单侧或双侧男性乳房女性化，伴乳房压痛，乳晕区色素沉着，毛发呈女性分布，性欲减退，部分患者表现有库欣综合征，如满月脸、皮肤紫纹。少数患者表现有高血压及水肿。腹部通常可触及包块。

2. 实验室检查

尿中雌激素增加，以雌甾酮、雌二醇和雌三醇水平增高为主。若黄体酮明显升高时能提示癌肿诊断。部分患者尿中 17–OH 和 17–KS 水平升高。

3. 影像学检查

B 超、CT 或 MRI 能显示肾上腺部位占位性病变，对该病的诊断和鉴别诊断，对肿瘤有无局部转移、邻近器官受累及情况及手术难易的评估有重要价值。因该肿瘤多数为高度恶性，肿瘤在短期内有远处转移，利用影像学检查有助于诊断。

4. 病理学检查

用于术后进一步明确诊断，单从病理学观察，有时鉴别肿瘤是良性或恶性会有一定困难，因此即便诊断为良性腺瘤的患者，术后也应进行长期随访。

（三）治疗

对这类肿瘤的治疗原则是尽早手术，切除范围应包括一侧肾上腺及所有肾上腺周围脂肪、结缔组织和淋巴组织。因对侧肾上腺可能萎缩，术中及术后应适当补充糖皮质激素。经手术治疗后，乳房女性化可消退，性欲恢复及睾丸体积增大，尿中雌激素、17–OH 和 17–KS 水平下降。若术后症状持续存在，类固醇水平不降或上升则提示有分泌功能的肿瘤已转移。对有转移或不能耐受手术者可用邻氯苯对二氯乙烷治疗。

三、男性化肾上腺肿瘤

该病是因为肾上腺皮质肿瘤产生了过量的雄性激素，从而引起男性化表现，儿童和成年人均可发病。单纯分泌睾酮的肿瘤罕见，文献中仅有 20 例报道。这类肿瘤可以有完整的包膜，肿瘤切面呈黄褐色，瘤体一般较大，生长迅速，晚期肿瘤可以向邻近组织和器官浸润，并能够沿主动脉淋巴结转移，远处可转移至肺、肝、脑及骨。

（一）临床表现

男女儿童均可表现有肌肉发达、生长迅速、骨龄和骨骺提前融合。青春期前的女孩可见阴毛生长、阴蒂肥大；而男孩可见阴茎、阴毛和腋毛如成人状，前列腺增大，但睾丸体积不大。成年女性患者常见于停经后，有多毛、皮肤痤疮、月经不调、声音低沉、乳房和子宫萎缩等，常伴有高血压。

（二）诊断

1. 症状及体征

该病从病史及体格检查中均能发现男性化表现，具体表现同上。

2. 实验室检查

血清雄激素水平为必查项目。90% 表现有多毛的女性有睾酮或双氢睾酮水平升高。催乳素升高对排除多囊卵巢综合征有意义。对怀疑库欣综合征者，可用地塞米松抑制试验和测定 24h 尿游离皮质醇水平进行鉴别。利用 ACTH 刺激试验，测定 0 和 60min 17- 羟黄体酮和 17- 羟烯醇酮水平以筛选出 CAH。

3. 影像学检查

CT、MRI 及 B 超对诊断肾上腺占位十分重要，CT 对肾上腺肿瘤的检出率可达 95% ～ 99%，但上述检查均不能鉴别肿瘤有无内分泌功能。腺瘤形态多为圆形，边缘清楚，而肾上腺癌边缘多不规则。IVP 对肾上腺肿瘤的诊断也有一定意义，如瘤体较大时，肾脏可以受压下移，肾上盏有推挤或变形改变。

（三）治疗

该病的首选治疗为手术，通过手术切除腺体肿瘤可以达到治愈的目的，对无明显远处转移的癌肿，应争取做根治性切除。对邻近组织有转移的患者，在手术切除的基础上行放疗或化疗。有明显转移的病变可试用邻氯苯对二氯乙烷联合氟尿嘧啶 (uracil)，邻氯苯对二氯乙烷一般应用 10 ～ 12g/d。有资料表明前者有特异性抗肾上腺素作用，能改变线粒体的功能，使肾上腺萎缩和坏死。做预防性治疗应考虑到其较大的毒性作用。在治疗转移性癌肿的患者中，该药可以延长患者存活期。毒性作用大小取决于剂量大小，文献中用的最小剂量为 1g/d，邻氯苯对二氯乙烷一般应用 10 ～ 12g/d 患者尚能耐受。类固醇激素合成抑制剂，如氨鲁米特、美替拉酮和酮康唑可控制肿瘤激素所引起的临床症状；

酮康唑为抗真菌药，已证实能抑制类固醇的生成，其作用为阻断所有 P450 催化反应，每日剂量约 1200mg；氨鲁米特为胆固醇侧链裂解抑制剂，开始剂量为 250mg，每日两次，以后增加至 500mg，每日 4 次；11-β 羟基化抑制剂美替拉酮应用剂量为 500mg，每日 4 次。同样，对恶性肿瘤未能切除者，大剂量的放射治疗，亦可以延长患者的生存期。

第四章 肾脏疾病

第一节 急性肾损伤

一、流行病学和病因学

有 5% ～ 25% 的住院患者会发生急性肾损伤 (AKI)，危重患者 AKI 的患病率更高。尽管 AKI 患者的医疗条件在不断改善，但病死率一般超过 50%。

二、病理生理

AKI 有三种类型：肾前性、肾性、肾后性。每个类型的病理生理机制都不相同。

(一) 肾前性 AKI

肾前性 AKI 的特点是肾脏的血液灌注减少。常见的原因是由于出血、脱水或胃肠液损失使血容量减少。因为肾脏的结构还没有发生损害，因此，快速纠正低血容量可以使肾功能恢复正常。心排血量减少的情况 [例如充血性心力衰竭 (CHF) 或心肌梗死] 和低血压也可以减少肾血流量，导致肾小球灌注量下降和肾前性 AKI。轻度到中度肾血流量的减少，通过入球小动脉 (肾小球供血动脉) 的扩张、出球小动脉的收缩 (肾小球血液流出动脉)、对氧敏感的肾髓质中肾血流量的再分配，可使肾小球内压维持不变。当这些代偿机制受损失时，药物可以引起功能性 AKI。非类固醇消炎药 (NSAIDs) 可以减弱前列腺素介导的入球小动脉的扩张。血管紧张素转换酶 (ACE) 抑制药和血管紧张素受体阻滞药 (ARBs) 可以抑制血管紧张素Ⅱ介导的出球小动脉的收缩。环孢素和他克莫司，特别是高剂量时，是强有力的肾血管收缩药。所有这些药物都可以降低肾小球内压而减少 GFR。迅速停用这些药物往往可以使肾功能恢复正常。其他肾前性 AKI 的原因包括：肾血管梗阻 (如肾动脉狭窄)、高黏滞综合征 (例如多发性骨髓瘤)、全身血管收缩 (例如肝肾综合征)。肾前性 AKI 占所有确诊 AKI 患者的 10% ～ 25%。

(二) 肾性 AKI

肾性肾功能衰竭是由可以影响肾小管、肾小球、肾间质和肾血管完整性的疾病引起的。损伤发生在肾脏内部。肾脏内部结构的变化可以通过显微镜看到。急性肾小管坏死 (ATN) 是常用的与肾性肾功能衰竭同义的术语，但通常专指由于毒性 (如氨基糖苷类、造影剂或两性霉素 B) 或肾缺血造成的一种特定病理生理情况。ATN 导致近球肾小管上皮细胞和基底膜坏死，肾小球毛细血管通透性降低，肾小球滤液回漏入静脉系统：肾内血管收缩造成持续 ATN。肾性肾功能衰竭最常见的原因是 ATN，它占所有引起 AKI 病因的 50%。肾小球、肾间质和血管疾病，包括肾小球肾炎、系统性红斑狼疮、间质性肾炎和血管炎等，也可导致肾性 AKI，但发病率要低得多。此外，如果病因没有被及时纠正，肾前性 AKI 可以发展为肾性 AKI。

(三) 肾后性 AKI

肾后性 AKI 是由于尿液流出梗阻造成的。原因包括：前列腺肥大、盆腔肿瘤、肾结石等。如果梗阻因素解除，可以迅速缓解肾后性 AKI 而不造成肾脏的器质性损害。肾后性 AKI 占整个 AKI 的不到 10%。

三、肾功能的评估

最常用的检测整体肾功能的指标是肾小球滤过率。定义为：单位时间内肾小球滤过的血浆体积。与肾脏的滤过、分泌、重吸收、内分泌和代谢功能相关。除协助诊断和评估 AKI 的严重程度外，一个准确的 GFR 有助于确定一些经过肾脏排泄的药物的合适剂量。正常肾功能的个体，肾小球滤过率范围在 90 ～ 120mL/min。由于肾小球滤过率难以直接测量，通常是通过确定一种物质的肾清除率来估计 GFR，这种物质只在肾小球滤过，没有明显的肾小管重吸收或分泌。肌酐是一个内源性物质，是肌肉代谢正常的副产物。90% 的肌酐通过肾小球滤过被清除，肾小管分泌占余下的 10%。

直接测量肌酐清除率需要较长时间收集尿液 (通常为 24h)，需要测量尿量、尿肌酐浓度、血清肌酐浓度 (Scr)。由于肾功能在 AKI 时可能出现明显的波动，因此，这种方法可能在评估肾功能时结果偏低或偏高，取决于 AKI 是恶化还是好转。

已经制定出众多床旁快速估计肌酐清除率或肾小球滤过率的公式。它们将患者特异性变量如 Scr、体重、年龄和性别整合在一起。在肾功能波动的情况下，有几个公式可以用来评估不稳定的肾功能。这些公式通过考虑超过特定时间段内血肌酐的变化来估计肌酐清除率。虽然这些公式数学计算起来更加困难，但与仅包括单一肌酐浓度的公式相比，他们考虑到了血清肌酐的变化。应当指出，这些方法都没有经过验证，根据这些公式得出肌酐清除率，由此调整药物剂量的 AKI 患者也没有被评估。在不断变化的情况下，AKI 的肌酐清除率估计必须被视为最好的评估方法，对监测患者是必要的，以避免药物的毒性。

评估肌酐清除率是评价患者整体肾功能的一种方式。其他因素，如症状、实验室检查结果、尿指标以及诊断的结果将有助于诊断和评估疾病的严重程度。通过常规监测血肌酐，可估计肾功能是改善还是恶化。通过尿量也可以评估肾功能。少尿和无尿的定义为：24h 尿量分别少于 400mL 和 50mL。患者尿量减少往往导致病死率增加和可能发展为更严重的 AKI。非少尿性 AKI 定义为：每日尿量大于 400mL。该类型仍然可能是严重的 AKI，但患者的治疗效果可能较好。

四、治疗

（一）理想成果

治疗的一个主要目标是纠正造成AKI的原因，如低血容量、肾毒性药物的使用、输尿管梗阻。如果病因被及时发现和纠正，肾前性和肾后性AKI是可以逆转的。而治疗肾性肾功能衰竭通常是支持性的治疗。没有证据表明药物治疗可以加速AKI患者的康复，减少住院时间，提高生存率，因此，只能局限于支持疗法，如液体、电解质、营养支持，肾替代治疗，以及非肾性并发症如肾上皮细胞再生时的败血症、胃肠道出血等的治疗。

此外，根据患者的肾功能，通过停用肾毒性药物或调整剂量来预防药物不良反应也是有必要的。

（二）药物治疗

1. 袢利尿药

对是否应该使用袢利尿药治疗AKI，有非常大的争议。理论上袢利尿药可以加速肾功能的恢复，机制包括：降低肾脏代谢对氧气的需求、增加对缺血的耐受力、通过增加尿流率减少腔内阻塞和滤液回漏、增强肾血管舒张。理论上讲，这些作用会使尿液排出增加，降低了需要透析的可能性，加快了肾功能的恢复，最终提高了生存率。不过，文献中对袢利尿药作用也有相反的报道。大多数研究表明袢利尿药可以使尿量有所改善，但对生存率和是否需要透析没有影响。也有一些报告显示，袢利尿药可能使肾功能恶化。部分原因可能是由于前负荷过度减少，导致肾血管收缩。因此，袢利尿药仅限用于循环容量超负荷和水肿的情况，而不是为了加速肾功能的恢复或提高生存率。

相当剂量的袢利尿药(呋塞米、布美他尼、托拉塞米和依他尼酸)具有同等效力。药物选择的基础是根据副作用、成本和药代动力学。依他尼酸耳毒性发生率明显高于其他袢利尿药，因此，其使用仅限于对其他袢利尿药中磺胺成分过敏的患者。

耳毒性是呋塞米的一个明确的副作用，静脉给药速度超过4mg/min时其发病率增高。托拉塞米尚未有引起耳毒性的报道。

几种袢利尿药的药代动力学有差异。50%的呋塞米由肾脏以原形排出体外，其余的在肾与葡糖苷酸结合后排出体外。相反，肝脏分别代谢降解50%的布美他尼和80%的托拉塞米。因此，AKI患者体内呋塞米的半衰期会延长。托拉塞米和布美他尼的生物利用度高于呋塞米。布美他尼和托拉塞米静脉与口服利用率比是1：1，呋塞米口服生物利用度大约是50%，报告的范围是10%～100%。

呋塞米和布美他尼都以常用剂型出售，价格一般低于托拉塞米。

当给予相当剂量的袢利尿药时，它们具有类似的药代动力学特点。因为袢利尿药从肾小管的管腔侧发挥作用，因此其在尿液中的分泌与利尿效果相关。干扰有机酸分泌的物质，如肾疾病使内源性有机酸积聚，可以竞争性抑制袢利尿药的分泌，因此，可能需要大剂量袢利尿药，以确保有足够的药物到达肾小管腔。此外，尿钠排泄最大时，袢利尿药有天花板效应，一般认为没有必要使用非常大剂量的呋塞米(例如1g)，而且有可能增加耳毒性的风险。

肾自适应机制限制袢利尿药治疗效果。当亨利袢中利尿药浓度降低时，就会发生利尿后水钠潴留。可以通过减少用药间隔(即用药更频繁)或连续输注使这种效应最小化。对于肌酐清除率为25mL/min或更高的患者，以10mg/h的起始剂量给予呋塞米是合理的。对于肌酐清除率小于20mg/h的患者，合理的起始剂量为20mg/h。对于输液给药，建议使用负荷剂量。连续输注袢利尿药可能会比丸剂给药更容易调节用量，需要更少的护理管理时间，产生更少的不良反应。

延长使用袢利尿药可导致继发性利尿药耐药。首先远曲小管内钠的过度递送，可导致远曲小管细胞增生，其次，远曲小管增加氯化钠的吸收，干扰了袢利尿药对钠排泄的效果。远曲小管利尿药，如美托拉宗或氢氯噻嗪，与袢利尿药联用可产生协同作用，使尿量增加。目前没有数据支持远曲小管利尿药的作用强于其他的利尿药。一般在使用袢利尿药30～60min前使用远曲小管利尿药，对这一用法的原因尚未有研究，这种用法可以使钠在进入亨利袢之前，在远曲小管抑制钠的重吸收。

静脉注射呋塞米治疗AKI常用的开始剂量是40mg。布美他尼和托拉塞米合理的起始剂量分别为1mg和20mg。使用利尿药的效果可以通过比较每小时患者的出入量平衡来确定。如果需要，应该开始使用减少容量负荷方法，如限制液体摄入和提高静脉药物的浓度。如果尿量不增加到约1mL/(kg·h)，呋塞米用量可提高到160～200mg。给药频率应该根据患者的反应、限制钠的摄入能力以及利尿作用的持续时间来调整。可以顺序启动其他利尿效果的方法如：①用药间隔缩短。②加入氢氯噻嗪或美托拉宗。③换用连续输注袢利尿药。在使用连续输液和增加输液速度前，应该首先使用负荷剂量。当使用高剂量的袢利尿药，尤其是与远曲小管利尿药联合使用时，应该监测患者的血流动力学和体液状态。至少每天检测一次患者的电解质状态，以防止严重的利尿和电解质异常，如低钾血症。一种袢利尿药换到另一种不会对患者产生更好的效果，因为它们作用机制相似。

2. 其他利尿药

噻嗪类利尿药，单剂使用时一般不会有效地去除体液。也不推荐使用甘露醇治疗AKI时的容量超负荷。甘露醇通过肾小球滤过被从身体清除。在肾功能不全的患者，甘露醇排泄减少，导致血容量增加和高渗。保钾利尿药，抑制远端肾单位和集合管重吸收钠，不能充分有效地排出液体。此外，它们还增加已经处于危险的患者患高钾血症的风险。因此，袢利尿药是治疗AKI容量超负荷时的首选利尿药。

3. 多巴胺

低剂量的多巴胺(LDD)，从0.5～3mg/(kg·min)，主要是刺激多巴胺-1受体，导致肾血管舒张，增加肾血流量。但这一效应只在健康的、正常血容量、正常肾功能的个体中得到证实，对AKI患者缺乏有效的数据支持。评估LDD疗效最全面的研究，是澳大利亚和新西兰重症监护协会 (ANZICS) 临床试验组的研究。与安慰剂对照，他们没有发现 LDD 可以改变 Scr 峰值、需要肾替代治疗、留住重症监护病房的时间以及生存率。

LDD 并不是没有不良反应，但大部分研究未能评估其潜在的毒性。与 LDD 相关的不良反应包括：心动过速、心律失常、心肌缺血、呼吸抑制、肠缺血、感染抵抗力减弱。此外，有明显的受体重叠激活现象。因此，使用认为只会激活多巴胺受体的多巴胺剂量，可以通过影响β或α-肾上腺素受体而增加心排血量和升高血压。ANZICS 临床研究的结果、缺乏确凿证据的许多早期研究以及其他几个荟萃分析表明，没有指征显示 LDD 可以治疗 AKI。

4. 非诺多泮

非诺多泮是一种选择性多巴胺受体激动药，已被批准用于短期治疗严重的高血压。因为不刺激多巴胺 -2、α- 肾上腺素能受体、β- 肾上腺素能受体，因此非诺多泮可以使肾血管舒张，但比多巴胺的非肾性作用小。对血压与肾功能正常个体，非诺多泮可以增加肾血流量，而不降低收缩压。虽然非诺多泮在初步的 AKI 动物模型研究中的结果是令人鼓舞的，但很少有研究评估其治疗 AKI 的疗效。一项比较非诺多泮和安慰剂治疗早期 ATN 的前瞻性随机对照研究表明，在需要透析和病死率上，两者没有显著性差异。对败血症患者治疗的第二个前瞻性随机对照研究表明，非诺多泮与安慰剂组相比，可以降低已经升高的 Scr，但在需要透析和病死率上，两者没有差异。所以在推荐使用非诺多泮治疗 AKI 前，应该进行大型前瞻性的临床试验研究。其他正在评估的可用于治疗 AKI 的药物包括：心房钠尿肽、尿钠素。

（三）非药物治疗

1. 肾替代疗法

对于 AKI 确诊的患者，如果容量超负荷的患者对利尿药效果差，应使用透析作为肾替代疗法，以减少含氮废物的积聚，纠正电解质和酸碱的异常，促进肾功能的恢复。有 5% ～ 30% 进行透析治疗的 AKI 患者肾功能不能恢复，将需要维持长期的透析治疗。造成这种情况的部分原因可能是由于基础疾病，因为 AKI 常见于多器官功能衰竭的患者。治疗 AKI 的透析方式常用的有两种：间歇性血液透析 (IHD) 和连续性肾脏替代治疗 (CRRT)。IHD 是一种高效的透析形式，以较高的血流速度，不同的频次，透析几个小时 (通常是 1 次 /d 或每周 3 ～ 5 次)。CRRT 治疗血流速度慢，提供 24h 连续的溶质清除。CRRT 治疗的主要优点是血流动力学稳定和体液容量控制得更好，尤其是对不能耐受快速体液去除的患者。CRRT 治疗主要的缺点是需要持续地护理、不断抗凝、透析机频繁的凝血块阻塞，患者不能活动和成本增加。在病死率和肾功能恢复方面，没有确凿的证据表明一种透析方法比另外一种更好。因此，选择 CRRT 还是 IHD 要看患者的病情和特定医疗机构对某种透析方式的使用情况。

研究表明，不论使用哪种透析方式，与不需要透析的 AKI 患者比，接受透析的患者肾功能恢复率降低。这可能是因为血液透析诱发低血压，造成肾脏进一步的缺血性。另外，患者的血液接触生物不相容透析膜（卡普罗芬或醋酸纤维素）会引起补体和白细胞活化，从而使中性粒细胞浸润肾脏，释放出血管收缩物质，从而延长肾功能不全的时间。聚砜、聚丙烯、聚甲基丙烯酸甲酯等物质组成的合成膜被认为具有更好的生物相容性，激活补体的可能性小。一般情况下，合成膜比纤维素膜昂贵。最近的几项测试分析发现，使用生物相容性膜和生物非相容性膜，病死率无差异。有关使用生物相容性膜是否会使患者有更好的预后的争论仍在继续。

2. 支持疗法

AKI 的支持治疗，包括提供足够的营养、纠正电解质和酸碱异常（特别是高钾血症和代谢性酸中毒）、体液平衡和纠正任何血液异常。因为 AKI 往往伴有多器官功能衰竭，所以还包括药物治疗感染、心血管和胃肠道的病症以及呼吸衰竭。最后，根据预测的患者的 GFR，应对所有的药物进行核查和剂量调整。

五、急性肾功能衰竭的预防

（一）预防

预防 AKI 特别是对于高危个体最好的措施，是不要使用已知可以造成 AKI 的药物。氨基糖苷类抗生素、ACE 抑制剂、血管紧张素受体阻滞剂、两性霉素 B、非甾体类抗感染药、环孢素、他克莫司、影像学造影剂具有明显的肾毒性作用。不幸的是，一个有效的、非肾毒性的替代药物对于一个特定的患者并不总合适。必须考虑选择一个具有肾毒性药物的风险和收益比最小的。例如严重的革兰氏阴性菌感染可能需要双联抗生素，根据培养和药敏结果，氨基糖苷类抗生素治疗可能是有必要的。在这样的情况下，就要考虑其他减少 AKI 风险的措施。因此，确定患者有发展成为 AKI 的高风险，采取措施防止其发生或降低其严重性是关键。

（二）药物导致的急性肾功能衰竭

1. 氨基糖苷类

氨基糖苷类（庆大霉素、妥布霉素、阿米卡星）可导致非少尿性内源性 AKI。损伤是由于氨基糖苷类药物可结合于肾皮质中的近曲小管上皮细胞，造成细胞摄取障碍和细胞死亡。在临床实践中，所有氨基糖苷类药物被认为具有同样的肾毒性，对所有的氨基糖苷类药物都应采取同样的预防措施。暴露于高累积的药物会增加氨基糖苷类抗生素引起的 AKI 的发病率。其他的危险因素包括：氨基糖苷类抗生素疗程延长（通常长于 7 ～ 10d）、预先存在慢性肾脏疾病、高龄。即使一些革兰氏阴性菌对其他抗生素耐药，需要用氨基糖苷类，对于 AKI 个体或有高风险发展为 AKI 的个体也应该考虑用其他抗生素替代氨基糖苷类。可以减少药物暴露的常规给药（每天多次）方法包括：维持庆大霉素和妥布霉素低浓度，小于 2mg/mL（阿米卡星小于 10mg/mL），减少治疗时间，避免重复氨基糖苷类治疗。共同暴露于其他肾毒性药物和脱水剂也可使AKI恶化。联合使用万古霉素和氨基糖苷类是否比单独使用氨基糖苷类引起AKI的发病率高，目前的资料意见不一致。氨基糖苷类诱发的AKI在停药后通常是可逆的，然而，为了改善肾功能，个体可能需要透析。同时减少肾毒性的方法是延长给药间隔(例如1次/d)。延长给药间隔的目的是最大限度地发挥药物的抗微生物效应，同时使肾毒性的发生率降低。研究表明，氨基糖苷类具有浓度依赖性杀菌效应和延长的后抗生素效应。通过延长氨基糖苷类给药间隔，可减少肾毒性发病率的机制是：通过高的、短暂的药物浓度，使近曲小管摄取达饱和。一旦饱和，剩下的氨基糖苷类分子就可以从近曲肾小管通过，从尿液中排泄，因此，在24h内细胞摄取的药物就较少。研究得出的一个一致结论是：延长氨基糖苷类抗生素给药间隔与常规给药方法相比，疗效相同，但不增加肾毒性，一些研究甚至发现肾毒性小于常规给药。氨基糖苷类抗生素也可能导致听力损伤和前庭毒性，耳毒性的发病率在延长间隔给药和常规给药是类似的。延长药物暴露时间、反复治疗、同时使用其他耳毒性药物会增加毒性。对于有预先存在的肾脏疾病、不需要高药物浓度的疾病(例如尿路感染)、有高动力药物清除(如烧伤患者)以及怀疑药代动力学有改变或耳毒性风险高的患者，不推荐使用延长给药间隔的方法。

2. 两性霉素B

在用传统的脱氧胆酸盐制剂治疗的患者中，两性霉素B诱导的AKI发生率多达49%～65%。肾毒性是由于肾动脉血管收缩和远曲小管上皮细胞损伤造成的。危险因素包括：每天高剂量、累积剂量大、已经存在肾功能不全、脱水、同时使用其他肾毒性药物。已经开发出三种以脂质为基础的两性霉素B制剂：两性霉素B脂质体制剂、两性霉素B胶体分散制剂和两性霉素B酯类制剂，用于提高疗效和减低毒性，尤其是肾毒性。报道显示，这些制剂的肾毒性发生率范围为15%～25%降低肾毒性的机制尚未完全阐明，可能是将两性霉素B更好地递送到感染部位，而减弱与肾脏的亲和力。对于有发展为AKI危险因素的个体，建议使用脂质制剂。静脉注射生理盐水也可以减轻与两性霉素B相关的肾毒性。三种脂质制剂的肾毒性是否有显著差异，目前还不清楚。

有一篇文献综述总结了1997—2007年脂质制剂的比较性研究，发现只两性霉素B脂质体制剂和两性霉素B酯类制剂的比较性研究，而且主要是观察性研究。9个研究表明：两性霉素B脂质体制剂和两性霉素B酯类制剂的AKI发病率相似。但一个前瞻性、随机对照研究表明，在发热的、中性粒细胞缺乏的患者，使用5mg/(kg·d)两性霉素B酯类制剂(14.8%)比使用5mg/(kg·d)两性霉素B脂质体制剂(42%)，肾毒性发生率低。还需要做大规模的、前瞻性的研究，来确定这些药物肾毒性的差异性。

3. 造影剂

在放射影像学研究时要使用血管内造影剂，它们引起AKI的风险有很好的文献记录。发展成为AKI的高危患者包括：慢性肾疾病、糖尿病肾病、脱水、高剂量造影剂。造影剂是水溶性、三碘化的苯甲酸盐，由于其渗透压超过血浆渗透压，所以可以导致渗透性利尿。其肾毒性机制尚不完全清楚，可能涉及直接肾小管毒性、肾缺血、肾小管阻塞等。泛影葡胺和碘他拉葡胺是离子型造影剂。碘海醇、碘帕醇、碘佛醇、碘普罗胺是非离子型药物。在发展为AKI的低危患者中，离子和非离子型药物肾毒性的发生率是相似的。然而，在高危患者中，离子型造影剂造成的肾毒性明显增高。对有慢性肾疾病，Scr大于1.5mg/L(133nmol/L)的糖尿病患者，使用非离子型和离子型造影剂，肾毒性的发生率分别为33.3%和47.7%。非离子型药物的成本大约高10倍，这可能会限制所有接受放射学检查患者中的常规使用。

用于减少由造影剂引起的肾病的治疗措施包括：细胞外扩容、最小化使用造影剂、口服乙酰半胱氨酸。茶碱、非诺多泮、袢利尿药、甘露醇、多巴胺和钙拮抗剂对AKI没有影响或可能使之恶化。

最有效的减少由造影剂引起的肾病的治疗措施是细胞外扩容。最近的几项研究比较了等渗氯化钠(0.9%)、半张生理盐水(0.45%)和口服补液的疗效。在预防肾病方面，等渗液体优于低渗液体。常用的方案是在造影前或造影后12h内，静脉注射等渗氯化钠[1mL/(kg·h)]。对充血性心力衰竭、左心功能不全和明显肾功能不全的患者补液时要谨慎。尽管研究仍有争论，最近的证据表明：水化，外加碳酸氢钠碱化肾小管液，可减少自由基的形成，减少氧化损伤。大多数研究在造影前以3mL/(kg·h) (154mg/L)的速度给予碳酸氢钠水化，造影中和造影后6h内以1mL/(kg·h)给药。需要大型的、随机临床试验来得出明确的结论。

最大限度地减少使用造影剂的剂量在预防肾病上是有益的。部分研究表明，造影剂剂量与肾毒性有直接关系。在高危患者中，应该考虑使用其他诊断措施来避免使用造影剂。但并非总是可行的。此外，避免在短期内接受多次造影检查，肾功能在此期间内可以恢复正常。

因为造影剂诱发的AKI病理生理涉及活性氧的产生，因此有人研究了预防性使用抗氧化剂乙酰半胱氨酸的效果。一个小样本研究中，在造影的前一天和当天，口服乙酰半胱氨酸600mg，一天两次，可以减少AKI的发病率，但没有评估患者的病死率和住院时间。此后，至少有25个口服乙酰半胱氨酸疗效评价的研究，结果好坏参半。此外，一系列荟萃分析对得出不同结论的研究进行了分析。这些研究在人群、样本大小、造影剂相关肾病的定义、使用造影剂的种类、水化、乙酰半胱氨酸的剂型各不相同，从而很难解释他们的综合结果。虽然没有数据确定乙酰半胱氨酸可以防止AKI的发展，特别是对病死率、需要透析和住院时间的长短有影响，但是乙酰半胱氨酸在许多医院常规使用，这是由于其成本低，低剂量口服安全、副作用小。值得注意的是，乙酰半胱氨酸不能替代充分水化，水化仍然是避免造影剂肾病的首选处理方法。

非诺多泮不会降低造影剂相关肾病的发病率，由于其降压作用，可能使肾功能恶化。

4. 环孢素和他克莫司

环孢素和他克莫司是钙调神经磷酸酶抑制药，作为肾脏、肝脏、心脏、肺、骨髓移植患者免疫抑制治疗方案的一部分使用。此外，用于治疗自身免疫性疾病，如银屑病和多发性硬化症。导致 AKI 的发病机制是肾血管收缩，常发生在治疗的第 6 ～ 12 个月，减少药量或停药可以逆转此病理过程。危险因素包括高剂量、血药浓度升高、老龄化、与其他肾毒性药物一起使用。环孢素和他克莫司绝大部分通过肝脏细胞色素 $P_{450}3A_4$ 途径代谢，抑制其代谢的药物 (如红霉素、克拉霉素、氟康唑、酮康唑、维拉帕米、地尔硫䓬、尼卡地平) 可诱发 AKI。因为诱发 AKI 是剂量依赖性的，所以仔细监测环孢素和他克莫司的浓度，可以最大限度地减少其发生。然而，在正常或偏低血药浓度，环孢素或他克莫司也可以引起 AKI。此外，还有一些证据表明，钙通道阻滞剂通过扩张入球小动脉，对肾脏具有保护作用，因此在肾移植患者是经常优先使用的降压药物。

在肾脏移植患者中，往往很难区分急性排斥反应和 AKI，因为这两种疾病具有类似的症状和体征。

5. ACE 抑制剂和 ARBs

当肾血流量降低时，血管紧张素Ⅱ产生增加，导致出球小动脉收缩，使得肾小球毛细管压力和 GFR 得以维持。使用 ACE 抑制剂或 ARB 类药物的患者，血管紧张素Ⅱ合成减少，从而扩张出球小动脉，使肾小球毛细管压力和 GFR 降低。造成 AKI 的危险因素包括：预先存在肾功能不全、严重的动脉粥样硬化、肾动脉狭窄、血容量不足、严重 CHF。AKI 往往在几天之内发生，血液中尿素氮 (BUN) 和肌酐迅速升高。停药后通常会使肾功能恢复到基础水平。在严重 CHF 患者，相对于 ACE 抑制剂或 ARBs 对血流动力学的改善，轻微的肾功能下降是可以接受的。

6. 非类固醇消炎药

非甾体类抗感染药 (如布洛芬、萘普生、舒林酸) 通过抑制前列腺素介导的肾血管舒张，同样可以引起肾前性 AKI。危险因素与 ACE 抑制剂和 ARBs 类似。另外的危险因素包括：肝腹水、系统性红斑狼疮、高龄。往往在用药治疗几天后起病，患者通常出现少尿。停药后病理机制通常是可逆的。选择性抗 COX-2 药物与传统的、非选择性 NSAIDs 具有类似的危险性。

7. 其他药物

其他常常被认为可以导致 AKI 的药物包括：阿昔洛韦、阿德福韦、卡铂、西多福韦、顺铂、更昔洛韦、膦甲酸钠、茚地那韦，甲氨蝶呤、喷他脒、利托那韦、磺吡酮和替诺福韦。

第二节　肾结石

一、肾结石的病因与发病机制

尿路结石是泌尿系统的常见疾病之一。随着我国经济的发展和饮食结构的改变，我国尿路结石的发病率呈逐年上升的趋势。近 20 年来，微创技术的发展使尿路结石的治疗发生了革命性的进步。尿路结石按部位可分为上尿路（肾和输尿管）结石和下尿路（膀胱和尿道）结石。其中上尿路结石约占 80%。肾结石是尿路结石中最常见的疾病，本章重点介绍肾结石，其他部位的结石分别在相应器官的章节中介绍。

我国尿路结石总的发病率为 1% ～ 5%。结石的发生率与患者的性别、年龄、种族、体重指数、职业、水的摄入量、水质、气候和地理位置有关。

尿路结石多发于中年男性，男女比为 (2 ～ 3) ：1。男性的高发年龄为 30 ～ 50 岁，女性有两个发病高峰，35 岁和 55 岁，近年来女性的尿路结石发病率有增高趋势。肥胖患者容易患尿酸结石和草酸钙结石，可能与胰岛素抵抗造成低尿 pH 和高尿钙有关。从事高温作业的人员尿路结石的发病率高，与其出汗过多、机体水分丢失有关。南方地区和沿海诸省市区的发病率可高达 5% ～ 10%，在这些地区，尿路结石患者可占泌尿外科住院患者的 50% 以上，这与日照时间长、机体产生较多 VitD3 和高温出汗水分丢失有关。水的硬度高低与尿路结石的发生率之间没有定论，但大量饮水确实可以降低尿路结石发生的风险。经济发达地区居民饮食中蛋白和碳水化合物比例较高，其肾结石的发生比例较高。

（一）肾结石的种类

肾结石由基质和晶体组成，晶体占 97%，基质只占 3%。由于结石的主要成分为晶体，通常按照结石的晶体成分将肾结石主要分为含钙结石、感染性结石、尿酸结石和胱氨酸结石 4 大类。不同成分的结石的物理性质、影像学表现不同。结石可以由单一成分组成，也可以包含几种成分。

（二）肾结石的病因

肾结石的形成原因非常复杂。包括四个层面的因素：外界环境、个体因素、泌尿系统因素以及尿液的成石因素。外界环境包括自然环境和社会环境，流行病学中提到的气候和地理位置属于自然环境，而社会经济水平和饮食文化属于社会环境。个体因素包括：种族和遗传因素、饮食习惯、代谢性疾病和药物等。泌尿系统因素包括肾损伤、泌尿系统梗阻、感染、异物等。上述因素最终都导致尿液中各种成分过饱和、抑制因素的降低、滞留因素和促进因素的增加等机制，导致肾结石的形成。

与肾结石形成有关的各种代谢性因素包括：尿 pH 异常、高钙血症、高钙尿症、高草酸尿症、高尿酸尿症、胱氨酸尿症、低枸橼酸尿症等。其中常见的代谢异常疾病有：甲状旁腺功能亢进、远端肾小管性酸中毒、痛风、长期卧床、结节病、皮质醇增多或肾上腺功能不全、甲状腺功能亢进或低下、急性肾小管坏死恢复期、多发性骨髓瘤、小肠切除、Crohn 病、乳 - 碱综合征等。

药物引起的肾结石占所有结石的 1% 左右。药物诱发结石形成的原因有两类。一类为能够诱发结石形成的药物，包括钙补充剂、维生素 D、维生素 C(每天超过 4g)、乙酰唑胺 (利尿剂) 等，这些药物在代谢的过程中导致了其他成分结石的形成。另一类为溶解度低的药物，在尿液浓缩时析出形成结石，药物本身就是结石的成分，包括磺胺类药物、氨苯蝶啶、茚地那韦 (抗病毒药物) 等。

尿路梗阻、感染和异物是诱发肾结石的主要局部因素，而梗阻、感染和结石等因素可以相互促进。各种解剖异常导致的尿路梗阻是肾结石形成的重要原因，临床上容易引起肾结石的梗阻性疾病包括机械性梗阻和非机械性梗阻两大类。其中机械性梗阻原因包括：肾小管扩张 (髓质海绵肾)、肾盏盏颈狭窄 (包括肾盏憩室、肾盏扩张)、肾盂输尿管连接部狭窄、马蹄肾及肾旋转不良、重复肾盂输尿管畸形、输尿管狭窄 (包括炎症性、肿瘤、外压性因素)、输尿管口膨出等。非机械性梗阻原因包括：神经源性膀胱、膀胱输尿管反流和先天性巨输尿管等。反复发作的泌尿系统感染、肾盂肾炎是导致感染性肾结石的常见原因。

了解结石的成分和病因，对于肾结石的治疗和预防有重要的指导意义。

二、肾结石的临床表现

(一) 症状

肾结石的临床表现多样。常见症状是腰痛和血尿，部分患者可以排出结石，此外还可以出现发热、无尿、肾积水、肾功能不全等表现。不少患者没有任何症状，只在体检时偶然发现。应当注意，无症状并不意味着患者的肾功能正常。

1. 疼痛

40% ～ 50% 的肾结石患者有腰痛症状，发生的原因是结石造成肾盂梗阻。通常表现为腰部的酸胀、钝痛。如肾结石移动造成肾盂输尿管连接部或输尿管急性梗阻，肾盂内压力突然增高，可造成肾绞痛。肾绞痛是上尿路结石的典型症状，表现为突然发作的脊肋角和腰部的刀割样疼痛，常伴有放射痛，受累部位为同侧下腹部、腹股沟、股内侧，男性可放射到睾丸和阴茎头，女性患者放射至阴唇。发作时，患者表情痛苦、坐卧不宁、辗转反侧、排尿困难、尿量减少，可以出现面色苍白、出冷汗、恶心、呕吐、低热等症状，甚至脉搏细速、血压下降。肾绞痛发作持续数分钟或数小时，经对症治疗可缓解，也可以自行缓解，缓解后可以毫无症状。肾绞痛可呈间歇性发作。部分患者疼痛呈持续性，伴阵发性加重。

2. 血尿

血尿是肾结石的另一常见临床表现，常常在腰痛后发生。血尿产生的原因是结石移动或患者剧烈运动导致结石对集合系统的损伤。约 80% 患者可出现血尿，但大多数患者只表现为镜下血尿，其中只有 10% 左右的患者表现为全程肉眼血尿。部分患者可以只出现无痛性全程肉眼血尿，需要与泌尿系统肿瘤等其他疾病进行鉴别诊断。

3. 排石

患者尿中排除结石时，可以确诊尿路结石诊断。应收集排出的结石并进行成分分析，以发现可能的代谢因素，利于结石的治疗和预防。排石常在肾绞痛发作后出现，也可以不伴有任何痛苦。

4. 发热

肾绞痛时可能伴有或不伴有低热。由于结石、梗阻和感染可互相促进，肾结石造成梗阻可继发或加重感染，出现腰痛伴高热、寒战。部分患者可表现为间断发热。感染严重时可造成败血症。出现发热症状时，需要引起高度重视，及早进行抗感染、引流尿液处理，以预防全身严重感染的发生。

5. 无尿和急性肾功能不全

双侧肾结石、功能性或解剖性孤立肾结石阻塞造成尿路急性完全性梗阻，可以出现无尿和急性肾后性肾功能不全的表现，如水肿、恶心、呕吐、食欲减退等。出现上述情况，需紧急处理，引流尿液。无尿患者可以伴或不伴腰痛。

6. 肾积水和慢性肾功能不全

单侧肾结石造成的慢性梗阻常不引起症状，长期慢性梗阻的结果可能造成患侧肾积水、肾实质萎缩。孤立肾或双侧病变严重时可发展为尿毒症，出现贫血、水肿等相应临床表现。

（二）体征

肾结石造成肾绞痛、钝痛时，临床表现为“症状重、体征轻”。典型的体征是患侧肾区叩击痛。脊肋角和腹部压痛可不明显，一般不伴腹部肌紧张。肾结石慢性梗阻引起巨大肾积水时，可出现腹部包块。

三、肾结石的诊断

（一）肾结石的诊断原则

1. 诊断依据

为病史、症状、体征、影像学检查和实验室检查。

2. 通过诊断需要明确

是否存在结石、结石的位置、数目、大小、形态、可能的成分、肾脏功能、是否合并肾积水、是否合并尿路畸形、是否合并尿路感染、可能的病因以及既往治疗等情况。这些因素都在肾结石的治疗和预防方法选择中起重要作用。

3. 鉴别诊断

肾结石应当与泌尿系统结核、各种可能出现肾脏钙化灶的疾病、各种引起上尿路梗阻的疾病相鉴别。

（二）病史

对于所有怀疑尿路结石诊断者，都应当全面采集病史，包括家族史、个人史和既往结石症状的发作和治疗等。25% 的肾结石患者存在结石家族史。了解患者的居住和工作环境、饮食习惯、水摄入量，以及是否存在痛风、甲状旁腺功能亢进、远端肾小管性酸中毒、长期卧床、结节病、维生素 D 中毒、皮质醇增多或肾上腺功能不全、甲状腺功能亢进或低下、急性肾小管坏死恢复期、多发性骨髓瘤等各种代谢性疾病。既往结石发作情况、排石情况、治疗方法及结局、结石成分分析结果等。

（三）影像学检查

明确肾结石的主要影像学检查为 B 超、泌尿系统平片 (KUB) 及静脉尿路造影 (IVU) 和腹部 CT。通过影像学检查不但要明确是否存在肾结石，还需明确肾结石的位置、数目、大小、形态、可能的成分、是否合并肾积水、是否合并尿路畸形等情况。当然，诊断肾结石的同时，还应当明确尿路其他部位是否存在结石。磁共振、逆行造影、顺行造影和放射性核素检查在肾结石及其相关诊断中也有一定的作用。

1. B 超

由于 B 超简便、快捷、经济、无创，对肾结石的诊断准确性较高，是《CUA 尿路结石诊疗指南》推荐的检查项目。B 超可以发现 2mm 以上的肾结石，包括透 X 线的尿酸结石。B 超还可以了解是否存在肾积水。肾结石的 B 超表现为肾脏集合系统中的强回声光团伴声影，伴或不伴肾盂肾盏扩张。肾结核的钙化在 B 超上的部位在肾实质，同时可能发现肾实质的破坏和空洞。但 B 超检查的不足之处是对于输尿管结石的诊断存在盲区，对肾功能的判断不够精确，对肾脏的钙化和结石的鉴别存在一定困难。

2. 泌尿系统平片

KUB 是《CUA 尿路结石诊疗指南》推荐的常规检查方法。摄片前需要排空肠道，摄片范围包括全泌尿系统，从 11 胸椎至耻骨联合。90% 左右的肾结石不透 X 线，在 KUB 平片上可显示出致密影。KUB 平片可初步判断肾结石是否存在，以及肾结石的位置、数目、形态和大小，并且初步地提示结石的化学性质。在 KUB 平片上，不同成分的结石显影程度从高到低依次为：草酸钙、磷酸钙和磷酸镁铵、胱氨酸、含钙尿酸盐结石。纯尿酸结石和黄嘌呤结石能够透过 X 线，在 KUB 平片上不显影，称为透 X 线结石或阴性结石。胱氨酸结石的密度低，在 KUB 平片上的显影比较浅淡。应当注意，KUB 片上致密影的病因有多种，初诊时不能只根据 KUB 平片确诊肾结石，更不能只凭 KUB 就进行体外碎石、手术等治疗。需要结合 B 超、静脉尿路造影或 CT 等与肾结核钙化、肿瘤钙化、腹腔淋巴结钙化、胆囊结石等其他致密影像鉴别。KUB 可用于肾结石治疗后的复查。

3. 静脉尿路造影

静脉尿路造影又称静脉肾盂造影 (IVP)。IVU 是《CUA 尿路结石诊疗指南》推荐的检查方法。在非肾绞痛发作期，KUB/IVU 是诊断尿路结石的“金标准”。IVU 应与 KUB 平片联合进行，通常在注射造影剂后 10min 和 20min 摄片：通过 IVU 可了解肾盂肾盏的解剖结构，确定结石在集合系统的位置，还可以了解分侧肾功能，确定肾积水程度，并与其他 KUB 平片上可疑的致密影像鉴别，KUB 平片上不显影的尿酸结石在 IVU 片上表现为充盈缺损。如一侧肾脏功能受损严重而不显影时，延迟至 30min 以上拍片常可以达到肾脏显影的目的，也可应用大剂量造影剂进行造影。应当注意，肾绞痛发作时，急性尿路梗阻可能会导致患侧尿路不显影或显影不良，对分肾功能的判断带来困难，应尽量避免在肾绞痛发作时行 IVU。

在使用造影剂时，应当注意以下问题：①使用前应进行造影剂过敏试验，对于有过敏史或可能存在造影剂过敏风险时，可在检查前应用糖皮质激素和抗组胺药物，并且避免使用离子型造影剂。②静脉使用造影剂可能导致肾脏灌注减低和肾小管损害。使用造影剂 3d 内血清肌酐增高超过 44μmol/L，如无其他合理解释，则考虑出现造影剂损害。危险因素包括：血清肌酐异常、脱水、超过 70 岁、糖尿病、充血性心衰、应用非甾体类抗感染药物或氨基糖苷类药物 (应停药 24h 以上) 等。应当避免在 48h 内重复使用造影剂。③糖尿病患者如服用二甲双胍，造影剂可能会加重其乳酸酸中毒。应在造影后停服二甲双胍 48h，如肾功能异常，还应在造影前停服 48h；如怀疑出现乳酸酸中毒，应检测血 pH、肌酐和乳酸。④未控制病情的甲状腺功能亢进者，禁用含碘造影剂。

4. 逆行造影

通过膀胱镜进行输尿管逆行插管进行造影，为有创检查，不作为肾结石的常规检查手段。在 IVU 尿路不显影或显影不良，或对造影剂过敏、不能明确 KUB 片上致密影的性质又无条件行 CT 检查时，可行逆行造影。逆行造影可以清晰直观地显示上尿路，判定是否同时存在肾盂输尿管连接部狭窄等解剖因素。传统的逆行插管双曝光已很少应用。

5. 顺行造影

已行肾穿刺造瘘者，可通过造瘘管顺行造影了解集合系统的解剖以及与结石的关系。

6. CT

CT 是《CUA 尿路结石诊疗指南》可选检查方法，CT 在尿路结石诊断中的应用越来越普及。螺旋 CT 平扫对肾结石的诊断准确、迅速，其准确率在 95% 以上，高于 KUB 和 IVU，能够检出其他影像学检查中可能遗漏的小结石。而且不需要肠道准备、不必使用造影剂、不受呼吸的影响 CT 片上结石的不同的 CT 值可以反映结石的成分、硬度及脆性，可以为体外碎石等治疗方法的选择提供参考。增强 CT 能够显示肾脏积水的程度、观察肾实质的血供和造影剂的排泌情况、测算肾实质的体积，从而反映肾脏的形态和功能。

CT 还能明确肾脏的解剖、结石的空间分布和周围器官的解剖关系，指导经皮肾镜等治疗。此外，CT 还可以发现其他腹腔内的病变。CT 增强及三维重建可以进行 CT 尿路显像 (CTU)，可以代替 IVU。由于 CT 的诸多优势，有逐步代替 KUB/IVU 成为尿路结石的首选检查方法的趋势。

7. 磁共振 (MR)

MR 对尿路结石的诊断不敏感，结石在 MR 的 T_1、T_2 加权像上都表现为低信号。但磁共振水成像 (MRU) 能够了解上尿路梗阻的形态，而且不需要造影剂即可获得与静脉尿路造影同样的效果，不受肾功能改变的影响。适合于对造影剂过敏者、肾功能受损者、未控制的甲亢患者以及儿童和妊娠女性等。

8. 放射性核素检查

肾图和肾动态显像可以评价肾功能，并不受肾功能异常的影响，在肾功能异常时可以进行该检查。肾动态显像可以了解肾脏血流灌注状况、测定分肾肾小球滤过率以及判断是否存在尿路梗阻以及梗阻性质等信息，因此对手术方案的选择以及手术疗效的评价具有一定价值。此外，甲状旁腺 99MTC-MIBI(99MTC- 甲氧异丁基异腈) 显像是甲状旁腺功能亢进的定位诊断的最佳检查方法。

（四）实验室检查

通过实验室检查可以辅助结石的诊断、了解患者的肾功能、是否合并感染、是否合并代谢性疾病等。

1. 尿常规

尿常规可以提供多种信息，在肾结石诊断中具有非常重要的意义：全部结石患者都应行尿常规检测。肾结石患者在绞痛发生后和运动后常出现镜下血尿。尿 WBC 增多和亚硝酸盐阳性表明结石合并细菌感染。尿 pH 与某些结石有关，如尿酸和胱氨酸在酸性尿中容易产生，用碱化尿液的方法进行溶石治疗时需要监测尿 pH；感染性结石患者的尿液呈碱性；如晨尿 pH 过高超过 5.8，应怀疑远端肾小管酸中毒的可能。尿中出现各种成分的结晶有助于结石的诊断。

2. 尿培养及细菌敏感药物试验

尿 WBC 增多者，应行此项检查，以指导临床进行敏感抗生素的选择。

3. 血常规

肾绞痛时可伴血 WBC 短时轻度增高。结石合并感染或发热时，血 WBC 可明显增高。结石导致肾功能不全时，可有贫血表现。

4. 血生化检查

血清肌酐、尿素氮和肾小球滤过率反映总肾功能。肾功能不全时可出现高血钾或二氧化碳结合力降低。远端肾小管酸中毒时，可出现低钾血症和血氯增高。甲状旁腺功能亢进时骨溶解增加，可导致血碱性磷酸酶增高。

5. 尿液代谢因素的检测

24h 尿的尿量、钙、磷、镁、钠、钾、氯、草酸、枸橼酸、磷酸、尿酸、尿素、胱氨酸等。标本最好留两次。标本中加入适量盐酸可以预防尿液储存过程中析出草酸钙和磷酸钙沉淀，避免维生素 C 氧化成草酸，并预防尿液中细菌生长而改变尿液某些成分。在酸化尿液中尿酸和胱氨酸发生沉淀，如需检测其中的尿酸和胱氨酸，则必须加碱使其尿酸盐沉淀溶解。添加了叠氮化钠的尿液可以进行尿酸盐分析；由于尿液存放一段时间后其 pH 可能发生改变，检测尿 pH 时需要收集新鲜晨尿。

6. 血液代谢因素的有关检查

包括血钙、磷、钾、氯、尿酸、白蛋白等。测定血钙可以发现甲状旁腺功能亢进或其他导致高钙血症的原因，测定白蛋白可以矫正结合钙对血钙浓度的影响。如血钙浓度 ≥ 2.60mmol/L，应怀疑甲状旁腺功能亢进的可能，可以重复测定血钙并测定甲状旁腺激素 (PTH) 水平。尿酸结石患者血尿酸可能增高。肾小管酸中毒可以表现为低钾血症、高氯性酸中毒。

7. 尿酸化试验

早餐后服用氯化铵 0.1g/kg 体重，饮水 150mL，上午九点开始每小时收集尿液测定 pH 并饮水 150mL，共进行 5 次。如尿 PH 值在 5.4 则不存在肾小管酸中毒。

8. 结石成分分析

自发排出的结石、手术取石和体外碎石排出的结石应进行结石成分分析，以明确结石的性质，为溶石治疗和预防结石复发提供重要依据，还有助于缩小结石代谢异常的诊断范围。结石成分分析方法包括物理方法和化学方法两类。物理分析法比化学分析法精确，常用的物理分析法是 X 线晶体学和红外光谱法。红外光谱法既可分析各种有机成分和无机成分，又可分析晶体和非晶体成分，所需标本仅为 1mg。化学分析法的主要缺点是所需标本量较多，而且分析结果不很精确，但该法简单价廉，可以基本满足临床需要。

四、肾结石的治疗

（一）肾结石的治疗原则

(1) 肾结石治疗的总体原则是：解除痛苦、解除梗阻、保护肾功能、有效祛除结石、治疗病因、预防复发。

(2) 保护肾功能是结石治疗的中心。

(3) 具体的治疗方法需要个体化，根据患者的具体情况选择适宜的治疗方法。

影响肾结石治疗的因素多样，包括患者的具体病情和医疗条件两大类。其中患者的病情包括：结石的位置、数目、大小、形态、可能的成分、发作的急缓、肾脏功能、是否合并肾积水、是否合并尿路畸形、是否合并尿路感染、可能的病因、患者的身体状况以及既往治疗等情况，都影响结石治疗具体方法的选择。此外，医疗因素包括医师所掌握的治疗结石的技术和医院的医疗条件、仪器设备，也影响了结石的治疗方法的选择。

肾结石的治疗主要包括以下内容：严重梗阻的紧急处理、肾绞痛的处理、合理有效祛除结石、病因治疗等方面。

(二)严重梗阻的紧急处理

结石引起的梗阻，如果造成肾积脓、肾功能不全、无尿等严重情况，危及患者生命，需要紧急处理。

梗阻合并感染可造成肾积脓、高热，甚至感染中毒性休克。体外冲击波碎石后输尿管“石街”形成时，容易造成急性梗阻感染。患者具有明显的腰部疼痛，体征出现明显肾区叩痛、腰大肌压迫症阳性，血白细胞明显增高。如广谱抗生素不能控制感染，需要紧急行超声或CT引导下经皮肾穿刺造瘘，充分引流，同时根据血培养或脓液的细菌培养、药物敏感试验结果，选择敏感抗生素。此时留置输尿管导管或双猪尾管亦有一定效果，但由于脓液黏稠，引流可能不充分，甚至脓液堵塞管腔。如未能留置双猪尾管，或留置双猪尾管3d体温仍得不到有效控制，此时需行肾穿刺造瘘。如引流及时充分，感染通常可以得到控制。待病情稳定后，再处理结石。

孤立肾或双肾后性完全梗阻，可造成少尿、无尿，甚至肾功能不全及尿毒症。有时患者并无明显疼痛，以无尿、恶心呕吐等症状就诊，影像学检查发现肾积水，如患者无感染表现，可行留置输尿管双猪尾管引流，如逆行插管失败，行超声引导肾穿刺造瘘。如病变为双侧，通常急诊只需处理肾实质好的一侧即可。如为急性肾后性梗阻，影像学显示肾实质厚度正常，梗阻解除后肾功能可能恢复，不必行急诊血液透析，待肾功能恢复后再处理结石。如为慢性梗阻，影像学显示肾脏萎缩、肾实质结构紊乱，则肾功能是否能恢复及恢复的程度，需要持续引流观察，而且，在这种情况下，通常需要行双侧肾脏引流。如充分持续引流肾功能不恢复，则按照慢性肾功能不全处理。应当注意，在急性肾后性梗阻解除后，可出现多尿期，一般持续2～4d，尿量可能每日超过4000mL，需要注意维持水电解质平衡。

(三)肾绞痛的治疗

肾绞痛是泌尿外科的常见急症，需紧急处理。结石导致肾绞痛的原因通常为较小结石移动到肾盂输尿管连接部或进入输尿管所导致的上尿路急性梗阻。肾绞痛治疗前应与其他急腹症相鉴别。肾绞痛的主要治疗方法为药物镇痛、解痉。

肾绞痛急性发作期可以适当限制水的入量，利尿剂的应用和大量饮水可以加重肾绞痛的发作。

肾绞痛的镇痛药物的使用遵循三级镇痛原则。一级镇痛药物为非甾体类镇痛抗感染药物。常用药物有双氯芬酸钠(扶他林，50mg，口服)、布洛芬(芬必得，0.3g，口服)和吲哚美辛栓(消炎痛，100mg，肛塞)等，具有中等程度的镇痛作用。双氯芬酸钠还能够减轻输尿管水肿，双氯芬酸钠50mg口服每日3次，可明显减少肾绞痛的反复发作。但双氯芬酸钠会影响肾功能异常者的肾小球滤过率，但对肾功能正常者不会产生影响。二级药物为非吗啡类中枢镇痛剂，常用药物为：曲马多(50mg，口服)，该药无呼吸抑制作用，无便秘，耐受性和依赖性很低。三级镇痛药物为较强的阿片类受体激动剂，具有较强的镇痛和镇静作用。常用药物有：布桂嗪(50～100mg，肌内注射)、盐酸哌替啶(杜冷丁，50mg，肌内注射)、盐酸吗啡(5mg，皮下或肌内注射)等。阿片类药物具有眩晕、恶心、便秘、呼吸抑制等副作用，对于慢性肺通气功能障碍、支气管哮喘患者禁用。该类药物可加重肾绞痛患者的恶心呕吐，在治疗肾绞痛时避免单独使用阿片类药物，一般需要配合硫酸阿托品、氢溴酸山莨菪碱(654-2)等解痉类药物一起使用。

解痉药物包括：①M型胆碱受体阻滞剂，常用药物有：硫酸阿托品(0.3～0.5mg，皮下、肌肉或静脉注射)和氢溴酸山莨菪碱(654-2，10mg，口服、肌肉或静脉注射)，可以松弛输尿管平滑肌、缓解痉挛。青光眼患者禁用该类药物。②黄体酮(20mg，肌内注射)可以抑制平滑肌的收缩而缓解痉挛，对止痛和排石有一定的疗效，尤其适用于妊娠女性肾绞痛者。③钙离子拮抗剂，硝苯地平(心痛定，10mg，口服或舌下含化)，对缓解肾绞痛有一定的作用。④α受体阻滞剂(坦索罗辛0.2mg口服、多沙唑嗪4mg口服等)，近期国内外的一些临床报道显示，α受体阻滞剂在缓解输尿管平滑肌痉挛，治疗肾绞痛中具有一定的效果。

如经上述治疗肾绞痛不缓解，则可进行留置输尿管引流或急诊体外碎石、输尿管镜手术取石等处理。

(四)排石治疗

祛除肾结石的方法包括排石、溶石、体外冲击波碎石(ES-WL)、输尿管镜碎石、经皮肾镜取石(PCNL)、腹腔镜或开放手术取石等方法。20年来，由于各种微创方法的不断发展和推广，ESWL、输尿管镜碎石、PCNL等技术的应用越来越普及，大多数肾结石可以通过上述微创方法得到有效治疗。传统的开放手术在肾结石的治疗中应用已逐步减少，但对那些需要同时解决解剖异常的结石患者，仍为一种有效治疗。具体采用何种方法治疗肾结石，主要取决于结石的大小、位置、数目、形态、成分。对于某位患者来说，应选择损伤相对更小、并发症发生率更低的治疗方式。此外，还要考虑肾脏功能、是否合并肾积水、是否合并尿路畸形、是否合并尿路感染、可能的病因、患者的身体状况以及既往治疗等情况。

1. 排石

排石治疗的适应证为：肾结石直径≤6mm、未导致尿路梗阻或感染、疼痛症状可以得到有效控制。直径≤4mm的结石自然排石率为80%，再辅以排石药物，可进一步提高排石率直径≥7mm的结石自然排石率很低。

排石治疗的措施有：①每日饮水3000mL以上，保持24h尿量2000mL，且饮水量应24h内均匀分配。②服用上述非留体类药物或α-受体阻滞剂、钙离子拮抗剂。③服用利湿通淋的中药，主要药物为车前子，常用成药有排石颗粒、尿石通等；常用的方剂如八正散、三金排石汤和四逆散等。④辅助针灸疗法，常用穴位有肾俞、中脘、京门、三阴交和足三里等。

较小肾盏结石可长期滞留，无临床表现。应严密观察，定期复查。如果结石增大，或引起的严重症状，或造成肾积水或肾盏扩张、继发感染时，应行其他外科治疗。

2. 溶石

溶石治疗是通过化学的方法溶解结石或结石碎片，以达到完全清除结石的目的，是一种有效的辅助治疗方式，常作为体外冲击波碎石、经皮肾镜取石、输尿管镜碎石及开放手术取石后的辅助治疗。主要用于尿酸结石和胱氨酸结石的治疗。溶石手段包括口服药物、增加尿量、经肾造瘘管注入药物等。其他结石也可尝试溶石治疗。

(1) 尿酸结石。①碱化尿液：口服枸橼酸氢钾钠 6 ～ 10mmol，每日 3 次，使尿液 pH 达到 6.5 ～ 7.2。尿液 pH 过高可能导致感染性结石的发生。②大量饮水，使 24h 尿量超过 2000 ～ 2500mL。③口服别嘌醇 300mg，每日 1 次，减少尿尿酸排出。④减少产生尿酸的食品的摄入，如动物内脏等，每日蛋白质摄入量限制在 0.8g/(kg·d)。⑤经皮溶石可选用三羟甲基氨基甲烷 (THAM) 液。

(2) 胱氨酸结石。①碱化尿液：口服枸橼酸氢钾钠或碳酸氢钠，使尿液 pH 维持在 7.0 以上。②大量饮水，使 24h 尿量超过 3000mL，且饮水量在 24h 内保持均匀分配。③ 24h 尿胱氨酸排出高于 3mol/L 时，可应用硫普罗宁 (α- 巯基丙酰甘氨酸) 或卡托普利。④经皮溶石可选用 0.3mol/L 或 0.6mol/L 的三羟甲基氨基甲烷 (THAM) 液，以及乙酰半胱氨酸。

(3) 感染性结石。磷酸镁铵和碳酸磷灰石能被 10% 的肾溶石酸素 (pH3.5 ～ 4) 及 Suby 液所溶解。具体的方法是在有效的抗生素治疗的同时，溶石液从一根肾造瘘管流入，从另一根肾造瘘管流出。溶石时间的长短取决于结石的负荷，完全性鹿角形结石往往需要比较长的时间才能被溶解。冲击波碎石后结石的表面积增加，增加了结石和溶石化学液的接触面积，有利于结石的溶解。该疗法的最大优点是不需麻醉即可实施，因此，也可作为某些高危病例或者不宜施行麻醉和手术的病例的治疗选择。口服药物溶石的方案：①短期或长期的抗生素治疗。②酸化尿液：口服氯化铵 1g，每日 2 ～ 3 次，或者甲硫氨酸 500mg，每日 2 ～ 4 次。③对于严重感染者，使用脲酶抑制剂，如乙酰羟肟酸或羟基脲。建议使用乙酰羟肟酸 250mg，每日 2 次，服用 3 ～ 4 周。如果患者能耐受，则可将剂量增加到 250mg，每日 3 次。

3. 有效祛除结石

祛除结石适应证包括结石直径＞ 7mm、结石造成尿路梗阻、感染、肾功能损害等。祛除结石的方法包括：体外冲击波碎石 ESWL、输尿管镜碎石、经皮肾镜取石 PCNL、手术取石等 DCUA 尿路结石诊疗指南对这些方法的选择提出了推荐性意见。下面分别对这些方法进行介绍。

(1) 体外冲击波碎石 (ESWL)：20 世纪 80 年代初体外冲击波碎石的出现，为肾结石的治疗带来了革命性变化。其原理是将液电、压电、超声或电磁波等能量，汇聚到一个焦点上，打击结石，实现不开刀治疗肾结石。曾经 ESWL 几乎用于治疗全部肾结石，包括鹿角形肾结石。但随着经验积累，人们发现了 ESWL 的各种并发症，如肾被膜下血肿、肾破裂、肾萎缩、输尿管“石街”形成、肾积脓、大结石的治疗时间长等。20 多年来，随着临床经验的积累和碎石机技术的发展，对 ESWL 的适应证、治疗原则及并发症的认识有了新的改变。第三代碎石机与早期碎石机相比，碎石效率提高，更安全，费用降低，而且更灵巧，还实现了多功能化。现代体外碎石机可具备 X 线定位和 B 超定位双重方式。由于 ESWL 具有创伤小、并发症少、可门诊进行等优点。① ESWL 的适应证：直径＞ 7mm 的肾结石。对于直径 7 ～ 20mm 大小的各种成分的肾结石，并且不合并肾积水和感染者，ESWL 是一线治疗。对于直径＞ 20mm 的肾结石，ESWL 虽然也能够成功碎石，但存在治疗次数多时间长、排石问题多等缺点，采用 PCNL 能够更快更有效地碎石。ESWL 可与 PCNL 联合应用于较大肾结石。② ESWL 的禁忌证：妊娠女性、未纠正的出血性疾病、未控制的尿路感染、结石远端存在尿路梗阻、高危患者如心力衰竭和严重心律失常、严重肥胖或骨骼畸形、腹主动脉瘤或肾动脉瘤、泌尿系活动性结核等。③治疗过程和复查：现代碎石机都采用干式碎石方式，患者平卧在碎石机上碎石。对于痛觉敏感或精神紧张者，可给予静脉镇痛药物。儿童患者，可给予全身麻醉。碎石后患者可出现血尿。可给予排石药物进行辅助。应收集尿液中的结石，进行结石成分分析。患者停止排石 2 ～ 3d 复查 KUB，以观察碎石效果，严密观察是否形成输尿管“石街”。残余结石较大者，可再次行 ESWL。残余结石较小者，应进行跟踪随访。④ ESWL 治疗次数和治疗时间间隔：ESWL 治疗肾结石一般不超过 3 ～ 5 次 (具体情况依据所使用的碎石机而定)，如结石较大或硬度较大，应该选择经皮肾镜取石术。ESWL 治疗肾结石的间隔时间目前无确定的标准，公认不能短于 1 周。通过研究肾损伤后修复的时间，现认为两次 ESWL 治疗肾结石的间隔以 10 ～ 14d 为宜。⑤影响 ESWL 效果的因素：碎石效率除了与碎石机的效率有关，还与结石的大小、数目、位置和硬度有关。

(2) 经皮肾镜取石：经皮肾镜取石术 (PCNL) 于 20 世纪 80 年代中期开始在欧美一些国家开展。它是通过建立经皮肾操作通道，击碎并取出肾结石。由于可以迅速有效地祛除肾结石，很快得到推广。但是，早期的 PCNL 由于并发症较多、碎石效率低，经历了数年的低谷。随着各种肾镜的改进、激光、超声气压弹道碎石技术的开发，PCNL 在 20 世纪 90 年代以来，得到了更广泛的应用。1997 年国外学界提出微创经皮肾镜取石术 (MPCNL)，以减少手术并发症与肾实质的损伤，但仅用于治疗直径＜ 2cm 的肾结石、小儿肾结石或需建立第二个经皮肾通道的病例。我国学者从 1992 年开始采用“经皮肾微造瘘、输尿管镜碎石取石术”，随着手术技巧日趋熟练与腔镜设备的改进，1998 年提出有中国特点的微创经皮肾镜取石术 (PCNL)，并逐步在全国推广应用，使经皮肾镜取石技术的适应证不断扩大，并应用于大部分 ESWL 和开放手术难以处理的上尿路结石。近年来大宗回顾性临床报道表明此方法较标准 PCNL 更易掌握和开展，成功率高，并发症较国外技术低。现在，经皮肾镜取石技术在肾结石的治疗中发挥着越来越重要的作用。

1) PCNL 适应证：各种肾结石都可经 PCNL 治疗，对于直径＞ 2cm 的肾结石和直径＞ 1.5cm 的肾下盏结石是一线治疗 (无论是否伴有肾积水)。还包括：ESWL 难以击碎的直径＜ 2cm 的肾结石、肾结石合并肾积水者，胱氨酸结石，有症状的肾盏或憩室内结石，蹄形铁肾结石，移植肾合并结石，各种鹿角形肾结石等。

2) 禁忌证：①凝血异常者：未纠正的全身出血性疾病；服用阿司匹林、华法林等抗凝药物者，需停药 2 周，复查凝血功能正常才可以进行手术。②未控制的感染：合并肾积脓者，先行肾穿刺造瘘，待感染控制后，行Ⅱ期 PCNL。③身体状态差，严重心脏疾病和肺功能不全，无法承受手术者。④未控制的糖尿病和高血压者。⑤脊柱严重后凸或侧凸畸形、极度肥胖或不能耐受俯卧位者为相对禁忌证，可以采用仰卧、侧卧或仰卧斜位等体位进行手术。

3) PCNL 技术特点：PCNL 技术的核心是建立并维持合理的经皮肾通道。合理的经皮肾通道的基本组成为：皮肤 — 肾皮质 — 肾乳头 — 肾盏 — 肾盂。皮肤穿刺点多选在腋后线，经肾的背外侧少血管区域进入肾实质，出血的风险较低。至于穿刺肾的上、中、下盏，要便于操作、能最大限度地取出肾结石。

PCNL 分为Ⅰ期和Ⅱ期。Ⅰ期 PCNL 是建立通道后马上进行碎石，适用于各种肾结石；Ⅱ期 PCNL 是在建立通道 5 ～ 7d 后再行碎石，适用于合并感染、肾后性肾功能不全者需要引流者；Ⅰ期操作出血明显或残余结石者。Ⅰ期的优点是：一次操作、患者痛苦小、住院时间短、费用低，结石是否合并肾积水都可进行。缺点是：容易出血、视野不清，由于窦道未形成，操作鞘脱出后容易失败。Ⅱ期手术的优点是：窦道已经形成，出血少、视野清晰。缺点是患者治疗时间长，对于不积水的肾结石不易建立通道，而且由非手术医师建立的皮肾通道可能不是最佳通道，不利于术者操作。

通道的大小可以 F14 ～ F30。一般将 F14 ～ F20 称为微造瘘 mPCNL，F22 ～ F24 称为标准通道，F26 ～ F30 称为大通道。大多数肾结石可以通过单个通道治疗，对于复杂肾结石可以建立两个或多个通道。

4) 术前准备：①影像学检查：术前需要进行必要的影像学检查，包括 KUB/IVP 加 CT 平扫，或 KUB 加 CT 增强。术前需要明确肾结石的数目、大小、分布，并对肾脏及周围器官的解剖进行仔细评估，以选择最佳穿刺通道，以避免并发症的发生。②控制感染：尿常规异常、与结石有关的发热者，需要控制感染。治疗前应根据尿培养药敏试验选择敏感的抗生素，即使尿培养阴性，手术当天也应选用广谱抗生素预防感染。③签署患者知情同意书：虽然 PCNL 是一种微创手术，但它仍然存在一定风险，手术前应将残余结石、出血、周围器官损伤、情况严重时需中转开放手术，甚至需要行肾切除等情况以书面的形式告知患者及其家属。

5) Ⅰ期 PCNL 手术步骤：①麻醉：连续硬膜外麻醉，或蛛网膜下腔麻醉联合连续硬膜外麻醉，或全麻。②留置输尿管导管：膀胱镜下留置 F5 ～ F7 输尿管导管，作用是：

向肾盂内注水造成人工"肾积水"，利于经皮肾穿刺，对于不积水的肾结石病例更有作用；注入造影剂使肾盂肾盏显影，指导X线引导穿刺针；指导肾盂输尿管的位置；碎石过程中防止结石碎块进入输尿管；碎石过程中，通过输尿管导管加压注水，利于碎石排出。③体位：多采用俯卧位，但俯卧位不便于施行全麻。也可采用侧卧位、斜侧卧位。④定位：建立经皮肾通道需要B超或X线定位。X线的优点是直观；缺点是有放射性，而且不能观察穿刺是否损伤周围脏器。B超的优点是无辐射、可以实时监测穿刺避免周围脏器损伤、熟练掌握后穿刺成功快；术中还能明确残余结石位置，指导寻找结石，提高结石取净机会；缺点是不够直观，需要经过特殊培训才能掌握。⑤穿刺：穿刺点可选择在12肋下至10肋间腋后线到肩胛线之间的区域，穿刺经后组肾盏入路，方向指向肾盂。对于输尿管上段结石、肾多发性结石以及合并输尿管肾盂的接合处UPI狭窄需同时处理者，可首选经肾后组中盏入路，通常选11肋间腋后线和肩胛下线之间的区域做穿刺点。穿刺上、下组肾盏时，须注意可能会发生胸膜和肠管的损伤。穿刺成功后，有尿液溢出。将导丝经穿刺针送入肾盂。该导丝在PCNL中具有重要作用，在随后的操作中，必须保持导丝不脱出。撤穿刺针，记住穿刺针的方向和穿刺深度。⑥扩张：用扩张器沿导丝逐级扩张至所需要的管径。扩张器进入的方向要与穿刺针进入的方向一致。扩张器进入的深度不能超过穿刺针进入的深度。否则，进入过深容易造成肾盂壁的损伤，或穿透对侧肾盂壁，造成出血，而且无法用肾造瘘管压迫止血。扩张器可使用筋膜扩张器、Amplatz扩张器、高压球囊扩张器或金属扩张器扩张，具体使用哪种扩张器以及扩张通道的大小，必须根据医师的经验以及当时具备的器械条件决定。扩张成功后，将操作鞘置入肾盏。⑦腔内碎石与取石：较小结石可直接取出，较大结石可利用钬激光、气压弹道、超声、液电器械等击碎。碎石过程中需保持操作通道通畅，避免肾盂内压力增高，造成水中毒或菌血症。碎石可用冲洗和钳取方式取出。带吸引功能的超声气压弹道碎石器可在碎石同时吸出结石碎片，使肾内压降低，尤其适用于体积较大的感染性结石患者。根据情况决定是否放置双J管。手术结束时留置肾造瘘管可以压迫穿刺通道、引流肾集合系统、减少术后出血和尿外渗，有利于再次处理残石，而且不会增加患者疼痛的程度和延长住院的时间。有些医师尝试术后不留置造瘘管，对于初学者不适用。⑧术后处理：监测生命体征和引流液颜色，防治水中毒、感染等。术后1d复查KUB，如无残余结石，可于术后1～2d拔除肾造瘘管。如存在残余结石，根据情况进行Ⅱ期PCNL，或多通道PCNL，或联合ESWL、残余尿酸胱氨酸结石可通过造瘘管进行溶石治疗。

6) 常见并发症及其处理：①肾实质出血：是Ⅰ期经皮肾镜操作的常见并发症。通常为静脉性出血。术中肾实质出血常可通过操作鞘压迫控制，如术中出血严重，应停止手术，用气囊导管压迫控制，择期行Ⅱ期手术。术后出血可夹闭肾造瘘管，通常出血可得到控制。如出血较多，需要及时输血。动脉性出血较严重，如出血不能得到控制、血红蛋白进行性下降者，可行动脉造影检查，必要时行选择性肾动脉栓塞，若出血凶险难以控制，应及时改开放手术，以便探查止血，必要时切除患肾。②邻近脏器损伤：肋间穿刺可能损伤胸膜、肝、脾，利用超声引导穿刺可以避免。一旦发现患者出现胸痛、呼吸异常、怀疑气胸或液气胸，应立即停止手术，留置肾造瘘管并保持引流通畅，留置胸腔闭式引流。穿刺位点偏下或偏前，可能损伤肠管。重在预防和及时发现，并做出符合外科原则的处理。③集合系统穿孔：操作中器械移动幅度过大、碎石器械损可造成集合系统穿孔，如保持操作通道通畅，小的穿孔可不必处理。如穿孔造成出血、水吸收等应停止手术，放置输尿管支架管及肾造瘘管，充分引流，择期行Ⅱ期手术。④稀释性低钠血症：手术时间过长、高压灌注造成水吸收过多所致。停止手术，急查电解质，予高渗盐水、利尿、吸氧等治疗可缓解。⑤感染和肾周积脓：重在预防，术前控制泌尿系统感染，肾积水明显者予充分引流。手术后保持输尿管导管、肾造瘘管通常非常重要，并予抗生素治疗。

7) 开展 PCNL 注意事项：PCNL 是一项技术要求很高的操作，需要术者具有相当的专业技术和经验，应在有条件的医院施行。开展 PCNL 前，应利用模拟器械、动物手术等进行模拟训练。开展手术早期宜选择简单病例，如：单发肾盂结石合并中度以上肾积水，患者体形中等，无其他伴随疾病。复杂或体积过大的肾结石手术难度较大，应在经验丰富的医师指导下手术。合并肾功能不全者或肾积脓先行经皮肾穿刺造瘘引流，待肾功能改善及感染控制后再Ⅱ期取石。完全鹿角形肾结石可分期多次多通道取石，但手术次数不宜过多 (一般单侧取石不超过 3 次)，每次手术时间不宜过长，需视患者耐受程度而定。

(3) 输尿管肾镜碎石：虽然直径＜ 2cm 的肾结石首选 ESWL 治疗，但随着输尿管镜技术的发展，近年来利用逆行输尿管肾镜 (RIRS) 成功治疗肾结石，与 ESWL 相比，RIRS 虽然是有创治疗，但其碎石效果精确、彻底。RIRS 主要利用软输尿管镜。软输尿管镜型号 F7.5 左右，容易达到肾盂。为了观察到全部肾盏，需要 X 线透视辅助。

1) 适应证：直径＜ 2cm 的肾结石。尤其适用于 ESWL 定位困难的、X 线阴性肾结石，ESWL 治疗效果不好的嵌顿性肾下盏结石和坚韧结石 (如一水草酸钙结石、胱氨酸结石等)，极度肥胖、严重脊柱畸形建立 PCNL 通道困难者，不能停用抗凝药物者及肾盏憩室内结石。

2) 禁忌证：不能控制的全身出血性疾病。未控制的泌尿道感染。严重的心肺功能不全，无法耐受手术。严重尿道狭窄及输尿管狭窄。严重髋关节畸形，截石位困难。

3) 术前准备：术前准备与 PCNL 相似，主要内容包括通过 KUB/IVP 和 CT 精确定位结石，术前控制尿路感染，预防性应用抗生素等。

4) 操作方法：采用逆行途径，向输尿管插入导丝，经输尿管硬镜或者软镜镜鞘扩张后，软输尿管镜沿导丝进入肾盂并找到结石。使用 200μm 软激光传导光纤，利用钬激光将结石粉碎成易排出的细小碎粒。部分较大碎石可利用镍制套石网篮取出，使用输尿管软镜配合 20μm 可弯曲的 (钬激光) 纤维传导光纤，可以到达绝大多数的肾盏。盏颈狭窄者，可以利用钬激光光纤切开狭窄的盏颈，再行碎石。

钬激光配合 20μm 的纤维传导光纤，是目前逆行输尿管软镜治疗肾结石的最佳选择。综合文献报道，结石清除率为 71% ～ 94%。逆行输尿管软镜治疗肾结石可以作为 ESWL 和 PCNL 的有益补充。

5) 逆行输尿管软镜治疗肾结石的影响因素：①结石的大小：结石的大小与碎石后清除率呈负相关。对于大的肾结石，手术的时间和风险会相应增加。直径＞ 2cm 的肾结石，碎石时间常常需要 1h 以上，术者和患者应有充分的思想准备并密切配合。②肾盂肾下盏夹角：当肾盂肾下盏夹角过小，例如＜ 90° 时，将会影响输尿管镜末端的自由转向，从而影响激光光纤抵达部分结石，影响碎石效学。③软输尿管肾镜的技术要求非常高，需要术者具备相当的腔镜操作经验。④并发症及其处理：近期并发症包括败血症、“ 石街 ” 形成、输尿管损伤、尿路感染等，发生率 5% ～ 9%。

输尿管撕脱为较严重的并发症，可采用自体肾移植或肠代输尿管治疗。重在预防。导丝的应用和 X 线透视辅助对预防输尿管撕脱有帮助。如操作中发现输尿管阻力大或发现输尿管裂伤明显，应及时终止手术。发现输尿管穿孔，可留置输尿管支架管 2 周。

远期并发症主要是输尿管狭窄，发生率约 1%，与所用器械和术者经验显著有关。

(4) 开放手术或腹腔镜手术取石：近年来，随着体外冲击波碎石和腔内泌尿外科技术的发展，特别是经皮肾镜和输尿管镜碎石取石术的广泛应用，开放性手术在肾结石治疗中的运用已经显著减少。在某些医院，肾结石病例中开放手术仅占 1% ～ 5.4%。但是，开放性手术取石在某些情况下仍具有极其重要的临床应用价值。

1) 适应证：① ESWL、PCNL、URS 手术或治疗失败，或上述治疗方式出现并发症须开放手术处理。②骨骼系统异常不能摆 ESWL、PCNL、URS 体位者。③肾结石合并解剖异常者，如肾盂输尿管连接部狭窄、漏斗部狭窄、肾盏憩室等。这些解剖异常需要在取石同时进行处理。④异位肾、马蹄肾等不易行 ESWL、PCNL、URS 等手术者。⑤同时需要开放手术治疗其他疾病。⑥无功能肾需行肾切除。⑦小儿巨大肾结石，开放手术简单，只需一次麻醉。

2) 手术方法：包括肾盂切开取石术、肾盂肾实质联合切开取石术、无萎缩性肾实质切开取石术、无功能肾切除术和肾脏部分切除术、肾盂输尿管连接部成形术等。这些手术方式现在基本可以通过腹腔镜手术来完成。一般来说，腹腔镜手术比开放手术出血少、并发症少、住院时间短、恢复快，但手术时间较长。腹腔镜手术需要经过专门培训，还需要完善的设备支持。

4. 特殊情况的治疗

(1) 鹿角形肾结石：鹿角形肾结石是指充满肾盂和至少 1 个肾盏的结石。部分性鹿角状结石仅仅填充部分集合系统，而完全性鹿角状结石则填充整个肾集合系统。新发的鹿角形肾结石都应该积极地治疗，患者必须被告知积极治疗的益处与相关的风险。在大多数的情况下，PCNL 应作为首选的治疗手段；若肾解剖正常，体积小的鹿角形肾结石可考虑单用 ESWL 治疗，碎石前应先保证充分的引流；若结石无法通过合理次数的微创技术处理，可考虑采用开放手术。

鹿角形肾结石以单通道的经皮肾取石术有时无法清除所有结石，可以建立第二、第三条微创经皮肾通道，进行多通道碎石取石术。多通道的建立时间，通常在第一通道变为成熟通道的基础上才可以进行，一般在Ⅰ期手术后 5 ～ 7d。对于操作熟练者如手术顺利，可一期进行多通道穿刺。由于第 2、3 通道仅需扩张至 F14 ～ F18，损伤和出血的危险较小，安全性较高。多通道形成后可加快取石的速度，提高对鹿角形肾结石的清除能力。

完全性鹿角形肾结石可分期多次取石，对巨大的结石可采用多通道取石，但手术的次数不宜过多 (一般单侧取石在 3 次)，每次手术的时间不宜过长。必要时需视患者的耐受程度和医师的经验，联合应用 ESWL 辅助或 PCNL-ESWL-PCNL“三明治疗法”。

若无很好的条件和经验开展 PCNL，鹿角形结石可采用开放性手术治疗。可以选择的手术包括扩大的肾盂肾盏切开取石术、无萎缩性肾实质切开取石术、复杂的放射状肾实质切开术和低温下肾脏手术。

(2) 马蹄肾肾结石：马蹄肾肾结石可采用 PC-NL，也可采用开放手术取石。马蹄肾的两肾下极多在脊柱前方融合成峡部，输尿管与肾盂高位连接，伴有肾旋转不良，各组肾盏朝向背侧。因肾脏位置较正常低，肾上腺更靠后外侧，故穿刺时多从背部经肾上盏或中盏入路。由于输尿管上段在峡部前侧位跨越行走并与肾盂连接，UPJ 处成坡状，肾盏漏斗部狭长，造成术后残石很难自行排出，尤其是肾下盏结石，所以手术中应尽量清除所有结石，必要时进行多通道碎石取石术。如果 UPJ 的高位连接未造成明显的功能性梗阻，一般可不予处理。

马蹄肾结石如需行 ESWL，应根据肾在体表的投影，取俯卧位行 ESWL 治疗 (即冲击波从前腹进入体内)。

(3) 孤立肾肾结石：孤立肾肾结石孤立肾患者由于代偿性肾增大，肾皮质厚，在 PCNL 手术中，穿刺、扩张时容易出血。可采用微造瘘 mPCNL，建立 F14 ～ F18 皮肾通道，对肾皮质的损伤减少、出血的概率较低。另外，分两期手术较安全。手术的关键在于解除梗阻，改善肾功能，采用合理的通道大小和取石次数。对于难以取净的残石可术后结合 ESWL 治疗。每次治疗后必须监测肾功能的变化，治疗间隔的时间适当延长。

若无很好的条件和经验开展 PCNL，也可采用开放手术取石。

(4) 移植肾肾结石：移植肾为孤立功能肾，患者长期服用免疫抑制剂抵抗力低下，合并肾结石时应采取创伤小、效果确切的治疗方法。推荐肾移植伴肾结石的患者采用 ESWL 和 PCNL 治疗。由于移植肾位于髂窝，位置表浅，经皮肾穿刺容易成功。

移植肾及输尿管均处于去神经状态，因此，可以在局麻＋静脉镇痛下进行手术。一般来说，患者采用仰卧位。但是，如果合并输尿管狭窄，则采用截石位。

移植肾的输尿管膀胱吻合口多位于膀胱顶侧壁，输尿管逆行插管不易成功。术中可先 B 超定位，穿刺成功后注入造影剂，然后在 X 线定位下穿刺目标肾盏。

手术时间不宜过长，出血明显时应待Ⅱ期手术取石。

(5) 肾盏憩室结石：肾盏憩室结石可采用 PCNL 或逆行输尿管软镜来处理。后腹腔镜手术也可用于治疗肾盏憩室结石。通常不采用 ESWL 治疗，因为肾集合系统和憩室之间的连接部相对狭窄，即使碎石效果较好，结石仍有可能停留在原处而无法排出。

mPCNL 治疗时，术中经预置的导管逆行注入亚甲蓝帮助寻找狭小的漏斗部开口，取石后将狭窄部切开或扩张，并放置一根 F6 双 J 管，并留置 30d。

腹侧的肾盏憩室可以经腹腔镜下切除，祛除结石、缝合憩室口。

(6) 盆腔肾肾结石：对于肾脏位于盆腔的患者，推荐使用 ESWL 治疗。PCNL 的难度大，一般不宜采用，必要时可采取开放手术或腹腔镜手术。

(7) 髓质海绵肾结石：海绵肾表现为部分肾髓质集合管的囊状扩张，形成的结石一般位于肾乳头的近端，结石细小呈放射状分布。只要结石不引起梗阻，一般不需处理其肾结石。经皮肾取石术难以处理此类结石，而且极易损伤肾乳头，日后形成的瘢痕会造成集合管的梗阻。较大的结石或结石排至肾盂或肾盏引起梗阻时，可采用 ESWL、RIRS 或 PCNL 治疗。口服枸橼酸制剂及维生素 B_6、增加液体的摄入以抑制结石的生长。

(8) 小儿肾结石：小儿肾结石一般可用 ESWL 治疗，因小儿的代偿能力较强，排石能力较成年人强，单纯碎石的指征较成年人稍宽。若结石较大而梗阻不严重，应先置双 J 管后碎石；如碎石效果不佳或结石梗阻严重，则可采取微创经皮肾取石解决。一般情况下不宜双侧同时碎石或经皮取石。

(9) 过度肥胖的患者：对于过度肥胖的患者，患者皮肤至结石的距离过大，ESWL 定位困难，因而不易成功，推荐选用 PNL 或开放手术。标准经皮肾取石术使用的肾镜太短，不适合这类患者的手术操作，过去曾被认为是手术的禁忌证。但是，微创经皮肾取石术由于使用了长而纤细的内镜，只需在扩张通道时使用加长的工作鞘。

肥胖患者对俯卧位耐受差，易发生通气障碍，体位可采用患侧垫高 45° 的斜仰卧位，患者相对更易耐受手术。必要时可采取气管插管全麻。

由于皮肾通道较长，留置的肾造瘘管术后容易脱出，可以放置 F14 ～ F16 的末端开口的气囊导尿管，向外轻轻牵引后皮肤缝线固定。X 线透视下注入造影剂，确保气囊位于肾盏内。

5. 结石治疗的注意事项

(1) 双侧上尿路结石的处理原则：双侧上尿路同时存在结石约占结石患者的 15%，传统的治疗方法一般是对两侧结石进行分期手术治疗，随着体外碎石、腔内碎石设备的更新与泌尿外科微创技术的进步，对于部分一般状况较好、结石清除相对容易的上尿路结石患者，可以同期微创手术治疗双侧上尿路结石。

双侧上尿路结石的治疗原则为：①双侧输尿管结石，如果总肾功能正常或处于肾功能不全代偿期，血肌酐值＜ 178.0μmol/L，先处理梗阻严重一侧的结石；如果总肾功能较差，处于氮质血症或尿毒症期，先治疗肾功能较好一侧的结石，条件允许，可同时行对侧经皮肾穿刺造瘘，或同时处理双侧结石。②双侧输尿管结石的客观情况相似，先处理主观症状较重或技术上容易处理的一侧结石。③一侧输尿管结石，另一侧肾结石，先处理输尿管结石，处理过程中建议参考总肾功能、分肾功能与患者一般情况。④双侧肾结石，一般先治疗容易处理且安全的一侧，如果肾功能处于氮质血症或尿毒症期，梗阻严重，建议先行经皮肾穿刺造瘘，待肾功能与患者一般情况改善后再处理结石。⑤孤立肾上尿路结石或双侧上尿路结石致急性梗阻性无尿，只要患者情况许可，应及时外科处理，如不能耐受手术，应积极试行输尿管逆行插管或经皮肾穿刺造瘘术，待患者一般情况好转后再选择适当治疗方法。⑥对于肾功能处于尿毒症期，并有水电解质和酸碱平衡紊乱的患者，建议先行血液透析，尽快纠正其内环境的紊乱，并同时行输尿管逆行插管或经皮肾穿刺造瘘术，引流肾脏，待病情稳定后再处理结石。

(2) 合并尿路感染的结石的处理原则：由于结石使尿液淤滞易并发感染，同时结石作为异物促进感染的发生，两者可相互促进，对肾功能造成严重破坏。在未祛除结石之前，感染不易控制，严重者可并发菌血症或脓毒血症，甚至危及生命。

所有结石患者都必须进行菌尿检查，必要时行尿培养。当菌尿试验阳性，或者尿培养提示细菌生长，或者怀疑细菌感染时，在取石之前应该使用抗生素治疗，对于梗阻表现明显、集合系统有感染的结石患者，需进行置入输尿管支架管或经皮肾穿刺造瘘术等处理。

上尿路结石梗阻并发感染尤其是急性炎症期的患者不宜碎石，否则易发生炎症扩散甚至出现脓毒血症，而此类患者单用抗生素治疗又难以奏效，此时亦不宜行输尿管镜取石。通过经皮肾微穿刺造瘘及时行梗阻以上尿路引流可减轻炎症，使感染易于控制，避免感染及梗阻造成肾功能的进一步损害。经皮肾微穿刺造瘘术的应用扩大了体外冲击波碎石及腔镜取石的适应证，可减少并发症，提高成功率，两者合并应用是上尿路结石梗阻伴感染的理想治疗方法。

结石并发尿路真菌感染是临床治疗的难点，常见于广谱抗生素使用时间过长。出现尿路真菌感染时，应积极应用敏感的抗真菌药物。但是，全身应用抗真菌药物毒副作用大，可能加重肾功能的损害，采用局部灌注抗真菌药治疗上尿路结石并发真菌感染是控制真菌感染的好方法。

(3) 残石碎片的处理：残石碎片常见于 ESWL 术后，也可见于 PCNL、URS 术以及复杂性肾结石开放取石术后，最多见于下组肾盏。结石不论大小，经 ESWL 治疗后都有可能形成残石碎片。结石残余物的直径不超过 4mm，定义为残余碎片，直径＞ 5mm 的结石则称为残余结石。

残石碎片可导致血尿、疼痛、感染、输尿管梗阻及肾积水等并发症的发生。无症状的肾脏残余结石增加了结石复发的风险，残石可以为新结石的形成提供核心。感染性结石的患者在进行治疗后，如伴有结石残留，则结石复发的可能性更大。对于无症状、石块不能自行排出的患者，应该依据结石情况进行相应的处理。有症状的患者，应积极解除结石梗阻，妥善处理可能出现的问题；同时应采取必要的治疗措施以消除症状。有残余碎片或残余结石的应定期复查以确定其致病因素，并进行适当预防。

关于“无临床意义的残石碎片”的定义存在很多争论。对伴有残余结石碎片的患者，长期随访研究表明：随着时间延长，残片逐渐增大，结石复发率增加，部分患者需重复进行取石治疗。

对下组肾盏存在结石或碎片且功能丧失的患者，下极肾部分切除术可以作为治疗选择之一。对于上、中组肾盏的结石，可采用输尿管软镜直接碎石。经皮化学溶石主要适用于含有磷酸镁铵、碳酸盐、尿酸及胱氨酸和磷酸氢钙的结石。

对于残余结石直径＞20mm的患者，可采用ESWL或PCNL治疗，在行ESWL前，推荐置入双J管，可以减少结石在输尿管的堆积，避免出现“石街”。

(4)“石街”的治疗：“石街”为大量碎石在输尿管与男性尿道内堆积没有及时排出，堆积形成“石街”，阻碍尿液排出，以输尿管“石街”为多见。

输尿管“石街”形成的原因有：①一次粉碎结石过多。②结石未能粉碎为很小的碎片。③两次碎石间隔时间太短。④输尿管有炎症、息肉、狭窄和结石等梗阻。⑤碎石后患者过早大量活动。⑥ESWL引起肾功能损害，排出碎石块的动力减弱。⑦ESWL术后综合治疗关注不够。如果“石街”形成2周后不及时处理，肾功能恢复将会受到影响；如果“石街”完全堵塞输尿管，6周后肾功能将会完全丧失。

在对较大的肾结石进行ESWL之前常规放置双J管，“石街”的发生率大为降低。无感染的“石街”可继续用ESWL治疗，重点打击“石街”的远侧较大的碎石。对于有感染迹象的患者，给予抗生素治疗，并尽早予以充分引流，常采用经皮肾穿刺造瘘术，通常不宜放置输尿管支架管。待感染控制后，行输尿管镜手术，可联合PCNL。

(5)妊娠合并结石的治疗：妊娠合并尿路结石较少见，发病率＜0.1%，其中，妊娠中、晚期合并泌尿系结石较妊娠早期者多见。妊娠合并结石的临床表现主要有腰腹部疼痛、恶心呕吐、膀胱刺激征、肉眼血尿和发热等，与非妊娠期症状相似，且多以肾绞痛就诊。

鉴于X线对胎儿的致畸等影响，妊娠合并结石患者禁用放射线检查包括CT。MRI检查对肾衰竭患者以及胎儿是安全的，特别是结石引起的肾积水，采用磁共振泌尿系水成像(MRU)能清楚地显示扩张的集合系统，能明确显示梗阻部位。B超对结石的诊断准确率高且对胎儿无损害，可反复应用，为首选的方法。通过B超和尿常规检查结合临床表现诊断泌尿系结石并不困难。

妊娠合并结石首选保守治疗，禁止行ESWL(无论是否为B超定位)。应根据结石的大小、梗阻的部位、是否存在着感染、有无肾实质损害以及临床症状来确定治疗方法。原则上对于结石较小、没有引起严重肾功能损害者，采用综合排石治疗，包括多饮水、适当增加活动量、输液利尿、解痉、止痛和抗感染等措施促进排石。

对于妊娠的结石患者，保持尿流通畅是治疗的主要目的。通过局麻下经皮肾穿刺造瘘术、置入双J管或输尿管支架等方法引流尿液，可协助结石排出或为以后治疗结石争取时间。妊娠期间麻醉和手术的危险很难评估，妊娠前3个月(早期)全麻会导致畸胎的概率增加，但是，一般认为这种机会很小。提倡局麻下留置输尿管支架，建议每 2 个月更换 1 次支架管以防结石形成被覆于支架管。肾积水并感染积液者，妊娠 22 周前在局麻及 B 超引导下进行经皮肾造瘘术为最佳选择，引流的同时尚可进行细菌培养以指导治疗。与留置输尿管支架管一样，经皮肾穿刺造瘘也可避免在妊娠期进行对妊娠影响较大的碎石和取石治疗。

第三节　肾发育不全

一、概述

肾发育不全是指肾体积小于正常 50% 以上，但肾单位的发育及分化是正常的，输尿管也正常。本病的发病率约为 1/800，多为单侧发病。其病因可能是胚胎期血液供应障碍或肾胚基发育不足，只有一部分发展为正常功能的肾单位，患肾位置较低或位于盆腔。肾脏呈幼稚形，可有胚胎性分叶，其集合系统缩小，输尿管及肾血管细小但无阻塞，泌尿功能差。对侧肾大多正常或有代偿性肥大。

二、诊断依据

1. 单侧肾发育不全

可无任何症状。常在对侧肾有病变或因高血压检查时才被发现。

2. 高血压

可有高血压且发展迅速，对降压药物反应不佳。血清肾素、血管紧张素可升高。

3. 腰痛

一半以上患者有持续性腰痛。

4. 双侧肾发育不全

多在早年死亡。如能存活，则有肾功能不全表现。

5. 排泄性尿路造影

可显示一侧肾影明显缩小，且紧靠中线，对侧肾影增大；或双肾影明显缩小。

6. 肾动脉造影

可显示肾动脉细小，肾内分支稀疏。

7. B 超、CT

一侧或双侧肾脏明显缩小。

8. 同位素肾图

患肾血管段及分泌段呈低平曲线。

三、鉴别诊断

(一)肾血管性高血压

肾血管性高血压也呈持续性高血压。但上腹部或脐周围可闻及高频率收缩期增强的血管杂音。IVU 显示肾脏仅略缩小，且集合系统正常。肾动脉造影可显示肾动脉狭窄及狭窄后扩张。

(二)慢性肾盂肾炎

可表现为高血压和肾缩小，但患者有长期尿路感染史。尿常规检查可见白细胞及管型。CT 及 MRI 检查可见肾体积缩小，表面凹凸不平，肾盂肾盏变形及扩张。

四、治疗方案

(一)单侧肾发育不全

单侧肾发育不全及节段性肾发育不良伴有高血压等并发症者，如对侧肾功能良好，可行患肾切除术。

(二)双侧肾发育不全

双侧肾发育不全者无手术指征，以治疗并发症为主。晚期可行肾移植术。

第四节　肾移植

一、肾移植受者的选择和准备

移植术前评估是一个多学科共同参与的过程，应在肾移植手术和应用免疫抑制剂之前完成。评估的主要目的包括诊断原发肾病及其在移植肾复发的危险，同时应排除活动性感染、较高的手术死亡风险、患者的依从性差、活动性恶性肿瘤以及影响手术成功的不利条件。

(一)初步筛查

评估移植术候选人首先应确定是否存在危险因素。对于有过滥用药物史的患者必须通过事先不予通知的药物筛查实验，如结果阴性方可进行下一步程序。对于病态肥胖[定义：比标准体重超过 100 磅(约 45kg)，或者体质指数高于 35]的候选人，必须在进行下一步评估程序之前确认体重已经下降，因为肥胖会增加肾移植相关风险。对于依赖透析的病态肥胖移植候选患者，可行胃旁路手术。对于依从性不好的候选人必须确认其已经满足了移植的要求，例如，依赖血液透析的患者必须控制血磷水平不高于 1.94mmol/L (6mg/dL)，透析前血清钾水平不得高于 6mmol/L，3 个月内两次透析间的体重增加不得超过 3kg。建议 50 岁以上的患者或者有冠状动脉疾病、心脏疾病或者胰岛素依赖性糖尿病的患者，在进行其他评估之前，需接受心脏负荷试验检查，并进一步诊断治疗严重的心脏疾病。

（二）肾病复发

患有局灶节段性肾小球硬化症、溶血性尿毒症综合征和原发性草酸盐血症的患者应该谨慎考虑疾病复发的可能性，以及继发的移植物功能衰竭。局灶性肾小球硬化复发的高危人群是那些小于 15 岁、病程进展快和自体肾活检时发现系膜增生的患者。如果由于局灶节段性肾小球肾炎复发造成初次肾移植失败，那么再次肾移植后移植肾的复发率接近 80%。溶血性尿毒症综合征是儿童 ESRD 的常见原因，而且其复发与环孢霉素免疫抑制相关。草酸盐血症可能在肾移植术后很快复发，该病最佳的治疗方式是肝肾联合移植，以同时纠正代谢紊乱和肾衰竭。虽然有较高的复发率，但肾淀粉样变、胱氨酸病和 Fabry 病造成的 ESRD 是有可能通过肾移植治愈的。

糖尿病肾病和 IgA 肾病是导致术后移植肾复发最常见的疾病，但很少导致移植肾衰竭。

常染色体显性多囊肾病 (ADPKD)、肾发育不良和不伴有抗肾小球基底膜抗体的 Alport 综合征在肾移植后不会复发。

（三）感染

移植术前必须检出并治疗已经存在的感染，或者采用免疫接种方法进行预防。一定要处理可能引起败血症的牙科病源。必须清除透析通道上的感染，在进行免疫抑制治疗前必须先治疗肺部感染，必须使结核菌素皮肤试验由阳性转为阴性。移植术前行胆囊切除术的指征包括有症状的胆囊炎、多发性小的胆结石及伴有胆囊壁增厚的胆石症。对于复发的憩室炎患者，在移植术前可行部分结肠切除术，因为这类肾移植受者在免疫抑制治疗下肠道穿孔的发病率和死亡率都很高。移植术前必须治愈糖尿病足部溃疡和泌尿系感染。

巨细胞病毒 (CMV) 的血清学检测很重要，因为它是免疫抑制患者发病的主要原因。对于单纯疱疹病毒血清学阳性的患者，或者有口腔 / 生殖器单纯疱疹病毒 / 带状疱疹病毒感染史患者，在强化免疫抑制治疗期间必须同时进行抗病毒治疗。对于儿童需要测定 Epstein-Barr 病毒滴度，而对于 Epstein-Barr 病毒阴性的儿童，最好接受 Epstein-Barr 病毒阴性的供者的肾，这样可以减少移植术后淋巴组织增生紊乱的发生，而该疾病是儿童器官移植术后的最常见的新发恶性肿瘤。受者人类免疫缺陷病毒 (HIV) 感染是肾移植术的禁忌证，但是也有报道 HIV 阳性患者肾移植成功的病例，这部分患者的病毒量较低，$CD4^+$ T 细胞数量充足。移植术后晚期，慢性活动性肝炎是患者的主要死亡原因。因此应对慢性活动性乙型和丙型肝炎进行治疗，活动性丙型肝炎病毒感染的患者可因移植术前进行抗病毒治疗而获益。

皮质激素可以增强病毒复制，因而必须在移植术前控制这些病毒感染。除非患者已经在感染后或先前免疫接种后产生了保护性抗体，否则移植受者必须在术前接受下列感染性疾病的免疫接种：甲型肝炎病毒、乙型肝炎病毒、肺炎葡萄球菌、白喉、百日咳、脊髓灰质炎、水痘、荨麻疹、流行性腮腺炎及风疹病毒。

（四）活动性恶性肿瘤

为了降低癌症复发的风险，曾患浸润性恶性肿瘤，必须在末次癌症治疗后经过 2 ～ 5 年的无癌等待时间，方可进行肾移植。对于分级较低、非浸润性的癌症患者，较短的等待时间也是可以接受的。了解癌症进展规律有助于确定单个病例无癌等待时间。对于胆囊息肉直径＞ 1cm 的患者，由于恶变的可能性较大，建议这些患者在移植术前行胆囊切除术。

（五）围术期患病或死亡的高危因素

心脏病是肾移植术后死亡的主要原因，所以对于有心脏病、脑血管病、糖尿病或大于 50 岁的移植术候选患者一般都要进行心脏功能评估。基于筛查评估的结果进行进一步的检查和治疗。而脑血管病、消化性溃疡病和严重的肺病必须确诊并治疗。例如，对于患有常染色体显性多囊肾病和头痛或者有中风家族史的患者必须要检查有无脑动脉瘤。吸烟会增加手术的风险、移植术后发生恶性肿瘤、心血管病和移植肾丢失的风险。因此对于已有血管病变或者心肺疾病临床证据的患者必须在移植术前停止吸烟。

（六）低依从性

依从性问题对于肾移植受者的长期治疗是极其重要的。对于药物成瘾的移植候选者，必须有明确的证据证明其在移植术前完全脱离药物或者乙醇至少。移植术前有必要对患者进行经济和心理咨询，以便发现并解决可能导致低依从性的问题，例如经济拮据不能维持免疫抑制治疗，或者因精神障碍阻碍移植术后治疗计划的实施。

（七）影响手术成功的不利条件

评估患者血管系统和泌尿系统是很有必要的，这样可以明确在移植术前或术中需要纠正和注意的问题。

对于有下肢动脉疾病症状和体征的患者，或有腹部或盆腔血管手术史的患者，需要进行诊断性评估，确认移植肾血管重建的可行性。我们建议有表中所食指征的患者应进行多普勒超声血流检查。如果检出了明显的动脉硬化或者静脉疾病，那么就有必要进行血管造影，选择其他血管进行肾血管重建术，例如主动脉或者脾动脉，或者在肾移植术前手术纠正血管异常。

血栓形成是移植肾丢失的一个重要原因，特别是对于儿童。发生移植肾血栓的高危人群包括有过血管通路血栓、静脉血栓、抗磷脂抗体和移植肾静脉较大血栓病史的患者。因天然抗凝血酶 1D、蛋白 C 和蛋白 S 随尿液丢失，肾病综合征的患者会出现高凝状态。高同型半胱氨酸血症在 ESRD 中很常见，而且高同型半胱氨酸血症与血栓形成有关。

30% ～ 50% 的系统性红斑狼疮的患者出现抗磷脂抗体，这是 ESRD 的一个诱因。这些患者可以应用活化蛋白 C 抵抗率 (Leiden 变异因子 V)、蛋白 C 活性、蛋白 S 活性、抗凝血酶 IE 活性、同型半胱氨酸水平、凝血酶原基因变异和抗磷脂抗体等项目进行评估。如果患者要接受肾移植术，那么就有必要检查血栓形成倾向，所有肾移植受者在手术过程中均应接受低剂量肝素治疗，并且应根据凝血倾向检测结果决定是否持续低分子肝素治疗。基于检验结果，可以决定患者术后是否需要接受低分子肝素或华法林的中长期抗凝治疗。

进行泌尿系统评估的目的在于明确膀胱或者其代替物是否适于泌尿道重建手术，并且明确在肾移植术前或术中切除原肾的必要性。泌尿系统评估包括：泌尿系统病史和手术史；体格检查，包括有可能对移植手术产生影响的瘢痕、腹部导管和造瘘口的位置；尿液分析；尿液或者膀胱冲洗液培养；以及腹部和骨盆的超声检查，包括排尿后膀胱、肾和胆囊。出现下列情况时应对泌尿道进一步检查：包括泌尿系畸形、非肾小球性血尿、单一菌种的菌尿、结石、肾盂积水、常染色体显性多囊肾病、大量膀胱残余尿，或者初步影像学检查无法明确诊断时。对于无尿的患者必须询问其在出现无尿之前的膀胱功能。对于慢性腹膜透析的患者，膀胱超声检查可能会过高地估计膀胱残余尿。

对于上尿路尿流改道的 ESRD 患者，特别是对于因膀胱输尿管反流改道的患者。其膀胱有可能适于移植，失功能的膀胱通常会在移植术后几个星期内恢复正常的容量。我们建议对多次下尿路手术造成膀胱挛缩的患者进行膀胱活检。如果组织学检查发现广泛的膀胱纤维化，而且无法使膀胱形成低压储尿囊，那么就应该移植术前行膀胱自体扩大术或者膀胱扩大成形术，或者在移植术后几个月内膀胱功能恢复仍不满意时行上述手术。相对于单纯扩大术来说，功能性膀胱扩大术更为合适，因为这样可以在移植术前明确膀胱有无控尿功能及有无良好的顺应性。保留尿路上皮的膀胱扩大术是最佳选择，因为术后不需要常规冲洗肠道黏液。与肠代膀胱术相比，胃代膀胱成形术的优点在于不会发生代谢性酸中毒，而且黏液不多。而其缺点是由于胃黏膜泌酸造成的顽固的代谢性碱中毒和尿频、尿急症状。行膀胱扩大术的患者通常需要在移植术后行间断清洁导尿，而且患者在移植术前就要学会这一技术。间断清洁自家导尿已经在神经源性膀胱或者暂时性膀胱出口梗阻的肾移植受者中成功应用了二十多年。

临床上经常应用环磷酰胺治疗免疫复合物性肾小球肾炎，建议对接受过环磷酰胺治疗的患者进行膀胱脱落细胞学检查，因为据报道环磷酰胺与移行细胞癌的发生相关。

肾移植术时输尿管再植到肠膀胱或者可控性肠道代膀胱已取得成功。移植术前需要对代膀胱进行经常的冲洗，以便去除黏液并保持代膀胱的容量。

对于有尿液排空障碍而又无法用药物治疗缓解的前列腺梗阻患者，可以考虑在移植术中或术后行前列腺切除术或者行经尿道膀胱颈切开和前列腺切除术。有时甚至可以用选择性较差的 α- 肾上腺素能阻滞剂同时治疗高血压和膀胱出口梗阻，例如哌唑嗪。对于少尿的肾移植候选者，在移植术前应尽量避免手术治疗膀胱出口梗阻，因为术后有可能会造成膀胱颈挛缩或者前列腺窝消失。移植前如果对少尿的患者做了膀胱流出道手术，那么就应该在术中行耻骨上膀胱造瘘术，使得患者可以每日向膀胱内注入无菌水后再排空膀胱，直到手术部位恢复，这通常要6周的时间，或者教会患者每日间断自行导尿，将膀胱充满然后排空。

肾结石可以应用微创技术处理，严重的蛋白尿可通过肾血管栓塞术治疗。相对正常人群来说，肾移植受者和获得性肾囊性病变的患者肾细胞癌发生率更高，对于肾实体肿瘤应行肾切除术。如果多囊肾下极低于髂嵴水平，那么就应该切除多囊肾，以便为肾移植术留出空间。移植术前肾切除术通常应在移植术或者已明确等待时间的尸体肾移植前6星期进行，以便手术创伤的愈合及手术并发症的诊断及处理。对于儿童患者通常在移植术时行肾切除术。而对于成年患者则通常提前行肾切除术，特别是当该患者已经被列入尸体肾移植等待名单时，肾盂肾炎复发症状明显时及预计肾切除困难并可能伤及邻近组织器官时。已有报道对常染色体显性多囊肾病患者在行肾移植术时行双侧肾切除术。但对因ADPKD拟行活体肾移植患者在移植手术同时行双肾切除的做法，我们持保留意见。在患者等待。肾移植的过程中应用合成促红细胞生成素可以减轻贫血的影响。尽管在这些患者中，腹腔镜或者后腹腔镜下肾切除术应用的越来越广泛，但是对于肾脏较小的患者，双侧垂直腰部切口肾切除术既迅速又易于耐受。如果肾较大，垂直腰部切口或者腹腔镜肾切除技术无法切除时，则经常采用开放式经腰部切口手术。如果肾太大，无法采用微创技术进行切除，或者有附加手术，例如输尿管全长切除术、肠道流出道切除术、膀胱扩大成形术、可控性肠道代膀胱术或者需同时行肾移植术，那么就应该选择开放性腹部手术。

对于ESRD的患者，勃起功能障碍是显著的问题，而移植后有相当比例的患者性功能得到了改善。ESRD患者勃起功能障碍的影响因素包括透析相关的动脉硬化加速、高催乳素血症伴继发睾酮缺乏、抗高血压药物的副作用以及缺乏自我认同。如果在肾移植术前需要行阴茎假体植入术，那么就不应该使用有膀胱前液囊的装置，因为膀胱前液囊会影响尿路重建手术，并有可能与膀胱相混淆，甚至有切开该液囊的可能。

二、供者的选择、准备和手术

肾脏供者的基本入选标准包括无肾疾病、无活动性感染以及无可传染的恶性疾病。无论肾是取自活体供者还是尸体供者，手术的目的都是减少热缺血时间、保护肾血管及保护输尿管血液供应。对于尸体供者，也应该获取组织相容性标本。

（一）活体供者

基于术前评估的结果，医护人员必须确认活体供者在行活体供肾切取术后仍然能保持正常的肾功能。评估中如果发现供者的一个肾功能好于另一个肾，则应为供者保留功能较好的肾。对于有可能生育的女性供者，取其右肾是最佳的选择，因为妊娠期肾积水和妊娠期肾盂肾炎多数发生于右肾。具体的现实条件有可能改变获取临床数据的顺序。下列情况不适合作为活体供肾的供者：严重的精神疾病，严重的肾疾病，较高的围术期死亡率或患病率，以及严重的传染性疾病。通常将ABO血型不匹配和供者淋巴细胞与受者血清交叉配合试验阳性视作直接活体供肾的禁忌证，但是现今已经有了解决这些问题的方案。必须对供者进行HIV和人类T淋巴细胞增生1型病毒(HTLV-1)、肝炎、CMV感染及梅毒的血清学测试。某些情况下需筛查供者有无Epstein-Barr病毒感染，特别是当受者为儿童时。下列情况可以排除供者患糖尿病的可能：随机血清葡萄糖水平低于11.1mmol/L(200mg/dL)；空腹血清葡萄糖水平低于6.9mmol/L(125mg/dL)；口服75g葡萄糖2h后血清葡萄糖水平低于11.1mmol/L(200mg/dL)(糖尿病诊断和分类专家委员会的报道)。腹部超声检查可以排除供者的严重肾畸形，并能检出偶发的腹内脏器畸形。平扫或强化的三维CT血管成像及腹部的X线平片技术目前已被广泛地应用，因为它能可靠地排除结石病、良好的显示肾及其血管，明确泌尿集合系统，并且对被检查的供者的损伤较小、价格相对合理。

对于活体肾移植供者而言，超滤过性损伤已经不是主要问题。内源性肌酐清除率能快速达到术前水平的70%～80%，并且该状况可持续十余年之久。晚期高血压的进展情况几乎和正常人无差别，蛋白尿的进展程度也可忽略不计。活体供肾切取术的死亡率约为0.02%，而潜在危及生命或导致供者身体状况不断变化的并发症的发生率约为0.23%，也有供者发生ESRD的个案报告。活体供肾切取术后的近期及远期危险性非常低，同时肾移植的成功率很高，足以让那些对这些情况有充分了解的供者认为该手术的风险可以接受。

活体供肾切取术可以通过开放或腹腔镜的方式完成。开放性活体供肾切取术(ODN)常用的手术入路为切除肋骨或肋上的腰部侧切口，或是腹前壁的腹膜外切口。腹腔镜下活体供肾切取术(LDN)已经成为美国许多的移植中心的常用术式，双侧肾的后腹腔镜入路的手术均已有过报道。不管采用何种手术方法，均需通过静脉补液、注射甘露醇及使用利尿剂等方法增加患者尿量。没有必要让供者术前整晚补液。行腹腔镜下活体供肾切取的患者术前一天常需要进流食、服用肾缓泻剂等术前准备。

不管采用何种手术方法，手术中肾上腺通常是最先游离的部分，在阻断肾血流之前，应先切断输尿管观察尿液生成情况，此时应注意保护输尿管的血供。该手术采用全麻，可以选择使用硬膜外镇痛。术中应避免吸入氧化亚氮以防止肠道扩张。静脉补液及注射甘露醇是为预防与气腹相关的少尿。手助式腹腔镜下右侧供肾切取术与左侧略有不同。显示器、手术组人员、患者、切口及穿刺套管的位置等都与左侧手术时呈镜像对称。但是，右下腹的穿刺套管改用于置入观察镜，左手放在手助式器械内，上方的穿刺套管用于置入由术者右手所操控的手术器械。在剑突下区域内另外置入一个5mm的穿刺套管，通过它置入抓钳用于牵开肝。用这个抓钳提起肝向头侧牵拉，然后固定于腹壁。除肾静脉的处理方式外，其余的手术过程与左侧相同。分离并剪断肾动脉后，用通过上方穿刺套管置入的直线切割器在肾静脉汇入下腔静脉的根部闭合切断肾静脉。尽管用这种方法无法获得一块袖套样的下腔静脉，但静脉通常来讲是够长的。一般在开放活体供肾切取术中无须注射肝素，但是由于在腹腔镜下供肾切取术中，切断肾血管束有时会用几排血管夹夹闭，而这些血管夹只有在肾切取后，进行中心降温(即向肾动脉灌注冰冻保存液)之前才会被取出，所以通常在LDN中会注射肝素。如果受者肾移植的手术时间推迟，需将取出的供肾带到受者的手术间内行冰浴或冷藏处理直到手术开始。

与以往开放活体供肾切取相比，已报道的腹腔镜活体供肾切取的优点包括痛苦小、住院时间短及恢复快等；缺点包括手术时间延长、常选择切取左侧供肾、对特殊手术器材的需求、热缺血时间延长及移植肾功能恢复延迟等。尽管LDN术后移植肾功能恢复可能较慢，但从单个中心长期随诊的结果来看它与ODN相比也并无很大差异，但是有数据表明采用腰部入路的ODN与LDN相比，前者的3年生存率及肾移植半数生存期优于后者。这种差异也被成人供者提供给儿童肾的移植临床数据证实。尽管起初右肾LDN由于肾静脉较短易导致血栓而致使该手术效果不甚理想，但随着手术经验的积累它同左侧LDN的效果接近。另一些新出现的随机实验表明，ODN与LDN相比，手术效果相同。

(二)尸体供者

尸体供者的脑死亡应由其内科医师来判定。一个理想的尸体供者的标准是肾功能正常、无须要治疗的高血压、无糖尿病、无恶性肿瘤(原发性脑肿瘤及治疗后的表浅性皮肤癌可除外)、无全身性的病毒或细菌感染、尿液检查指标在可接受的范围内、介于6～50岁，梅毒、肝炎、HIV及人类T淋巴增生性病毒化验结果为阴性。然而，为了扩大移植供者人群，“扩大标准的供者”(ECD)也被接受。此类供者定义为大于60岁或介于50～59岁但有以下任意两个危险因素：脑血管疾病导致死亡、高血压、血肌酐水平大于1.5mg/dL。如果供者入院治疗超过72h需要做血培养。ECD、小于6岁及大于50岁的供肾的肾移植术后的生存率明显要低于理想尸体供肾。年龄很小的供肾术后生存率较低是由于其肾脏本身解剖结构较小及其手术技术风险等原因。虽然曾有年龄很小的尸体供肾移植成功的报道，但这类移植或者是个别病例，或者就是连带主动脉、下腔静脉的整块移植。为了能够增加尸体供者的数量，对于那些有肾功能异常或活检结果异常的尸体供肾，我们会采取双侧肾移植手术，但长期来看其移植肾功能仍然不如理想的尸体供肾。

对脑死亡的尸体供者进行复苏的首要目标是使收缩压达到90mmHg(12.0kPa)或平均动脉压达到60mmHg(8.0kPa)，并且每小时尿量大于0.5mL/(kg·h)。监测中心静脉压、毛细血管楔压或肺动脉压有助于指导补液及用药。每2～4h化验一次血清电解质水平。如果通过溶液冲击疗法无法达到复苏的目标，且中心静脉压大于15cmH$_2$0(1.47kPa)时，可以按照不超过每分钟10pg/kg的剂量输注多巴胺或多巴酚丁胺，不会导致肾血管收缩。

若阿托品、多巴胺或小剂量肾上腺素对心动过缓无效者，可植入临时起搏器。如果血管扩容及血管升压药对于利尿无效时，可按照1mg/kg剂量注入呋塞米，加(或不加)

用甘露醇 0.5 ～ 1g/kg。如果尿崩症导致不可控的多尿，可注入水溶性血管加压素以减少尿量。因为低体温会导致心脏应激性增高及凝血功能紊乱，所以低体温时需包裹头部，预热静脉输液，同时使用加热毯。组织类型及交叉配型可通过在移植术前采集末梢血或腹股沟淋巴结来完成检验。在手术室内尸体供者的维持靠麻醉组对其进行通气及循环支持及应用各种药物，例如利尿剂、肝素及 α- 肾上腺素能阻滞剂等。

如今移植肾供者大多也是多器官供体，过去采用的经典腹部正中切口和十字形切口已被淘汰，大多数都改为带胸骨切开的完全正中切口，即便是在单独摘取肾时也是如此。尸体供者器官摘取的原则是充分暴露，控制好所要分离器官上、下方的血管，在原位做好保存器官的初始工作，分离及移除器官，完成保存工作，选取组织相容性样本，分离髂血管为胰腺及肝移植物的重建作准备，以及器官的包装。一部分器官摘取小组的意见倾向于在脏器取出之前在原位做更充分的分离解剖。如果这样的话，肾就成了最后一个被取出的移植脏器。在这种情况下，为了防止肾温度过高，在切取胰腺及肝过程中，应在肾周围放置一些冰水以保持肾的低温状态。

三、肾的保存

（一）细胞损伤

热缺血损伤是由于氧化磷酸化过程发生障碍及三磷腺苷 (ATP) 耗尽致使细胞死亡。ATP 为细胞膜上的钠钾泵提供能量，以维持细胞内高钾低钠的状态。当钠钾泵受损时，氯化钠及水从细胞外被动弥散到细胞内，导致细胞水肿及肾血管再通术后“无复流”现象。细胞内钾、镁丢失，钙浓度增加，无氧酵解活动增加及酸中毒发生，溶酶体酶被激活。上述状况最终导致细胞死亡。再灌注期间，次黄嘌呤 (ATP 的一种降解产物) 被氧化为黄嘌呤，同时伴有自由基清除剂生成，后者使细胞损伤进一步加重。

（二）肾简易冷藏保存的方法

低温下细胞的能量需求会大大下降。我们可通过表面降温，低温脉冲式灌注，或者用冷藏的保存液灌注以获得低温。向保存液中加入一些非渗透性溶质，例如，甘露醇、乳糖醛酸盐、低分子羟乙基淀粉等，使保存液维持轻度高渗状态，以防止血管内皮细胞水肿及“无复流”现象的发生。当钠钾泵受损时，细胞内外的离子会顺着离子浓度梯度被动地穿越细胞膜，此时如果灌注的保存液与细胞内液电解质成分相同，就能够维持细胞的电解质平衡。ATP-$MgCl_2$ 可作为一种能量制剂加到灌注液中。钙通道阻滞剂、黄嘌呤氧化酶抑制剂、自由基清除剂、血管保护剂及溶酶体稳定剂如甲强龙等都可被用来减轻缺血性损伤。

（三）移植肾的临床保存

进行简易冷藏之后保存肾的基本方法包括用蛋白液进行脉冲式机械灌注和低温冲洗

两种。分别用上述两种方法对采集完好的犬肾进行 48h 冷藏保存，实验结果显示两者效果相同，从而在人肾的保存处理中更加广泛地使用了简易冷藏。机器灌注能够可靠地将人肾保存长达 72h，因此它是保存无心跳的尸体供肾的首选方法。有报道显示，单纯使用简易冷藏或者结合使用机器灌注的手段可以成功地将保存时间延长 48 ～ 95h。

广泛使用的 UW 溶液，其溶质为非渗透性，包括乳糖醛酸盐、羟乙基淀粉，它可以使细胞肿胀最小化。这种溶液使用磷酸盐是利用其氢离子的缓冲作用，加入腺苷是为用于再灌注过程中 ATP 的合成，以谷胱甘肽作为自由基清除剂，用别嘌呤醇抑制黄嘌呤氧化酶的活性和自由基的产生，加入镁和地塞米松作为膜稳定剂。它的一大优势在于它可以作为腹内各种器官的通用保存液。

无心跳供体的使用使尸体供肾库得以扩大，这导致人们重新关注起来脉冲式机械灌注法，因为这种方法能通过灌注指数及测定 S- 谷胱甘肽转移酶活性对尸体供肾进行活力测试，实验室结果明确证实了该法优于简易冷藏的方法，因为后者肾的热缺血时间较长。

四、尸体肾移植手术的受者选择

在美国尸体移植术的受者选择采用积分法。初筛包括供者与受者的 ABO 血型相同或相容，淋巴细胞毒性交叉配型结果必须为阴性。某些患者的血清对随机或是选择性的群体的大部分淋巴细胞有反应，其群体反应性抗体水平较高，若与其他的低致敏水平的移植受者相比，他们获得交叉配型阴性的肾的概率较小，所以这些患者可以获得一些额外的分数。进入等待名单中的时间，供者与受者之间组织相容性情况，优先生命器官捐献，年龄小于 18 岁等情况均会使受者获得额外的分数。移植手术的受者候选人群中的每一个人会累加分数，所有的候选人按照该分数排队。得分最高的患者具有优先获得这一器官的权利。移植候选者按照得分排序依次享有获得器官的权利。如果在当地的名单中未找到合适的受者，该移植肾就会提供给所在州的名单中合适的受者，如果有必要的话，还会提供给全国的等候名单中合适的受者。当一个受者与供者的 HLA-A、HLA-B 及 HLA-DR 抗原完全匹配，而且 ABO 血型也联合应用时，即便是血型不同，移植肾必须无条件地提供给该患者。

等候 ECD 移植肾的候选者必须同意接受此类型的移植肾之后才允许其进入等候名单。通常是建议那些大于 60 岁、大于 40 岁并患糖尿病、有严重的透析通路障碍或是无法耐受透析治疗的患者接受此类肾移植手术。

五、术前评估

在肾移植手术之前，受者的病史、体格检查及诊断都着重于发现发作性的疾病，例如有症状的心脏病、急性感染等，还有就是因近期有输血史或是血清样本过期失效而需行交叉配型试验。首先制订好免疫抑制及预防感染计划，预先考虑术后是否需要进入重症监护病房，最终才决定行肾移植手术，手术组成员依次进入手术室。早期移植肾功能的好坏与其冷缺血的时间长短直接相关，所以尸体移植手术必须急诊完成。

六、移植肾的准备

由于开放性手术下所切取的活体供肾大部分的术前准备工作已经由供者手术组成员在原位就已完成了，所以受者手术组成员几乎不需要做准备工作。由于腹腔镜下切取的移植肾带有大量的肾周脂肪及离断的血管，以及肾静脉回缩到肾门内等原因，所以仍需要在修肾台上对其做许多术前准备工作。如果 LDN 组没有完成这些工作，那么肾切取后首先是要快速找到肾动静脉，去掉闭合钉，快速灌注冰冻保存液。一些手术组采用 3 排而不是 6 排的闭合钉处理肾静脉，然后在远心端横断。肾静脉，这样在肾动脉灌注前就可以不用去掉静脉闭合钉，并且减少肾内的静脉血。但这样做的缺点是切除肾后肾静脉远端呈开放状态，静脉血容易模糊术野，使腔镜下的操作较为困难。

尸体供肾时，可以通过利用供者的下腔静脉及髂外静脉来延长较短的右肾静脉。在利用下腔静脉延长尸体供肾右侧肾静脉的技术应用于临床之前，术者常常选用左侧肾作为供肾。

七、受者的手术

术前预防性应用抗生素，术后继续预防性使用抗生素直至术中培养结果明确为止。免疫抑制剂在尸体肾移植受体术前或手术过程中应用。另外在一些移植准备方案中，对活体供肾的受者，免疫抑制剂在手术前一周内应用。

麻醉诱导成功及置入三腔中心静脉导管后，外生殖器及皮肤消毒铺单，Foley 导尿管置入膀胱或代膀胱。将导尿管和三通管连接有助于术中充盈或引流膀胱，尤其是年龄小或膀胱小且无功能的受者。膀胱或代膀胱用广谱抗生素溶液冲洗，例如新霉素 - 多黏菌素 B，依靠重力作用自然充盈膀胱。输尿管 - 膀胱吻合之前应夹闭导尿管。将自动固定的环形牵拉绷带固定于已折曲的手术台上，并向术者一侧旋转，以利于术者和助手手术操作。为了防止脊髓损伤，有明显背部疾病的患者，例如强直性脊柱炎，应该在麻醉诱导前垫塞垫子至舒适的体位应避免折曲手术床。在此过程中，开始使用抗生素。利用静脉输液维持中心静脉压在 5 ～ 10cmH_2O(0.49 ～ 0.94kPa) 之间。如果单纯补液不能维持平均动脉压在 60mmHg(8.0kPa) 和收缩压在 90mmHg(12.0kPa) 以上，可以应用多巴胺或多巴酚丁胺。

对于成人或 20kg 以上的儿童，第一次的移植肾一般放置于腹膜外对侧髂窝内，采用保存腹直肌的 Gibson 切口。这样，肾盂和输尿管位于最靠近中线的位置，以便今后万一移植肾需要尿路手术时的操作。对肥胖的受者，右侧髂静脉更表浅，可将移植肾放入右侧髂窝。胰肾联合移植的受者，因为供肾左肾静脉较长，所以通常将左肾放置于左侧髂窝。如果体形较小的患者的左侧髂窝难以容纳较大的肾脏时，可将其放置到右侧髂窝，以便血管重建时有更多的动静脉可供选择。对于较小的儿童，其切口可以延长到右肋缘或取腹正中切口以便于完成手术。对于男性患者，可向内侧牵拉保留精索。对于女性患者，可将圆韧带结扎后离断。然后分离受者的目标血管。如果肾静脉较短，可以离断髂内静脉和臀静脉，以完全游离髂总静脉和髂外静脉。淋巴管用缝线分离结扎以防止术后淋巴瘘的发生。因为有时生殖股神经与髂外血管交叉走行，术者应特别小心不要把它误认为淋巴管结扎。

在血管吻合之前，通常给受者静脉输注肝素(每千克体重30单位)。血管吻合期间，输注甘露醇作为自由基清除剂和渗透性利尿剂。应用电解质溶液可以扩充血管容量。清蛋白有助于提高尸体供肾的早期肾功能的恢复。常规保持肾的低温状态，可以应用含有盐水冰块的海绵包裹；向肾表面滴洒冰冷的电解质溶液；或保存于充满冰水的塑料袋或手套中。肾动脉通常与髂内动脉端－端吻合或与髂外动脉端－侧吻合。其他可用的动脉吻合位置为髂总动脉，主动脉，脾动脉及自身肾动脉。中度的髂内动脉的动脉粥样硬化可行动脉内膜切除术。对于严重的髂内动脉粥样硬化患者，肾动脉与髂外动脉或髂总动脉端－侧吻合。血管打孔器有助于在质硬的动脉硬化的血管及儿童的腹主动脉和髂总动脉上制造一个圆形孔道，以防止血压低时肾动脉的阻塞和血栓形成。

当盆腔血管不适合行肾血管成形术时，可行原位肾移植，动脉与脾动脉或自身肾动脉吻合，静脉与肾静脉或下腔静脉吻合。

因为肾动脉吻合是两次血管吻合中最关键的，通常优先进行肾动脉吻合，这样肾不会因已吻合的静脉而活动范围受限，并且可以在动脉吻合完成后再阻断静脉。这缩短了髂静脉阻断时间，降低了髂、股血管血栓形成的危险性。如果患者静脉短且暴露不好，也可以先行静脉吻合。对于二次移植的男性患者，如果第一次手术时已将移植肾动脉与一侧髂内动脉吻合，那么第二次移植手术时不能将另一侧髂内动脉用于移植血管重建。这是为了保护阴茎海绵体的血供以减少医源性阳痿的发生。肾静脉，无论有无延长，通常与髂外静脉或髂外静脉和髂总静脉的交叉点端侧吻合。移植成人肾到小儿的右侧腹膜后时，肾静脉通常要修短以防止过长而造成与下腔静脉吻合的吻合口扭曲。

呋塞米通常在血管夹放开之前应用。尸体供肾肾血管成形术后，在肾动脉循环中注射维拉帕米(钙通道阻止剂)，可以防止缺血再灌注损伤。

尿路重建通常采用抗反流的输尿管－膀胱吻合术，现有数种手术方法。多数术者采用膀胱外的方式而不是经膀胱行输尿管－膀胱吻合术，因为该方式所需时间短、无须切开膀胱、无须保留较长的输尿管，同时保证了输尿管远端的血供。如果受者有过膀胱扩大术，术者则应注意膀胱补片的血供以防止在移植时影响其血供。输尿管－输尿管吻合术或肾盂－输尿管吻合术的适应证是：短的或缺血的供肾输尿管、小膀胱或术者的偏好。双猪尾输尿管支架应用于输尿管。膀胱吻合术，输尿管－输尿管吻合术或肾盂－输尿管吻合术。输尿管支架的常规应用，减少了输尿管并发症的发生率。肾移植到有膀胱瓣膜和下尿路其他异常病变的患者的长期结果也是令人满意的。

当有回肠膀胱的患者行肾移植术时，供肾安置的位置应该不影响造口周围皮肤的平整性，不影响集尿器的使用和尿液的排出。输尿管植入肠袋的技术与植入膀胱的技术相同。肠道造瘘口使用抗生素溶液冲洗肠黏液。将肠袋充盈后选择合适的输尿管植入点。为了便于术中辨认输出道和随后的输尿管吻合可通过吻合口插入 14F 的 Foley 导尿管并注射无菌水 3 ～ 4mL，或经 Foley 导尿管注射亚甲蓝使肠袋染色。为了避免供肾输尿管的缠绕，供肾可以倒置放入髂窝内，使输尿管指向头端。留置支架管若干星期以保护输尿管吻合口。

通常将来自尸体表面和膀胱的拭子样本进行培养。除非在取肾、灌注及运输过程中未严格执行无菌操作，一般对活体供肾不需要进行细菌培养。

当来源于一具尸体的两个边缘供肾同时移植给一个患者时，可采用腹正中切口或分别的 Gibson 切口将两个肾放置于两侧髂窝，或一上一下都置于右侧腹膜后。该技术也可用于胰肾联合移植的患者。第一次移植动脉可吻合于髂总动脉，静脉吻合于下腔静脉。第二次移植可吻合于髂外动脉或髂内动脉、髂外静脉。不复杂的肾移植术可以通过连续或间断缝合切口，除非使用抗凝治疗，否则不需留置引流管。如果采用分离腹直肌的切口，关闭切口时不必缝合腹直肌；在缝合腹外斜肌、腹内斜肌及腹横肌及其筋膜之后简单缝合腹直肌前鞘。肥胖患者应在皮下组织放置密闭的引流管。可吸收线连续皮下缝合可以避免拆线或拆除皮钉。

八、术后护理

（一）液体和电解质的应用

对于有初步移植肾功能的患者来说，术后液体和电解质液的应用很简单。静脉输入含有 0.45% 氯化钠的 5% 的葡萄糖液体以补充隐性失水，输注无糖的 0.45% 盐水补充上 1h 排出的尿量。当尿量很多时，该方案可降低糖导致利尿的可能性。活体供肾的受体有一个可选择的方案，即一个固定的比率 - 含 0.45% 氯化钠的 5% 的葡萄糖 125 ～ 200mL/h，如果患者出现低血压时可行快速静脉液体推注。血清电解质水平每 4 ～ 8h 检测一次。如果血清钾的水平降至正常值范围的中点以下，则应在静脉液体中加钾。当出现移植肾功能延迟恢复时，上述液体应调整速度，以维持中心静脉压在 10 ～ 15cmH_2O(0.98 ～ 1.47kPa) 约 2 ～ 3h，并且静脉推注呋塞米以利尿。少尿患者可能导致高钾血症而需紧急处理，方法有静脉使用氯化钙、碳酸氢钠、胰岛素、葡萄糖及透析治疗。

如果出现多尿，第二天的血清肌酐明显降低，可不必行放射性同位素肾图检查。对于有肾功能延迟，同侧下肢肿胀，同侧腹部肿胀，或红细胞比容降低的患者可行超声检查。如出现肾移植后少尿，放射性同位素肾图检查一般每周两次，直到未行透析治疗肌酐开始下降为止。如果放射性同位素肾图检查显示病情恶化，一般可行诊断性肾穿刺活检。

（二）导管和引流的处理

尿液细菌培养在尿管拔出前进行，并且当时应给予患者单次剂量的广谱抗生素。如果培养结果阳性，敏感药物治疗持续 10 ～ 14d。拔除导尿管的时间不尽相同，但多数在一周内拔除。可行膀胱 X 线片检查。当引流少于 50mL/d 或已留置密闭引流管三周时间，可以拔除引流管。输尿管支架可以保护重建的尿路，出院患者可于手术后 6 ～ 12 周拔除支架管。有的术者将支架管连接于导尿管，在拔除导尿管时一并拔出。

(三) 抗凝

多数肾移植患者已经达到需要低剂量抗凝防止深静脉血栓形成的标准。有高凝状态的患者，如系统性红斑狼疮、因子 V 变异、凝血酶原变异、抗心磷脂抗体综合征，或蛋白 C、蛋白 S 或抗凝血酶Ⅲ的缺乏，通常会在肝素治疗停止后改为每天应用华法林治疗。

九、同种异体移植肾的排斥

(一) 组织相容性

肾移植中最重要的组织相容性系统是 ABO 血型及主要组织相容性复合物 (MHC)。供体和受体必须 ABO 血型相容，因为 A 凝集原和 B 凝集原表达于内皮细胞上，并且绝大多数个体有对自身缺乏的红细胞抗原的抗体。一个例外是 A2 型供者的肾可以移植到 O 型或 B 型受体，因为他们的抗 A2 型抗体水平很低。对于极少数 ABO 不相容的供、受者在受者经过预处理后进行移植，这种预处理方法是通过血浆置换清除受者体内的抗 A 或抗 B 抗体，伴或不伴脾切除，以及使用抗 CD_2O 抗体利妥昔单抗，从而减少抗体生成并诱导免疫抑制。

MHC 抗原是位于细胞膜上的糖蛋白，它们由染色体 6 短臂上的 MHC 基因编码。常染色体Ⅰ类抗原包括 HLA-A、HLA-B 和 HLA-C，表达于几乎所有有核细胞。它们通常用 PCR 进行淋巴细胞组织分型来鉴定。HLA-DR、HLA-DQ 和 HLA-DP 是Ⅱ类抗原，它们表达于 B 淋巴细胞、活性 T 淋巴细胞、单核细胞、巨噬细胞、树突状细胞及一部分内皮细胞。HLA-DR 被 B 细胞组织分型检测。HLA-DQ 和 HLA-DP 抗原一般不做常规检测。应用移植术前交叉配型技术，可以检出受者体循环中是否存在针对特定供者的 MHC 抗原的细胞毒性抗体，对移植候选者最近的血清进行补体依赖 T 细胞淋巴毒交叉配合试验时，如果结果阳性则被视为肾移植的禁忌。目前移植方案已经发展到即使受体与供体有阳性交叉反应，通过血浆置换或免疫球蛋白的应用使交叉反应减弱为阴性，使原来不允许肾移植的患者可以移植。

因为 HLA 抗原的遗传模式，每一个潜在的肾移植受体与父母或子女是半匹配的，或单倍同一性；而与同胞兄弟姐妹有 25% 的可能 HLA 完全一致，50% 可能单倍同一性，0.25% 可能完全不一致。在最近的五年里，由于更有效的和更低毒性的免疫抑制剂的应用，组织相容性的匹配对肾移植存活率的影响已经大大降低了。

MHC 抗原的不相容性刺激了免疫应答。供者树突状细胞上表达的 n 类抗原可以直接刺激受者 $CD4^+$辅助 T 细胞引起排斥反应。这些 MHC 抗原也可以由受者的巨噬细胞递呈

受者 $CD4^+$辅助 T 细胞。第二信号或共刺激信号必须被抗原递呈细胞上的同源配体提供去共同激活 $CD4^+$辅助 T 细胞。

这两个信号刺激 $CD4^+$辅助 T 细胞分泌细胞因子，以及最为重要的 T 细胞生长因子白介素 2(IL-2)，并在细胞表达新的 IL-2 受体。$CD4^+$辅助 T 细胞通过 T 细胞受体在接收了同种异体抗原信号和共刺激信号后，引起了级联反应即神经钙调蛋白的激活；激活的 T 细胞核因子的脱磷酸作用，使其进入细胞核并与 IL-2 基因启动子结合；产生 IL-2。

IL-2 是第三信号，它刺激 IL-2 受体，从而诱导淋巴细胞增殖。IL-2 对于诱导 $CD8^+$细胞毒性 T 细胞前体向 $CD8^+$细胞毒性 T 细胞的成熟是必需的。IL-2 也能刺激抗原激活的辅助 T 细胞分泌其他细胞因子，例如 IL-3、IL-5、IL-6 及干扰素 -γ(IFN-γ)。IL-3 是骨髓干细胞生长因子，IL-4、IL-5 能使同种异体抗原活化的 B 淋巴细胞转化为浆细胞，它产生细胞毒性抗体对抗移植物的 MHC 抗原。IFN-γ 能增强巨噬细胞的吞噬能力，增强自然杀伤细胞的活性，并诱导 MHC- Ⅱ类抗原在移植肾细胞上的表达。

（二）排斥反应的分类

超急性排斥反应在肾血管再通后立即发生。这是一个不可逆的反应，它由受者妊娠、反复输血及以往肾移植中产生的预存体内的细胞毒性抗体所介导。当受者血清和供者淋巴细胞之间的交叉配型为阴性时，很少会发生超急性排斥反应。

加速排斥反应由体液或细胞免疫导致。多发生于数天至数周之内，抗排斥治疗无效。

急性排斥反应可发生于移植后任何时间。它的症状就是“流感样”症状，其他症状有移植肾肿大疼痛、高血压、少尿、液体潴留、肌酐升高、放射性核素肾图检查显示肾血流减少、肾小球滤过率下降及肾小管功能下降。同时要通过尿常规检查、尿培养检查排除急性肾盂肾炎。肾穿刺活检是确诊急性排斥反应的标准方法。急性移植。肾排斥的典型组织学表现是单核细胞浸润、肾小管炎和血管炎。Banff 分类法是目前诊断移植排斥的标准方法。

慢性排斥反应以肾功能进行性降低为特征，病理变化是间质纤维化、血管病变及小单核细胞浸润。B 细胞交叉配型阳性或流式交叉配型阳性出现抗供体 B 细胞和 T 细胞抗体时，预示术后可能会出现慢性排斥反应，影响移植物的长期存活。

（三）免疫抑制

免疫抑制药物方案一般包括皮质激素联合其他药物，例如环孢霉素或他克莫司（钙调神经蛋白抑制剂），硫唑嘌呤或麦考酚酸（嘌呤拮抗物），有时也用抗淋巴细胞球蛋白。临床常用三联免疫抑制方案，包括泼尼松、环孢霉素或他克莫司、硫唑嘌呤或麦考酚酸。西罗莫司抑制细胞周期的进展，该药常联合皮质激素，或同时联合环孢霉素或他克莫司及皮质激素。

皮质激素治疗通常从大剂量开始，然后在移植后的最初几个星期内快速减量。环孢素或他克莫司有相似的作用机制、疗效和费用，但副作用略有不同，不主张两者联合应用。两药主要通过细胞色素 P_{450} 系统代谢。抑制该系统的药物会增加两药在血清中的浓度。如地尔硫䓬和酮康唑可减少环孢素的用量却可以维持其血清浓度及免疫抑制作用。诱导该系统的药物会增强环孢素或他克莫司的代谢从而降低其全血或血清中的浓度及免疫抑制效应。当怀疑有毒性或免疫抑制不足时，可以检测环孢素或他克莫司的血液浓度。药物与西罗莫司的相互作用类似于它们与钙调神经蛋白抑制剂的作用。儿童患者使用环孢霉素或他克莫司时的剂量和给药频率通常更高。硫唑嘌呤和麦考酚酸有相似的作用机制，但麦考酚酸更有效、毒性更大且费用更高。

急性同种异体移植排斥的常规治疗是大剂量皮质激素冲击治疗。皮质激素抵抗的移植排斥通常使用抗淋巴细胞抗体治疗，如莫罗单抗 $-CD_3$、马抗胸腺细胞球蛋白和兔抗胸腺细胞球蛋白。在某些病例中，顽固性排斥和移植物的挽救可以通过转换成另一个免疫抑制方案而取得成功，甚至在皮质激素抵抗的情况下。

第五章　前列腺疾病

第一节　前列腺炎

一、概述

前列腺炎是成年男性常见病。前列腺炎可发生于各年龄段的成年男性，几乎 50% 的男性在一生中的某个时期曾受前列腺炎的影响。前列腺炎患者占泌尿外科门诊患者的 8% ～ 25%。前列腺炎虽不是一种直接威胁生命的疾病，但严重影响患者的生活质量。这值得医学界的重视。

Drach 根据 Mearea-Stamey 提出的下尿路细菌感染定位诊断的“四杯法”，检测前列腺按摩前初始尿 10mL(VB1)，中段尿液 10mL(VB2)，前列腺按摩液 10mL(EPS)，前列腺按摩后尿液 10mL(VB3)。根据四个标本中的白细胞数和细菌培养结果，将前列腺炎分为：急性细菌性前列腺炎 (ABP)，慢性细菌性前列腺炎 (CBP)，慢性非细菌性前列腺炎 (CNBP)，前列腺痛 (PD)。Drach 分类法体现了以感染为前列腺炎主要病因的认识，是第一个规范的前列腺炎分类法，称为传统分类法。但前列腺痛是一个比较模糊的概念，前列腺痛还有尚未认识或未被查出的相关疾病，这种分类法不够准确。

美国国立卫生研究院 (NIH) 于 1995 年根据前列腺炎的基础和临床研究制定了一种新的分类法：Ⅰ型相当于传统分类法中的 ABPJ 型相当于传统分类法中 CBP，Ⅱ型慢性前列腺炎 / 慢性骨盆疼痛综合征 (CP/CPPS) 相当于传统分类法中的 cnbp 和 pd，Ⅲ型分为炎症性Ⅲ A 和非炎症性Ⅲ B 两个亚型。Ⅳ型，无症状性前列腺炎 (AIP)。1998 年国际前列腺炎合作网络 (IPCN) 对 NIH 分类法经过 3 年的临床研究和应用后正式批准了 NIH 新分类法。

新的分类较传统方法有很大的进步，除增加了无症状性前列腺炎外，还将传统分类法中的 cnp 和 pd 合并为Ⅲ型，Ⅲ b 型发病机制、病理生理学改变还不十分清楚，CP/CPPS 是由具有独特病因、临床特点和结构的一组疾病组成的临床综合征。NIH 分类法在检测标本由 EPS 扩大到精确检测，为无法采集 EPS 患者提供了检测标本。四杯法曾成为确诊前列腺病原学的金标准，但该方法复杂，耗时，不便临床应用，在实际临床工作中通常推荐二杯法，通过获得前列腺按摩前后的尿液，进行统计白细胞数和细菌培养。NIH 分型诊断主要根据四杯法或二杯法检测结果。

新的 NIH 分类法已获得全球多数学者认可，并广泛应用于临床和研究，已经作为前列腺炎的诊疗规范，在治疗策略上对各种不同类型的前列腺炎更有针对性。

二、Ⅰ型急性细菌性前列腺炎

急性细菌性前列腺炎系指由病原体微生物感染而引起的整个前列腺的急性炎症。前列腺导管系统开口于后尿道，外周区导管平行进入后尿道，故更易被感染。纵欲过度、全身感染、酗酒等使前列腺充血的因素均可诱发急性前列腺炎。

（一）病因

病原微生物感染为ABP的主要致病因素。多发生于机体抵抗力差的患者，细菌或其他病原体毒力较强，前列腺感染后病原体迅速大量生长繁殖。其感染途径可以是：①由尿道炎引起的上行性感染。②感染尿液逆流到前列腺管。③由邻近器官的炎症，如直肠、结肠、下尿路感染通过淋巴系统引起前列腺炎。④通过血行途径引起感染，如呼吸道、皮肤、软组织的感染源通过血行引起前列腺炎。急性细菌性前列腺炎多见于尿路上行性感染，致病菌大多是革兰氏阴性杆菌，如首先有大肠埃希菌，其次有金黄色葡萄球菌、肺炎克雷伯菌、变形杆菌和假单胞菌。大多数为单一病原菌感染。

（二）临床表现

1. 全身症状

表现为全身感染中毒症状，如高热、寒战、乏力，严重者可能出现败血症，低血压症状。

2. 排尿症状

表现为尿频、尿急、痛性排尿、尿道灼痛等，可伴有脓性尿道分泌物。前列腺炎症水肿严重时，压迫前列腺段尿道可导致排尿不畅，尿线变细，尿滴沥，甚至排尿困难引起急性尿潴留。

3. 局部症状

患者可出现下腹部、外生殖器、会阴部疼痛，直肠胀痛不适，有便意，排大便结束时尿道流出脓性分泌物。

4. 并发症

急性炎症可直接扩散至精囊，引起急性精囊炎。急性炎症细胞可经前列腺与精囊的淋巴管在骨盆中的交通支，经淋巴管进入输精管，导致输精管炎或附睾炎。急性前列腺炎如未能控制，继续发展可形成前列腺脓肿，前列腺脓肿可向直肠或尿道破溃。

（三）诊断

1. 病史和体格检查

患者一般有典型的临床症状和急性感染病史，表现为高热、寒战、尿频、尿急、尿痛等尿路刺激症状及耻骨上、会阴部、外生殖器疼痛等症状。多数患者常突然发病，可能发病时以全身症状为主，全身症状可能掩盖排尿症状和局部体征，导致误诊为全身发热性疾病。直肠指检可发现前列腺肿胀，部分或整个腺体质地坚韧、不规则，压痛明显。急性炎症期禁忌前列腺按摩，避免炎症扩散，引起菌血症或脓毒血症。若当病程延至

7 ～ 10d 以上，持续高热，血白细胞计数增高时应怀疑前列腺脓肿形成，直肠指检时前列腺明显增大，质地软，有波动感。老年患者反应性差，临床症状不明显或者合并呼吸道感染时，往往会漏诊、误诊而延误病情。

急性前列腺炎还需与急性上尿路感染相鉴别。上尿路感染多见于女性，临床多表现为发热、腰痛、尿培养阳性，但往往无排尿困难症状。BPH 患者伴有下尿路感染时，往往表现为尿频、尿急、尿痛、血尿、排尿困难及尿潴留，可是一般不伴有畏寒、发热，DRE 时无前列腺波动感及肛温升高。

2. 实验室检查

血常规检查白细胞及中性粒细胞计数升高。尿常规检查可发现大量脓细胞，尤以初始尿或终末尿液更为显著。血液和中段尿细菌培养是最为重要的实验室检查，以便了解全身中毒情况，明确感染病原体，以及药物敏感情况，便于制定治疗方案。

（四）治疗

急性前列腺炎的抗感染治疗是首选治疗方法，不过目前尚没有统一的方案。一旦得到临床诊断或血、尿细菌培养结果后应立即应用广谱、易进入前列腺组织和前列腺液的抗菌药物。由于Ⅰ型患者腺体呈弥漫性炎症，组织血管通透性增加，提高了药物从血浆进入前列腺组织内浓度，因此药物选择相对较宽。现在一般应用广谱青霉素类、三代头孢菌素、氨基糖苷类或喹诺酮类等药物，如青霉素 80 万～ 160 万 U，6 ～ 8h/ 次或氨苄西林 1.0 ～ 2.0g，1 次 /6h。庆大霉素 8 万 U，1 次 /12h(20 ～ 50 岁患者)，或 4 万 U，1 次 /1 处 (50 岁以上患者)。头孢曲松 1 ～ 2g/d，左氧氟沙星 0.5 ～ 0.75g/d，环丙沙星 0.2 ～ 0.4g/d，静脉用药。当上述细菌及药敏试验结果明确后，可根据药敏试验结果进行药物调整。静脉用药后全身发热等症状明显改善后，可改用口服抗生素，如诺氟沙星 400mg/bid，氧氟沙星 200mg/bid，洛美沙星 500mg/bid，头孢地尼 200mg/bid，疗程至少 4 周。一般来讲，疗程宜长勿短，症状较轻的患者也应口服抗生素 2 ～ 4 周。治疗不彻底可迁延成 CBP，约有 5%ACP 最后转变为 CBP。

对于急性前列腺炎抗感染疗效不佳者，在考虑致病菌对药物敏感性差的同时，还应考虑是否有前列腺脓肿形成可能，可进行 TRUS 检查来明确诊断。多在抗生素治疗无效的 48h 内进行。当前列腺脓肿形成时，可经直肠超声引导下细针穿刺引流、经尿道切开前列腺脓肿引流、经会阴穿刺引流，经会阴切开引流现已少用。

在抗感染治疗的同时，还应根据不同病情给予相应的对症、支持治疗：高热时可给予物理降温或解热镇痛药并输液治疗；会阴部胀痛不适时予吲哚美辛栓缓解疼痛；急性尿潴留时可用细导尿管，但留置尿管的时间不宜超过 12h。如不能耐受或需长期引流者可行耻骨上膀胱穿刺造瘘引流；排尿困难时给予 α 受体阻滞剂如特拉唑嗪 2 ～ 4mg 每日 1 次，或阿夫唑嗪 5mg 每日 2 次，至少服用 2 周。

急性前列腺炎经过积极治疗者预后一般良好。但部分患者急性前列腺炎可持续存在，因此至少在3个月随访期内行细菌培养以指导治疗。急性前列腺炎的治愈标准为：症状消失、局部肿胀消退，前列腺无触痛，连续3次以上前列腺液检查均为阴性者；有效：临床症状改善，但前列腺常规检查仍达不到正常标准；无效：治疗1周症状、体征仍无改善者。

三、Ⅱ型慢性细菌性前列腺炎

慢性细菌性前列腺炎是由一种或数种病原微生物引起的前列腺非急性感染，直接来自血行感染的较多。致病菌常为革兰氏阳性球菌，也有革兰氏阴性杆菌为主的，如大肠埃希菌、变形杆菌等，亦可两者混合感染。目前有证据表明衣原体、支原体也可引起前列腺感染，但较少见。临床表现多种多样。

(一)病因、发病机制

致病因素主要是病原体感染，但机体抵抗力较强或病原体毒力较弱。发病机制以尿路感染患者发生尿液逆流，病原体进入前列腺引起感染。长期反复下尿路感染和存在前列腺结石，可能是病原体持续存在和感染反复发作的重要原因，为主要发病机制。ABP未治愈也可迁延为CBP。病原体主要为葡萄球菌，其次为大肠埃希菌、棒状杆菌属及肠球菌属。经过常规细菌培养确诊为CBP患者仅占CP的5%～8%。

(二)临床症状

1. 排尿症状

多数患者有反复发作下尿路感染症状，尿频，尿急，夜尿增多，排尿不尽，尿滴沥。有时尿末或大便后有乳白色前列腺液排出，称为尿道滴白。

2. 疼痛

患者可表现为会阴部、骨盆区、耻骨上外生殖器疼痛，有时射精后疼痛不适是突出症状之一。

(三)诊断

1. 病史、体格检查

多数患者有反复发作的排尿异常和会阴骨盆区下腹部疼痛症状，下尿路感染症状，反复发作持续3个月以上是CBP的主要特征。直肠指检：前列腺较正常增大或略小，表面不规则，两侧叶不对称，有时可能触及局限性硬节或囊性隆起，并有压痛。常规进行前列腺按摩后获得EPS，进行细胞学检查和细菌培养。

2. 实验室检查

(1) 尿液检查：前列腺按摩前应先进行尿常规分析和尿沉渣检查，以便了解尿路感染情况。

(2) EPS常规检查：pH正常值6.3～6.5。通常采用湿涂片镜检，正常EPS中白细胞在 10 个 /HP，卵磷脂小体均匀分布于整个视野；当白细胞＞ 10 个 /HP，卵磷脂小数量减少时有诊断意义。白细胞增多是炎症诊断的主要指标。白细胞胞质内含有吞噬的卵磷脂小体或细菌碎片成分的巨噬细胞是前列腺炎的特有表现。当前列腺有细菌真菌滴虫等病原体感染时，可在 EPS 中检测出这些病原体。

(3) 细菌学检查：病原体定位试验采用四杯法或二杯法试验，结果在 EPS 或精液和 VB3 中发现白细胞增高，以及细菌培养阳性者可诊断为Ⅱ型慢性细菌性前列腺炎。二杯法试验结果显示，按摩前后尿液镜检白细胞增高，细菌培养阳性，可诊断为Ⅱ型慢性细菌性前列腺炎。

(4) 超声检查：经直肠 B 超可观察到完整的前列腺图像。腺体呈现不同的超声征象，如高密度、中密度回声提示腺体淀粉样变和纤维化，无回声提示炎症，光点回声提示有钙化或结石。但超声检查对慢性前列腺炎诊断缺乏特异性表现，与临床症状相关性差，因此不列为常规检查项目。

（四）治疗

1. 抗生素治疗

Ⅱ型患者应以抗生素治疗为主。药物的选择除按照 EPS 和尿细菌培养结果选择应用细菌敏感药物外，还应考虑药物穿透前列腺包膜进入前列腺体内的能力。药物穿透前列腺包膜屏障的能力取决于药物与血浆蛋白结合率、离子化的程度以及药物化学特性、酸性或碱性和脂溶性或水溶性。因此，选用抗生素应具备如下条件：①药物与血浆蛋白结合率低，游离性药物才能进入前列腺组织扩散。②脂溶性药物，因为前列腺含有大量的脂质，脂溶性药物易进入前列腺组织。③药物特性为酸性，酸性药物在偏碱性环境中作用增强。

从药敏试验结果上看，目前对治疗金黄色葡萄球菌性前列腺炎，头孢哌酮钠敏感性较高，对其他细菌作用亦较强。阿米卡星、妥布霉素药物敏感性尚可，但由于肾毒性、耳毒性，其应用受到限制，且在临床治疗中对头孢曲松钠及喹诺酮类耐药性较为严重；而大环内酯类、青霉素类耐药性更为严重，这与近年来广泛应用有关。因此宜选用脂溶性偏酸性及与血浆蛋白结合率低，离子化程度高的抗生素，如喹诺酮类、大环内酯类、四环素类等，采用足量、足疗程的科学给药的原则，提高细菌性前列腺炎的治愈率。

喹诺酮类属两性离子，可在不同的 pH 环境中发挥作用，在前列腺组织中浓度高于血浆浓度，是Ⅱ型患者首选的抗生素药物。常用的药物有诺氟沙星 400mg，2 次 / 日，环丙沙星 500mg，2 次 / 日，洛米沙星 200mg，2 次 / 日，左氧氟沙星 500mg/d，以及新型氟喹诺酮类药物美西沙星 400mg/d。美西沙星在前列腺内药物浓度高于其他喹诺酮类药物，抗菌谱广，对革兰氏阴性阳性及厌氧菌均有效。主要作用于需氧革兰氏阳性、阴性球菌、厌氧菌、支原体和衣原体等。大环内酯类药物如红霉素 500mg，2 次 / 日；克拉霉素 500mg，2 次 / 日；四环素类如米诺环素 100mg，3 次 / 日；美他环素，2 次 / 日；磺胺类药物如复方磺胺甲恶唑2片，2次/日。磺胺类药物以往为治疗CBP的主要药物，由于各种有效药物的不断问世，其与氟喹诺酮类药物相比效果差，现在临床上已经很少应用。

克拉霉素是一种新型大环内酯类的抗生素，其通过阻碍细胞核蛋白50s亚基的联结，抑制蛋白质合成，而产生抑菌作用。克拉霉素不仅抗菌谱广，对胃酸稳定，口服生物利用度高，并且有较好的组织穿透性，半衰期长，在尿中浓度及前列腺中浓度高，故有利于细菌性前列腺炎的治疗。

Ⅱ型前列腺炎抗生素治疗推荐长疗程，疗程为4～6周。治疗期间对患者进行阶段性疗效评价，疗效不满意者，改用其他抗生素，或不同药物轮番应用。

2. α受体阻滞剂

α受体阻滞剂可缓解后尿道压力和盆底肌痉挛，因此可以减轻或消除尿流逆流病原体进入前列腺，对于下尿路症状和疼痛症状者可以缓解症状，是治疗Ⅱ型的基本药物。因此抗生素联合应用α受体阻滞剂不仅针对Ⅱ型发病机制而且能更有效地改善症状，常用α受体阻滞剂有阿夫唑嗪5mg，2次/天；多沙唑嗪4mg，1次/天；坦索罗辛0.2mg/d。α受体阻滞剂治疗时间至少3个月。

3. 其他治疗

包括对持续反复发作者可前列腺按摩，每周2～3次，持续2个月以上前列腺按摩可以缓解局部充血，减少分泌物淤积，清除前列腺内细菌。

中药治疗根据分型选择如前列安栓、中药灌肠等；至于前列腺穿刺药物注射或经尿道前列腺灌注治疗，一方面为有创治疗，另一方面目前无循证医学证据，不推荐用于临床治疗。各种其他治疗主要起到改善前列腺局部血运、疏通腺管、提高局部组织代谢率等作用可根据患者病情，在配合有效抗生素治疗的情况下，酌情选一二种，采取综合治疗，提高Ⅱ型前列腺炎的治愈率。Ⅱ型前列腺炎的患者应终身禁酒，禁辛辣饮食，避免疲劳和防止会阴部受凉。

四、Ⅰ型慢性前列腺炎/慢性骨盆疼痛综合征

慢性前列腺炎/慢性骨盆疼痛综合征(CP/CPPS，Ⅲ型)是前列腺炎中最常见的类型，约占慢性前列腺炎的90%以上。主要表现为长期、反复的骨盆区域疼痛或不适，持续时间超过3个月，可伴有不同程度的排尿症状和性功能障碍，严重影响患者的生活质量。该型又可再分为Ⅲ A(炎症性CPPS)和Ⅲ B(非炎症性CPPS)两种亚型。

(一)病因、发病机制

Ⅲ型的发病机制至今尚未完全阐明。目前认为是由具有各自独特病因、临床特点和结局的一组疾病或临床综合征。病因学十分复杂，可能是多种病因，其中一种或几种病因起关键作用，或者某些不同疾病具有相同或相似的临床表现，甚至这些疾病已治愈，而它所造成的损害与病理改变仍然持续独立起作用。多数学者认为主要病因是病原体感

染，炎症和异常的盆腔神经肌肉活动共同作用。

1. 病原体感染

CP/CPPS 患者虽然常规细菌培养未能分离出病原体，但仍然可能与某些细菌、沙眼衣原体和支原体等病原体感染有关。Kreiger 对 CP/CPPS 患者进行前列腺活检，经 PCR 法检测到细菌 16SrRNA，阳性率高达 77%，认为细菌感染可能是 CP/CPPS 的重要致病源。病原体可能为厌氧菌及细菌变异为 L 型有关。沙眼衣原体、支原体、真菌和病毒也可能是致病因素。

2. 排尿功能失调

某些因素引起尿道括约肌频繁过度收缩或痉挛，导致功能性梗阻或逼尿肌 - 括约肌协同失调，造成前列腺部尿道压力升高，尿液逆流进入前列腺。尿液内容物 (病原体、化学物质等) 进入前列腺，将引发前列腺组织细菌感染或无菌性炎症反应，也可能是引起排尿异常和骨盆区域疼痛的主要原因之一。

3. 神经内分泌因素

CP/CPPS 患者受到炎症刺激时，痛觉冲动经分布在尿道、膀胱神经支配相关的腰脊髓，并通过生殖股神经、髂腹股沟神经传出，导致会阴部、腹股沟的肌肉收缩，引起疼痛，因而 CP/CPPS 患者疼痛具有内脏器官疼痛特点，引起前列腺和相应部位出现牵涉痛。同样神经肌肉功能障碍引起盆底会阴部肌肉痉挛，也可产生上述部位疼痛。

4. 氧化应激学说

正常情况下，机体氧自由基的产生、利用、清除处于动态平衡，当氧自由基产生过多，或清除相对降低，使氧化应激作用增强，环氧化酶 (COX) 被激活催化花生四烯酸产生前列腺素 E2(PGE2)，PGE2 不仅本身是致病物质，还能增强其他致病物质的作用。Shahed 等发现，CP/CPPS 患者 EPS 内存在氧化应激增强，PGE2 水平增高，氧化应激作用增强可能是 CP/CPPS 疾病原因之一。

5. 盆腔相关疾病因素

Terasaki 采用三维磁共振静脉造影 (3D-MRV) 发现前列腺被膜上静脉增粗，膀胱后和盆腔侧静脉丛充血，以及阴部内静脉出现狭窄或阻断征象，找出了前列腺痛的盆腔内静脉充血的病因，因此 CP/CPPS 可能与盆腔静脉充血相关。

6. 精神心理因素

Ⅲ型患者多数存在明显的精神心理因素，焦虑、抑郁可通过精神 - 神经递质 - 神经这一环路，导致自主神经功能紊乱，造成后尿道神经肌肉功能失调，盆底肌痉挛，呈现排尿功能失调及骨盆区域疼痛。

7. 免疫反应异常

CP/CPPS 与自身免疫性疾病类似，并与体液免疫有关。抗原来自前列腺本身精浆蛋白物质，如 PSA，细胞因子产生物如白细胞介素 (IL)-1、6、8，以及肿瘤坏死因子

(TNF-α)。John 等发现Ⅲ B 型患者血清和精液中 IL-6 与免疫球蛋白浓度升高，提示患者存在自身免疫反应，IL-6、IgA 可能是Ⅲ b 型的标记物。

范治璐等发现Ⅲ型患者 eps 中免疫抑制因子 (IAP) 含量比血清内明显减少。IAP 主要由肝细胞及巨噬细胞产生，参与体液免疫反应的全过程，当 IAP 在某一组织内减少时，体液免疫反应可增强，引起自身免疫反应性炎症。这种自身免疫反应在Ⅲ B 患者尤为明显，前列腺组织免疫反应对 CP/CPPS 的发生发展起一定作用。

(二) 临床表现

1. 排尿症状

患者常表现尿频、尿急、尿痛，排尿时尿道灼热或疼痛，夜尿增多，排尿不畅，尿线无力或尿线分叉，尿末滴沥，尿末或大便时出现尿道滴白。上述症状时重时轻，反复发作。

2. 疼痛

患者常出现会阴部、下腹部、腹股沟区、大腿内侧、阴茎、阴囊、腰骶部疼痛、坠胀痛、酸痛或剧痛。可一处或多处出现疼痛，也可在不同部位交替出现疼痛，严重程度不一，反复发作。

3. 精神症状

患者常表现为焦虑、抑郁、紧张、恐惧，出现明显精神心理和人格特征改变，严重者多疑，甚至有自杀倾向。也可出现性心理异常，性欲减退，痛性勃起，射精痛，甚至勃起功能障碍。

(三) 诊断

1. 病史

Ⅲ型患者主要表现为排尿异常、会阴部、耻骨上区、腰骶部疼痛和精神异常。CP/CPPS 尽管病因不同，但都以疼痛为主要表现，反复发作持续 3 个月以上是 CP/CPPS 的诊断特征。Ⅲ型患者症状多变，每个患者各不相同，可有某一症状也可同时存在许多复杂症状。同一患者在不同时期也可表现出各种不同症状。症状严重程度可采用 NIH 慢性前列腺炎症状指数 (NIH-CPSI) 进行评估。NIH-CPSI 包括疼痛或不适、排尿症状、生活质量三个方面 9 个问题组成的调查表。第一部分为疼痛部位、频率和严重程度，由问题 1 ～ 4 组成 (0 ～ 21 分)，第二部分为排尿症状，评估排尿不尽感和尿频的严重程度，由问题 5 ～ 6 组成 (0 ～ 10 分)，第三部分评估生活质量，由问题 7 ～ 9 组成 (0 ～ 12 分)，总分 43，按症状严重程度分为轻度 1 ～ 14，中度 15 ～ 29，重度 30 ～ 43 分。

2. 体格检查

患者应进行全面体格检查，尤其是泌尿生殖系统，检查阴茎、尿道外口、睾丸、附睾和精索、外生殖器，以及下腹部、腰骶部、会阴部。直肠指检尤为重要，检查肛门紧张度、疼痛，盆壁触痛，盆底肌肉紧张度，盆腔有无压痛等，以及前列腺大小、质地、压痛，并进行前列腺按摩获取 EPS。

3. 实验室检查

(1) 尿常规检查：以排除尿路感染。

(2) EPS 检查：pH 升高呈碱性，提示Ⅲ A 型 EPS 中白细胞升高，前列腺炎症时组织水肿，组织内压升高，微循环障碍，前列腺上皮分泌功能损害，因此 pH 升高，若没有炎症或 EPS 中尿酸升高，导致 pH 降低呈酸性，可能提示Ⅲ B 型。

前列腺液常规中白细胞的数量，在一定程度上可反映前列腺有无感染，并有助于前列腺炎的分类。当白细胞＞ 10 个 /HP，或发现胞质内有吞噬的卵磷脂小体或细胞碎片等成分的巨噬细胞，提示炎症可能为Ⅲ A 型；若白细胞正常则可能提示Ⅲ B 型。但是，白细胞的数量不能完全反映前列腺炎的严重程度。因为前列腺有许多腺管开口，前列腺局部感染可仅造成受累腺体腺管的堵塞。前列腺按摩时，感染病灶的前列腺液因腺管堵塞未能流出，而滴出的前列腺液则来自无感染的腺体。有的患者经过治疗后，堵塞的腺管畅通了，症状减轻了，前列腺液中的白细胞反而增加，这可能并不意味着病情加重，而是疾病有所改善的表现。此时应继续抗感染治疗。因此，对于 EPS 中白细胞数量的评估，要结合患者的症状、前列腺局部的体征等因素综合考虑，反复进行前列腺液常规检查，才能做出准确的判断。

(3) 细菌学检查：行二杯法或四杯法进行病原体定位。四杯法取患者按摩前初段尿 (VB1)、中段尿 (VB2)，按摩后初段尿 (VK3) 各 10mL，及 EPS 进行镜检和细胞培养，若标本细菌培养均阴性，而 EPS、VB3 中发现白细胞，提示 IHA 型，而标本中均未发现白细胞者应考虑为 DIB 型。二杯法为取患者前列腺按摩前中段尿和按摩后初段尿液各 10mL，若细菌培养均为阴性，按摩前尿液未发现白细胞，按摩后尿液发现白细胞，应考虑 IDA 型；若按摩前后均未发现白细胞应考虑 IUB 诊断。目前临床上推荐采用二杯法。

(4) 其他病原体检查：沙眼衣原体主要采取 PCR、LCR 技术，支原体检测通常采用培养法，真菌直接涂片染色和分离培养，病毒则采用前列腺组织培养或 PCR 技术、免疫学检查 EPS、IAP、IgA，IgG 等。

(5) 精液检查临床工作中可能无法取得 EPS，可采用精液细胞学及细菌学检查。

4. 器械检查

(1) 超声检查：经直肠 B 超能准确测量前列腺大小以及腺体内部结构。Ⅲ型患者前列腺回声不均匀，常发现前列腺内局部钙化或存在前列腺结石，以及发现前列腺周围静脉丛扩张表现，并能鉴别前列腺良性或恶性病变以及精囊和射精管病变。

(2) 尿流动力学：Ⅲ型患者排尿功能障碍症状明显时应考虑尿流动力学检查，可发现最大尿流率、平均尿流率下降，压力 – 流率测定发现最大尿道闭合压力增高，尿道外括约肌痉挛，逼尿肌 – 尿道外括约肌协同失调。患者上述尿流动力学改变属功能性尿道梗阻。尿流动力学检查可鉴别器质性慢性排尿功能异常，如膀胱颈部痉挛、不稳定性膀胱、逼尿肌无力、神经源性逼尿肌－括约肌协同失调等器质性尿道梗阻。

(3) 膀胱尿道镜检查：当患者有血尿，尿液分析或其他检查提示可疑有膀胱、尿道病变，如恶性肿瘤、结石、尿道狭窄、膀胱颈异常等需外科手术处理者进行膀胱镜检查。Ⅲ型患者不推荐作为常规检查手段。

(4) CT 和 MRI：对Ⅲ型诊断价值不清楚，不推荐为常规检查。只有当需要鉴别精索、射精管以及盆腔器官病变时才考虑行 CT 和 MRI 检查。

(5) 前列腺穿刺活检：CP/CPPS 患者经多种治疗症状无改善，应行 PSA 检查。当 PSA 水平明显增高，或直肠指检发现前列腺体明显异常，可疑前列腺恶变时应行前列腺穿刺活检。Ⅲ型患者不推荐常规行前列腺穿刺病检。前列腺病理检查对前列腺诊断分型并无实际临床价值。

（四）治疗

CP/CPPS 病因比较复杂，发病机制迄今为止尚未完全阐明，因此还没有明确的治疗方案，多为经验性治疗。治疗目标主要是缓解疼痛、提高排尿症状和提高生活质量。临床最常用的三种药物是抗生素、α 受体阻滞剂和非甾体类抗感染镇痛药，其他治疗方法有 M 受体阻滞剂、植物制剂、中医中药、抗抑郁药、抗焦虑药、前列腺按摩、生物反馈以及热疗。单一治疗方法效果不理想，多采用一种治疗方法为主，同时辅以其他治疗方法的综合治疗。Ⅲ A 型推荐先应用抗生素 2 ～ 4 周，同时应用 α 受体阻滞剂、非甾体抗感染镇痛药，也可应用 M 受体阻滞剂以及植物制剂。选用中医中药、前列腺按摩等手段为辅助治疗。DIB 推荐以 α 受体阻滞剂为主 (12 周)、非甾体抗感染镇痛药、植物制剂、M 受体阻滞剂及前列腺按摩为辅，必要时进行心理治疗以及抗抑郁药和抗焦虑药。

1. 抗生素治疗

Ⅲ A 型患者 EPS 细菌培养阴性而白细胞明显增高，因此推测病因可能是病原体感染，可能与某些细菌、沙眼衣原体和支原体等病原体有关。抗生素治疗大多为经验性治疗。推荐首选口服喹诺酮类药物，如环丙沙星等较广谱抗生素，对厌氧菌、沙眼衣原体、支原体等均有杀菌性。喹诺酮类药物治疗 2 ～ 4 周，根据效果决定是否继续治疗，只有患者临床症状减轻时才考虑继续使用抗生素，总疗程为 4 ～ 6 周。部分患者有可能存在沙眼衣原体、解脲支原体或人型支原体等感染时，可口服大环内酯类或四环素类抗生素治疗，如阿奇霉素、红霉素、克拉霉素、米诺环素等。Ⅲ B 型不推荐使用抗生素治疗。

2. α 受体阻滞剂

此类药可松弛前列腺、膀胱颈平滑肌和盆底肌痉挛，因此可缓解后尿道压力和盆底肌痉挛，减轻疼痛症状。该药是Ⅲ型患者治疗的基本药物。临床常用有阿夫唑嗪 5mg，2 次 /d，萘哌地尔 25mg/d，坦索罗辛 0.2mg/d。上述药物均对患者的排尿症状、疼痛以及生活质量有不同程度的提高。但该药有不同程度的不良反应，如眩晕和体位性低血压，因此应根据患者个体差异选择不同剂型。

3. M 受体阻滞剂

Ⅲ型患者有尿频尿急、夜尿增多而无尿路梗阻者，可能有膀胱过度活动，可应用 M 受体阻滞剂，酒石酸托特罗定缓释片 2mg，2 次 / 日，疗程 6 周。酒石酸托特罗定缓释片是一种新型的治疗膀胱过度活动的新药。M 受体阻滞剂与膀胱逼尿肌上的 M 受体结合有效地抑制逼尿肌收缩，使逼尿肌松弛，减少不稳定性膀胱发生，间接地缓解尿频、尿急。M 受体阻滞剂也可与前列腺以及膀胱上 M 受体结合，可改善尿道括约肌功能，解除尿道括约肌痉挛，降低尿道内压从而改善尿频、尿急症状。

4. 抗感染镇痛药物

Ⅲ型患者疼痛症状可能是由于机体氧化应激作用增强，COX 被激活，产生致痛物质。因此应用抗环氧化酶药物可缓解疼痛症状。非甾体抗感染镇痛药是治疗Ⅲ型相关症状的经验性用药，主要目的是缓解疼痛和不适。临床应用的药物主要是 COX-2 抑制剂，如吲哚美辛 25mg，3 次 / 日，最常用，能起到抗感染和缓解疼痛的双重作用；塞来西布 (西乐葆)100mg，2 次 /d；罗非考昔 50mg，1 次 / 日，均属于特异性 COX-2 抑制剂，抗感染镇痛作用明显，但不推荐长期、大剂量使用。

5. 植物制剂药物

主要指花粉制剂与植物提取物，其药理作用较为广泛，如非特异性抗感染，抗水肿，促进膀胱逼尿肌收缩与平滑肌松弛作用，不良反应少。临床常用的植物制剂有普适泰、沙巴棕、槲皮素等。

普适泰 (舍尼通) 是纯种裸麦花粉提取物，其有效成分为水溶性物质 P5 和 EA-10。这两种物质具有抑制内源性炎症物质合成，促进膀胱逼尿肌收缩和尿道平滑肌松弛作用，常用剂量为 1 片，每日二次。

槲皮素含生物黄酮碱，是抗氧化剂，可直接作用于炎细胞，具有抗氧化应激作用，降低前列腺内前列腺素水平，不要与抗生素联合应用。常用剂量 500mg，2 次 /d。

沙巴棕具有非特异性抗感染、抗水肿，促进膀胱逼尿肌收缩与尿道平滑肌松弛作用。常用剂量 325mg/d。

6. 抗抑郁、抗焦虑治疗

Ⅲ型患者精神心理症状和抑郁焦虑症状明显者，应首先进行心理和行为健康教育，全面地向患者阐明疾病的性质和特点，消除患者对疾病的一些片面认识，使患者不管症状如何严重，做自己该做的事，自己能够做的事，鼓励患者正常工作和生活，目的是打断精神 — 神经递质 — 神经这一环路。症状严重者可使用抗抑郁及抗焦虑药物。

情绪障碍的生化基础是脑内 5- 羟色胺神经递质减少，5- 羟色胺再摄取抑制剂阻断 5- 羟色胺再摄取，使突触间隙 5- 羟色胺浓度增加，使中枢神经功能恢复。因此应用选择性 5- 羟色胺再摄取抑制剂，三环类抗抑郁药和苯二氮䓬类药物，如曲唑酮 (5- 羟色胺再摄取抑制剂，三环类抗抑郁药) 能有效缓解焦虑抑郁症状，常用剂量为 50mg，2 次 / 日，或 100mg/d，3 周；氟西汀 (百忧解，5- 羟色胺再摄取抑制剂) 常用剂量 20mg/d；美舒郁

(盐酸曲唑酮，5- 羟色胺再摄取抑制剂)，常用剂量 50mg/d。而氯丙嗪及吩噻嗪类抗精神病药，是中枢多巴胺受体阻断和 α 肾上腺素能受体阻滞剂，缓解精神症状，同时对尿道横纹肌有松弛作用，缓解尿频尿急症状。常用剂量 25～50mg，2 次 / 日。

7. 免疫抑制剂

Ⅲ型患者发病机制可能是一种自身免疫性疾病，因此应用免疫抑制剂可能有效。泼尼松龙 10mg，2 次 / 日，一周后 5mg，2 次 / 日，范治璐报道治疗 13 例，其中 10 例半年内未复发。

8. 中医中药

采用辨证论治予以清热利湿、活血化瘀和排尿通淋等方法，临床常用前列安栓经直肠给药，针灸治疗等。

(1) 前列安栓：其主要成分为黄檗、虎杖、栀子和泽兰等，有效成分是以盐酸小檗碱为主的异喹啉类生物碱。它能抑制环氧化酶活性，减少炎性递质浸润，从而缓解症状，改善体征，符合中医清热利湿、化瘀散结止痛的治疗原则。研究发现，直肠静脉与膀胱前列腺静脉丛间有 2～6 条小的静脉交通支，为单向运输。前列安栓采用直肠给药方式时，该药物缓慢溶解，经直肠黏膜吸收，沿直肠与前列腺之间的静脉淋巴网转运到达前列腺，使药物能很好地透过前列腺包膜，在前列腺炎症区内保持较高的有效浓度，一定时间内达到理想疗效。

(2) 针灸治疗：通过针灸治疗能有效地控制和缓解前列腺炎的临床症状，减轻患者痛苦。祖国医学认为本病是由“肾虚湿热下注”而成，与脾、肾关系最为密切。治疗以利水培元为主，常用穴位如肾俞、膀胱俞、气海、关元、三阴交等。留针 15min，每日一次，十次为一个疗程，可以取得显著疗效。

9. 其他治疗

(1) 前列腺按摩疗法：该疗法就是通过定期对前列腺进行按摩，可促进前列腺排空，排出炎性物质而达到解除前列腺分泌液淤积，改善局部血液循环，促使炎症吸收和消退的一种辅助疗法。对于前列腺体饱满、柔软、分泌物较多的患者，自我按摩不失为一种简单有效的方法。一般每周 2～3 次，持续 2 个月以上，推荐联合其他治疗，作为Ⅲ型患者辅助治疗。Ⅰ型患者禁止行前列腺按摩。

(2) 生物反馈治疗：Ⅲ型患者存在盆底肌协同失调或尿道外括约肌紧张痉挛，生物反馈治疗就是通过应用功能训练方法减少盆底肌痉挛使之趋于协调，并松弛尿道外括约肌，具体做法：指导患者排尿过程中盆底肌收缩，进行收缩 / 舒张锻炼，松弛盆底肌，缓解痉挛，改善疼痛和排尿异常，也可借助生物反馈仪，提供反馈信息，使机体不平稳的心理、生理状态向相对平衡的状态转化，以保持身心健康，调整大脑皮质与内脏器官由于应激导致的功能紊乱。该治疗无创伤，可作为Ⅲ型患者的选择性治疗方法。

基于盆底肌紧张性肌痛可能使Ⅲ型患者产生临床症状的原因，生物反馈治疗是应用功能训练方法来改善和协调盆底肌收缩 / 舒张的一种疗法，使肌肉活动恢复正常的动力学范围，松弛盆底肌，缓解发作时的痉挛痛，生物反馈治疗仪(含有肌电图测量和电刺激功能)可在家中进行治疗，方法是电极安放在直肠内，电流强度15～20mA，早晚各一次，2周为一疗程。

(3) 热疗：Ⅲ型患者热疗方法为经尿道、经直肠及会阴途径，应用微波、射频、激光等物理原理进行热疗，产生热力，增加前列腺组织血液循环，加速新陈代谢，有利于消炎和消除组织水肿，缓解盆底肌痉挛，但这些热疗作用只是短期内有一定缓解症状作用，尚缺乏长期的随访资料，应用这类方法对未婚未生育者不推荐。

10. 手术治疗

Ⅲ型患者若伤及尿道部，尿流动力学分析提示伴有尿道狭窄或膀胱颈梗阻，可经尿道行尿道狭窄、膀胱颈切开术、前列腺被膜十字切开等手术。前列腺被膜十字切开可以使膀胱颈黏膜及尿道膨出，降低后尿道最大闭合压，解除功能性尿道梗阻，减轻或消除前列腺内尿液反流；同时使前列腺周围区的感染、脓肿及微结石得到充分引流，抗生素在前列腺内的渗透性增高，有效控制炎症。膀胱颈成形术则解除了膀胱颈纤维化挛缩所致的机械性排尿梗阻。前列腺两侧勃起神经束的分支功能也有所恢复，故性功能有所好转。

五、肉芽肿性前列腺炎

肉芽肿性前列腺炎(GnP)占良性前列腺炎症的0.8%～1%。临床上有59%的GnP病例被怀疑为前列腺癌，20%的GnP在组织学上与前列腺癌相似。GnP的一些细胞学特性与前列腺的其他疾病相似，常导致误诊。

(一)分类与病因

对GnP的分类还存在争议，例如Epstein等将GnP分为特异性、非特异性、TURP术后和过敏性等类型。1990年，Miralles等根据病因将GnP分为非感染性GnP(过敏原性或非过敏原性)或特异性/感染性GnP(由结核或其他生物体所致)。现在得到广泛接受和应用的是Epstein和Hutchins的分类方法。

多数GnP病例的病因未知，但其往往继发于泌尿系感染(71%)、TURP/开放性前列腺切除术、前列腺穿刺活检及卡介苗膀胱内灌注。因此，部分学者认为，NSGnP的病因是自身免疫，产生一种针对前列腺分泌物中蛋白质(主要是PSA)的HLA-DR15相关的T细胞反应。NSGnP的病因还包括急性非特异性前列腺炎，伴有局部的超敏反应和简单的异物反应。

特异性GnP(SGnP)常由明确的感染物引起，最常见的是结核分枝杆菌，称为结核性前列腺炎。其他的病原体包括真菌、布鲁氏杆菌、病毒和寄生虫。大肠埃希菌也常参与其中。

(二)病理

GnP是组织病理学特点为局限(20%)或广泛的慢性炎症病变，包括以前列腺叶为中心的大量上皮组织细胞、多核巨细胞、淋巴细胞和浆细胞浸润结节，伴或不伴组织坏死。

94% 的 GnP 靠穿刺活检或 TURP 诊断，NSGnP 是最常见的类型，有时占到所有 GnP 的 62.5%。TURP 术后型是第二种常见的类型。这两种类型占到 GnP 诊断病例的 95%。前列腺细针穿刺中出现肉芽肿和其他炎细胞时即可诊断 NSGnP，同样，有干酪样变时可诊断 TP。其他类型 GnP 的诊断需要更多的临床数据和辅助技术。

TP 的诊断依据干酪样病灶，或在活检标本中应用特殊染色 (金胺玫瑰红)。即使应用以上两种办法，穿刺标本中未检出干酪样病灶的可能性仍然很大，原因是组织太小易造成特殊染色阴性。因此，标本中未检出干酪样病灶不能排除 TP，应当进行二次活检专门送培养。当肉芽肿炎症与前列腺分泌物及碎片共存时，NSGnP 与 TP 的边线相似。

(三) 诊断

大多数 NSGnP 病例的发病年龄大于 50 岁，中位年龄为 62 岁 (18 ～ 86 岁)。对于此种疾病，临床上不易明确界定，它包括以下特点：下尿路症状，特别是尿频和排尿困难，急性尿潴留、脓尿和血尿。1/5 的患者具有三联症：突发高热，前列腺炎症状、无痛性前列腺弥漫或结节状肿大。第三点在临床上与前列腺癌较难区分。GnP 能引起明显而短暂的血清 PSA 增高。

(四) 自然病程和治疗

尽管 GnP 起病突然，但其自然病程缓慢，能够痊愈。因此，应使患者恢复治疗信心。因为大多数 GnP 患者为非特异性，治疗应以抗菌消炎治疗为主，辅以中药治疗。抗生素和消炎药交替使用 2 ～ 3 个月，治疗及时则肿块迅速消散。中药治疗以软坚、活血化瘀、补肾阴为主、清热解毒、化湿利水为主。皮质类固醇可能有良好效果，泼尼松 2.5mg，1 次 / 日，1 ～ 2 个月为宜，避免发生不良反应。局部治疗包括热水坐浴和临时置入导尿管；高达 62% 的患者能自愈。大约 10% 患者对保守治疗无效，最终需行前列腺切除。

第二节　良性前列腺增生

前列腺是一个心形、栗子大小的器官，位于膀胱基底部近端尿道的周围。前列腺产生的分泌物是精液的一部分。

良性前列腺增生 (BPH) 是 40 岁以上男性最常见的良性肿瘤。前列腺增生会引起下尿路排尿症状和膀胱的排空障碍。药物治疗是减轻症状和延迟并发症的常用治疗方法。临床医师应了解这种疾病的有关治疗措施。

一、流行病学和病因学

对许多老年男性来说，前列腺增生表现为显微镜下的病变。随年龄增加，前列腺增生的发病率增加。然而，只有约 50% 和 25% 显微镜下显示良性前列腺增生的患者会发展为可触及的前列腺肥大和有临床排尿症状的前列腺肥大。估计有 25% 的 40 岁以上的男性有因前列腺增生引起的排尿症状，有 20% ～ 30% 的 80 岁以上的男性因 BPH 造成严重的排尿症状而需要做前列腺切除术。

前列腺增生的两个致病因素是患者老龄化和雄激素的刺激。40 岁之前，成年男性的前列腺基本保持相同的体积，有 15 ～ 20g。然而 40 岁以后，男性前列腺体积会快速增长，而且随年龄增加而继续发展。前列腺的肥大会导致前列腺增生症状的出现。

睾丸和肾上腺分别产生 90% 和 10% 的循环睾酮。睾酮进入前列腺细胞，细胞内的Ⅱ型 5α- 还原酶激活睾酮转化为双氢睾酮，双氢睾酮与细胞质受体结合形成复合体，复合体进入细胞核，诱导蛋白质合成的变化，促进前列腺腺体组织的增生。因此，5α- 还原酶抑制剂 (例如非那雄胺和度他雄胺) 可以直接干扰造成良性前列腺增生症的其中一个主要致病因素。

前列腺由两种组织类型构成：①腺上皮组织，产生前列腺分泌物，包括列腺特异性抗原 (PSA)。②肌肉或间质组织，受刺激后，可以在尿道周围收缩。虽然雄激素刺激腺体组织的增生，但雄激素对间质组织没有直接的作用。据推测，间质组织的增生可能是受雌激素刺激。由于在男性的外周组织中，睾酮可以转化为雌激素，因此睾酮可能对间质组织增生起间接作用。间质组织受 α_{1A}- 受体支配，在受到刺激时，前列腺尿道周围的间质收缩，缩小了尿道，造成梗阻性排尿症状。

二、病理生理

良性前列腺增生症的症状和体征是由于静态、动态和逼尿肌因素造成的。静态因素是指前列腺肥大引起的膀胱颈部的解剖性阻塞。腺体在尿道周围生长，从而阻塞尿道管腔。动态因素是指前列腺和尿道平滑肌细胞中的 α_{1A} 肾上腺素受体受到过度刺激，导致平滑肌收缩，这样会使尿道管腔口径减小。逼尿肌因素是指因长期膀胱出口梗阻，使膀胱的肌纤维过度肥大而失代偿，造成膀胱逼尿肌不稳定。逼尿肌不稳定的患者会产生刺激性排尿症状，如尿急、尿频。逼尿肌细胞有 α_{1D} 受体。因此，一些 α_{1D} 肾上腺素受体拮抗药特别适用于控制这些症状。

在肥大的前列腺组织中，腺上皮 / 间质组织的比例是 1 ∶ 5。雄激素刺激腺上皮细胞增生，但间质组织不会增生。因此，拮抗雄激素不会使前列腺体积减小到正常大小，这是 5α- 还原酶抑制药临床疗效具有局限性的原因之一。

前列腺中 α_1 肾上腺素受体主要分布在间质组织。据估计，在前列腺中发现的 α- 肾上腺素受体，有 98% 在间质组织中。在前列腺中发现的 α_1 受体，70% 是 α_{1A}- 亚型。这就解释了为什么 α 肾上腺素受体拮抗剂可以有效地缓解 BPH 的症状。

前列腺增生的症状分为梗阻性和刺激性。梗阻性症状是因膀胱充满时不能排空导致的。患者会主诉尿线无力、排尿延时、滴漓、排尿费劲。刺激性症状是因膀胱不能充分储存尿液造成的。由于长期膀胱出口梗阻，逼尿肌纤维肥大，膀胱产生更高的压力才能克服膀胱出口阻塞，使膀胱排空尿液。一旦膀胱肌肥大达到最大限度就会失代偿，逼尿肌会变得易激惹，膀胱中有少量尿液就会使膀胱异常收缩。因此，患者会主诉尿频和尿急。

目前还不清楚症状轻微、未经治疗的 BPH 的自然病史。据估计，有 38% 症状轻微、未经治疗的男性，2.5 ～ 5 年后症状会减轻。可能是此类患者将其症状归咎于老龄、对症状耐受、改变生活方式，从而最大限度地减轻了他们的排尿症状。另一方面，相当一部分有轻度症状的患者病情会进展。在一个对退役军人事务部的研究中发现，有轻度前列腺增生症状，最初随机选择观察等待的男性，在初步诊断后 5 年内，1/3 的人症状进展，需要手术干预。有中、重度症状的患者，日常活动会因尿失禁而受限，从而造成生活质量的下降。此外，这类患者还可能发生 BPH 的并发症，包括：急性难治性尿潴留、肾功能衰竭、尿路感染、尿失禁、膀胱结石、膀胱大憩室、反复肉眼血尿。疾病会发生进展的影响预后的因素包括：前列腺≥ 30g 或 PSA ≥ 1.5ng/mL(1.5μg/L)。

三、治疗

（一）理想结果

阻塞性和刺激性排尿症状减轻或消除，AUA 症状评分改善。使用 α- 肾上腺素受体拮抗剂或 5α- 还原酶抑制药进行药物治疗，预期能将 AUA 症状评分减少 30% ～ 50%；最大和平均尿流率提高 1 ～ 3mL/s；与治疗前基线值相比，PVR 降低到正常 (小于 50mL)。AUA 症状评分可能与治疗反应不相关。

减缓疾病的进展。与基线相比，治疗后症状、血清尿素氮和肌酐应得到改善、稳定或下降到正常范围。

预防疾病的并发症，降低需要手术干预的可能性，避免或减少治疗的副作用，提供经济省钱的治疗方法，维持或提高生活质量。

（二）一般治疗方法

到目前为止，主要的治疗方法着重于减轻前列腺增生的症状。然而，治疗也应能够减缓疾病的进展和减少 BPH 的并发症。

对于症状较轻的患者，患者一般不会因此而苦恼，观察等待是合理的治疗方法。应嘱咐患者每 3 ～ 6 个月定期复查一次。每次就诊时，使用 AUA 症状评分指数对患者的症状进行重新评估，将结果与基线相比较。此外，应教育患者避免使阻塞和刺激性排尿症状恶化的因素。每年重复一次直肠指检。如果患者症状不变，继续观察等待。如果患者症状恶化，开始个体化治疗。

对于有中、重症状的患者，通常先给予药物治疗。α- 肾上腺素受体拮抗剂优于 5α- 还原酶抑制剂，因为前者起效快 (几天到几周)，症状改善与前列腺的大小无关。5α- 还原酶抑制剂有迟发性作用 (即最佳效应的产生可能延迟 6 个月)，而且对前列腺较小 (小于 30g) 的患者效果差。药物治疗必须持续到患者有反应为止。

对于有 BPH 并发症的患者 (例如反复尿路感染、尿路败血症、尿失禁、顽固性尿潴留，慢性肾功能衰竭、膀胱大憩室、反复严重肉眼血尿、继发于长期尿潴留的膀胱结石)，应该行手术治疗。虽然手术是行之有效的治疗措施，但有很高的副损伤发生率，包括勃起功能障碍、逆行性射精、尿失禁、出血、尿路感染。手术的金标准是行前列腺切除，可以经尿道或开放性手术，后者可以经耻骨上或耻骨后进行。为了避免前列切除的并发症，微创手术如经尿道前列腺切开术、经尿道针刺消融术、经尿道微波热疗也是一种选择。当患者拒绝手术或有伴随疾病不能行手术治疗时，可用药物治疗严重的并发症。

在多种方法治疗前列腺症状的研究中发现，对于选择出的有中、重度症状的患者，会受益于 α- 肾上腺素受体拮抗剂联合 5α- 还原酶抑制剂的药物治疗。具体来说，联合使用多沙唑嗪和非那雄胺，比单独使用多沙唑嗪或非那雄胺，能更有效地缓解症状、减少前列腺切除的概率、降低高危患者 (即那些前列腺大于 40g 的患者)BPH 并发症的发生率。联合治疗比单一治疗更昂贵，也会产生更多的副作用。因此，临床医师在决定最后治疗方案前，应该与患者讨论联合治疗的优缺点。

(三) 非药物治疗

为了减少夜尿，应告知患者在睡前几小时内停止摄入液体、临睡前排尿。在白天，患者应避免摄入过多的咖啡因和酒精，因为这些物质可能会导致尿频。患者应避免服用非处方药 (例如抗组胺药或减充血剂)，因为它们可能会加重阻塞性排尿症状。此外，厕所的定位 (知道从或去各个目的地的路上厕所的位置) 可以帮助患者安心，仍然可以继续许多日常活动。如果超重，建议患者减肥。由于睾酮在脂肪组织中转换为雌激素，因此在超重的男性中，睾丸激素与雌激素的比例会发生改变，类似的情况也发生于老年男性，这可能有助于 BPH 的发生。

(四) 药物治疗

1. α- 肾上腺素受体拮抗剂单独治疗

α- 肾上腺素受体拮抗剂能减轻动态因素导致的 BPH 症状。这类药物竞争性拮抗 α- 肾上腺素受体，从而使膀胱颈、前列腺尿道及前列腺的平滑肌松弛。第二个作用机制可能是，α- 肾上腺素受体拮抗剂会诱导前列腺细胞凋亡，表明这些药物可能会使增大的前列腺缩小一些。但是，这种现象的临床意义有待进一步研究。

所有 α- 肾上腺素受体拮抗剂在缓解症状方面被认为具有同样的效果。在各种临床试验中，30% ～ 80% 患者的 AUA 症状评分会改善 30% ～ 45%，20% ～ 40% 患者的尿流率会提高 2 ～ 3mL/s。药物在数天至数周内起效，根据需要调整药物剂量，从治疗不足的起始剂量直到足够的治疗剂量。使用这些药物的维持剂量，连续治疗至少 1 ～ 2 周，才是一个适当的临床试验。文献报道，特拉唑嗪连续使用 5 年，多沙唑嗪连续使用 10 年，坦索罗辛连续使用 6 年，仍持续具有效应。然而，尽管已经接受治疗，有些患者的病情仍会进展。α- 肾上腺素受体拮抗剂在肝代谢，因此，有显著肝功能障碍的患者，应使用这些药物的最低剂量。对肾功能衰竭的患者，这些药物不需要调整剂量，但西洛多辛除外。可以根据这些药物的副作用来分类。剂量相关的副作用包括：低血压、昏厥，这在特拉唑嗪和多沙唑嗪的速释剂中更为常见，而在多沙唑嗪和阿夫唑嗪缓释剂，以及选择性 α- 肾上腺素受体拮抗剂中少见。

建议 α- 肾上腺素受体拮抗剂作为治疗中、重度前列腺增生症的一线治疗药物。此类药物，根据以下几个特点，可以分为几类。

(1) α- 肾上腺素受体拮抗药的分代。第一代药物 (如酚苄明)，阻滞突触前和突触后 α- 肾上腺素受体。阻滞突触后 α- 肾上腺素受体是治疗 BPH 所期望的，而阻滞突触前 α- 肾上腺素受体是不期望的，因为它会导致儿茶酚胺的释放和心动过速。因此，第一代 α- 肾上腺素受体拮抗剂不用于治疗 BPH。第二代 α- 肾上腺素受体拮抗剂阻滞膀胱颈、前列腺及外周血管中的突触后 α- 肾上腺素受体。降压副作用与剂量相关而且普遍，包括特拉唑嗪、多沙唑嗪、阿夫唑嗪。第三代 α- 肾上腺素受体拮抗剂 (例如坦索罗辛、西洛多辛选择性阻滞集中在前列腺的突触后 α_{1A}- 受体，因此，低血压的副作用小于第二代药物。

(2) 泌尿选择性。药理泌尿选择性是指优先抑制主要分别存在于前列腺间质和膀胱逼尿肌中的 α_{1A}- 受体及 α_{1D}- 受体。药理泌尿选择性 α_{1A}- 肾上腺素受体拮抗剂产生低血压的可能小，因为它们拮抗外围血管 α_{1B}- 肾上腺素受体的能力较低。坦索罗辛和西洛多辛是仅有的、上市的药理泌尿选择性 α- 肾上腺素受体拮抗剂。尽管可能阻滞前列腺及外周血管的 α- 肾上腺素受体，但常规剂量的泌尿选择性 α- 肾上腺素受体拮抗剂，功能上只产生有效的松弛前列腺的效应，而只有微小的血管平滑肌舒张效应。因此，降血压的副作用轻微或没有。唯一的功能泌尿选择性 α- 肾上腺素受体拮抗剂是阿夫唑嗪缓释片。功能泌尿选择性的作用机制尚不清楚。可能与一种药物在靶组织中比非靶组织中的浓度高有关。药理泌尿选择性和功能泌尿选择性药物在临床上都具有泌尿选择性特点，在改善前列腺增生症状的同时，不会引起心血管副作用。

(3) 药理泌尿选择性和功能泌尿选择性具有剂量相关性。每天大剂量的坦索罗辛或阿夫唑嗪可导致泌尿选择性的丧失，造成一些患者的低血压和头晕。

(4) 需要上调每日使用剂量。特拉唑嗪和多沙唑嗪速释剂需要上调使用剂量。多沙唑嗪和坦索罗辛缓释剂很少需要上调使用剂量。阿夫唑嗪或西洛多辛缓释剂不需要上调使用剂量。

(5) 血浆半衰期。血浆半衰期短的 α- 肾上腺素受体拮抗剂 (如哌唑嗪)，在白天需要多次服药。这对许多患者来说是一个难题，因此，不推荐使用哌唑嗪治疗 BPH。

(6) 剂型。特拉唑嗪和多沙唑嗪速释剂能被迅速吸收，产生血药浓度峰值。虽然多沙唑嗪、阿夫唑嗪和坦索罗辛控释或缓释剂产生的血药浓度水平高峰较低，但比速释剂维持治疗水平血药浓度的时间持久，发生低血压副作用的可能性低。这使得它们从开始治疗就可以使用治疗剂量，每日只需服药一次。

(7) 副作用。α- 肾上腺素受体拮抗药降低血压的不良反应可以从无症状的血压减少到头晕和昏厥。这种不良反应最常见于特拉唑嗪和多沙唑嗪速释药，阿夫唑嗪、多沙唑嗪缓释药以及西洛多辛少见，最少见于坦索罗辛。为了减少特拉唑嗪和多沙唑嗪速释剂首次服药造成的昏厥，从低于治疗量的 1mg/d 缓慢上调到治疗剂量是必不可少的。首次剂量应在就寝时服药，使患者可以在睡眠中度过高峰血药浓度，因为这时最易发生不良反应。间隔 3 ～ 7d 可以增加一次剂量，应该维持患者 α- 肾上腺素受体拮抗剂的最低有效剂量。如果患者没有遵从特拉唑嗪或多沙唑嗪的治疗方案，疗程有跳越或中断，应该使用 α- 肾上腺素受体拮抗药常规的起始剂量重新开始治疗，然后逐渐上调。不应该简单地要求他服用双倍的错过的剂量，或服用目前处方给予的每日剂量重新开始治疗，因为这可能会导致严重的低血压。

射精障碍包括射精延迟和逆行性射精，所有肾上腺素受体拮抗药都会发生。虽然很大程度上是由于药物阻断了膀胱颈部的外周 α- 肾上腺素受体 (即 α- 肾上腺素受体阻断，使膀胱颈在射精时无法关闭) 造成的，但中枢神经系统的作用也不能忽略。发病率似乎与剂量相关，坦索罗辛 0.8mg/d 的发病率最高，达治疗患者的 26%。发生射精障碍时一般没有必要停止治疗。虽然射精障碍可能会降低患者性交质量的满意度，但不会对患者造成伤害。

α- 肾上腺素受体拮抗药引起的鼻炎和身体不适，与药物分别阻断鼻黏膜血管和中枢神经系统的 α- 肾上腺素受体有关。这些副作用往往可以耐受，很少需要停药。避免使用局部或口服减充血剂，因为这可能会加重阻塞性排尿症状。建议患者慎用具有抗胆碱能副作用的抗组胺药物，因为这些药物可能会导致有膀胱颈梗阻的患者发生急性尿潴留。

已有使用 α- 肾上腺素受体拮抗药造成虹膜松弛综合征的报道，使用坦索罗辛最常见。坦索罗辛可以使虹膜括约肌松弛。在坦索罗辛治疗的患者接受白内障手术时，虹膜可以变得无力、鼓起或松软。这会干扰手术进程，使术中和术后并发症风险增加。在准备进行白内障手术前，建议告知患者的眼科医师，他正在服用 α- 肾上腺素受体拮抗药。虽然不需要停用这种药物，但眼科医师可以有计划地使用某种手术技巧，例如，虹膜扩张环以应对药物对虹膜括约肌造成的副作用。

阿夫唑嗪与两例肝炎的发生相关，但因果关系仍有待明确。

药物相互作用的可能性。特拉唑嗪和多沙唑嗪降低血压的副作用可以被利尿药、抗高血压药、磷酸二酯酶抑制药 (例如西地那非) 加强。对低血压风险很大的患者或那些对低血压耐受性差的患者，包括那些冠状动脉疾病控制不佳或有严重直立性低血压的患者，坦索罗辛 0.4mg 似乎是最安全的选择。对于不能耐受坦索罗辛的患者，应考虑使用 5α- 还原酶抑制药或前列腺切除。使用西地那非、他达拉非、伐地那非时，正服用 α- 肾上腺素受体拮抗药的患者应固定 α- 肾上腺素受体拮抗药的剂量。嘱咐患者服用 α- 肾上腺素受体拮抗剂和磷酸二酯酶抑制药应间隔 4h，以尽量减少低血压反应的可能性。

在 α- 肾上腺素受体拮抗药中，坦索罗辛和西洛多辛是很独特的，因为它们是第三代

α- 肾上腺素受体拮抗药。具有药理泌尿选择性，对在前列腺和膀胱逼尿肌中占主导地位的 α 和 $α_{1D}$ 受体有强大的拮抗作用。坦索罗辛对血管的 $α_{1B}$- 受体的拮抗作用较低。因此，坦索罗辛开始就可以使用治疗剂量，比特拉唑嗪和多沙唑嗪速释剂能更快地达到疗效峰值，因为后两者需要调整用药剂量。坦索罗辛导致低血压的可能性似乎最低。在各种临床试验中，坦索罗辛具有最小的降压副作用，在老年人以及服用利尿剂、抗高血压药、磷酸二酯酶抑制药的患者中耐受性良好。商业上有控释剂型出售，0.4mg 口服，qd。长期使用时，坦索罗辛可以在一天中患者方便的任何时间服用。虽然使用说明中表明，坦索罗辛的剂量可增至 0.8mg，但并没有观察到服用较高剂量的患者临床疗效得到改善。目前尚不清楚是否西洛多辛与坦索罗辛具有相同的临床心血管安全性。

对于有 BPH 和高血压的患者，不建议单独使用 α- 肾上腺素受体拮抗剂治疗这两种疾病。在 ALLHAT 的研究中，比较了多沙唑嗪与其他药物治疗特发性高血压的疗效，发现多沙唑嗪具有较高的充血性心力衰竭的发病率。因此，对于有 BPH 和高血压的患者，建议使用适当的抗高血压药物加一种 α- 肾上腺素受体拮抗药。

2. 5α- 还原酶抑制药

单独治疗 5α- 还原酶抑制药可减少静态因素，使肥大的前列腺缩小。作用机制是抑制 5α- 还原酶，而 5α- 还原酶在前列腺内可将睾酮转变为活性更高的双氢睾酮，刺激前列腺组织的生长。在前列腺中，5α- 还原酶有两个亚型：多数是Ⅱ型同工酶，少数是Ⅰ型同工酶。此外，5α- 还原酶抑制药可诱导前列腺上皮细胞的凋亡。5α- 还原酶抑制药起效慢，产生前列腺缩小的峰值需要 6 个月。不像 α- 肾上腺素受体拮抗剂，5α- 还原酶抑制药是用于防止与前列腺增生有关的并发症和病情恶化的。已证明非那雄胺可以减少前列腺明显肥大 (大于 40g) 和血清 PSA 至少 1.5ng/mL(1.5μg/L) 患者的急性尿潴留、需要前列腺手术的发生率。由于 5α- 还原酶抑制药不产生心血管副作用，因此非常适用于有发展为 BPH 并发症风险的中、重度 BPH 患者 (即患者肥大的前列腺至少 30g)，PSA 大于 1.5ng/mL(1.5mg/L)。

就其治疗 BPH 症状方面而言，5cx- 还原酶抑制药可以缓解 30% ～ 70% 患者的前列腺增生症状，可使尿流率增加 1 ～ 2mL/s，比 α- 肾上腺素受体拮抗药治疗的改善幅度小。最少需要 6 个月来评估疗效，对于有中、重度症状的患者这是一个缺点，因为要费很长时间才能确定该药是不是有效。文献表明，对治疗有反应的患者，使用非那雄胺治疗 6 年，度他雄胺治疗 4 年，会有持续的效应。这些药物在肝代谢，目前对有明显肝功能障碍的患者没有调整用药剂量的特别建议。由于药物对其靶酶的特异性，可能无须做任何剂量的调整。肾功能不全的患者不需要调整剂量。副作用包括：性欲降低、勃起功能障碍、射精障碍 (发生频率一般会随继续用药而减少)、乳房发育和乳腺痛。患者的血清睾酮水平会增加 10% ～20%，目前这种现象的临床意义尚不清楚。药物间相互作用罕见。这类药物可以使血清 PSA 水平平均降低 50%，因此，为了使实验室检测 PSA 能作为诊断和监测工具，建议开始治疗前检测 PSA，获得基线值，然后治疗期间至少每年复查一次

PSA。患者 PSA 明显升高是需要进一步检查诊断的指征。孕妇禁止暴露于 5α- 还原酶抑制药，因为药物可能会导致男性胎儿女性化。怀孕的女性不应该接触这些药物，除非她们戴上手套。

5α- 还原酶抑制药包括非那雄胺和度他雄胺。非那雄胺是一种选择性Ⅱ型 5α- 还原酶抑制药，而度他雄胺是一种非选择性Ⅰ型和Ⅱ型 5α- 还原酶抑制药。相比非那雄胺，度他雄胺在前列腺细胞内抑制 5α- 还原酶更快，更全面。然而研究表明，这两种药物的临床疗效和副作用并没有什么不同。因此，非那雄胺和度他雄胺治疗被认为是可以互换的。

双氢睾酮与前列腺癌的发生有关，因此有假说认为，通过减少双氢睾酮的水平，5α- 还原酶抑制药可以防止前列腺癌的发生。Predict 临床试验结果显示，非那雄胺可以减少 25% 经前列腺穿刺活检检测到的前列腺癌；然而，在受治患者中高分级的肿瘤更常见。这一结果可能与药物引起的前列腺收缩增加了前列腺穿刺活检获得癌组织的概率有关。正在进行的 Reduce 临床试验：将随访度他雄胺治疗患者 4 年，可能会对这个问题提供更多的解释。

3. 联合治疗

会发生 BPH 并发症的高危患者定义为：患者的前列腺增大，至少 30g 和 PSA 至少 1.5ng/mL(1.5μg/L)。对于此类患者可考虑联合使用 α- 肾上腺素受体拮抗药和 5α- 还原酶抑制药治疗。第一种治疗方法是联合治疗能缓解这些患者的排尿症状，减少 BPH 相关并发症的危险性，降低需要前列腺切除的发生率达 67%。由于联合治疗更昂贵，可能会发生联合用药中的每一种药物的副作用，因此在最后决定之前，医师应该与患者讨论每个治疗方案的优缺点。

为了简化和减少治疗方案的成本，有人建议在联合治疗 6 ～ 12 个月后，停止使用 α- 肾上腺素受体拮抗药。然而，需要长期治疗的结果来确定这样的方案是与持续联合治疗同样有效。

另一个增强前列腺增生症状治疗的方法是联合使用 α- 肾上腺素受体拮抗药与抗胆碱能药。使用抗胆碱药的理由是，刺激性排尿症状 (例如尿急和尿频) 被认为是由于膀胱逼尿肌超敏反应收缩引起的，这可以通过阻断乙酰胆碱受体而得以改善。此外，逼尿肌中的 α_{1D}- 肾上腺素受体受刺激时会导致肌肉收缩，可被 α- 肾上腺素受体拮抗药阻断，所以使用 α- 肾上腺素受体拮抗药，也可以减少膀胱肌的不自主收缩，增加膀胱的顺应性。因此，联合治疗会产生叠加的减轻刺激性排尿症状的药理效应。最近的一项研究表明，托特罗定和坦索罗辛联合治疗比单独坦索罗辛治疗可以更显著地改善刺激性排尿症状，而且没有发生尿潴留的病例报告。

第六章 输尿管疾病

第一节 先天性输尿管狭窄

一、先天性肾盂输尿管连接部梗阻

先天性肾盂输尿管连接部梗阻是泌尿生殖系畸形中较常见的一种先天性疾病，发生率仅次于隐睾和尿道下裂。

男性多于女性，左侧多于右侧，双侧者占10%左右，偶可见孤立肾积水。

（一）病因

1. 肾盂输尿管连接处狭窄

最常见的原因，约占85%以上。狭窄段长度多在0.5～2cm，少数病例可达3～4cm，个别病例出现多段狭窄。

一般认为，狭窄是由于肾盂输尿管连接处或输尿管起始阶段肌层增厚或纤维组织增生，并无明显炎性变化；但有些标本则显示为肌肉发育不全，甚至缺如，而妨碍正常蠕动波的传递。

2. 高位输尿管

正常情况下输尿管起始于肾盂最低位，形成漏斗状，有利于尿液引流。若输尿管起始部位偏高造成折角或活瓣样作用，则尿液排流不畅，最终导致肾积水。

3. 迷走血管压迫

肾动脉过早发出供应肾下极的分支或来自腹主动脉的供应肾下极的副肾动脉常横跨输尿管而造成梗阻。由于迷走血管的长期压迫，使该段输尿管壁的发育也有障碍，因而手术仍应切除肾盂输尿管连接部才能解除梗阻。

4. 肾盂输尿管连接处瓣膜

肾盂输尿管连接处形成一个内在性活瓣样结构引起尿液从肾内排出受阻，导致肾积水。临床较少见。

5. 输尿管起始部扭曲或粘连折叠

如在胚胎期有发育障碍或纤维有异常覆盖或粘连，使输尿管起始部折叠、扭曲致尿液引流不畅而造成肾积水。

6. 其他原因

肾盂本身缺乏张力或输尿管起始部缺陷而影响其蠕动也可造成肾积水。

（二）临床表现

1. 腹部包块

腹部包块是多数病例中的早期表现，尤其是新生儿及婴幼儿，常因发现腹部包块就诊，有时仅表现为全腹部膨隆。包块多呈囊性感，表面光滑，无压痛。

2. 腰腹部疼痛

腰腹部疼痛多以钝痛为主。大量饮水后出现腹痛是本病的一大特点，是肾盂因利尿突然扩张所致。另外，还可因合并结石活动或血块阻塞而引起绞痛。

3. 消化道症状

由于肾盂、肾盏扩张所引起的反射作用或内脏神经受压所致，表现为胃肠道功能紊乱，如恶心、呕吐、厌食、体重不增、发育迟缓等。

4. 尿路感染

尿路感染多见于儿童，一旦出现，病情重且不易控制，常伴全身中毒症状，如高热、寒战和败血症。

5. 血尿

血尿的发生率为 10% ～ 30%。原因包括肾盂内压力增高、肾髓质血管断裂、感染或结石等。

6. 高血压

可能是因为肾内血管受压，使肾素分泌增多所致。

7. 尿毒症

双肾积水或孤立肾积水，如未及时治疗，晚期可出现肾衰竭表现。

（三）诊断

对于反复出现不规则腰腹部疼痛及消化道症状，又难以用消化道疾病或急腹症解释时；反复尿路感染、药物治疗效果不佳时；腹部触及时大时小的囊性包块时均应考虑到肾积水的可能，需进一步检查。常用的检查方法有以下几种。

1. 超声检查

超声检查是肾积水诊断的首选检查方法。B 超既可以判断包块的性质（囊性或实性），又可判断包块的位置和大小。B 超能观察到肾盂、肾盏扩大的程度及肾实质的厚度，如肾盂扩大，而输尿管不扩张，可初步诊断为肾盂输尿管连接部梗阻性肾积水。

2. 静脉肾盂造影

静脉肾盂造影为主要的诊断方法，IVP 检查不仅可以了解肾盂、肾盏扩张的程度，还可了解肾脏的功能及梗阻的部位。肾脏不显影可能是因肾实质长期受压功能严重受损或肾发育不良、孤立肾等，也可能是因肾脏积水较大，造影剂被稀释。

3. 排泄性尿路造影

排泄性尿路造影可判断肾积水是否因膀胱输尿管反流所致，及了解肾盂输尿管连接部梗阻是否合并膀胱输尿管反流。

4. 肾穿刺造影

对于 IVP 不显影，梗阻部位不能明确时可采用此法。因为该检查有创性，现已被 CT 和 MRU 等无创性检查所替代。

5. CT

可以确定包块的具体解剖位置、范围、形态大小及性质，还可了解肾实质的厚度初步判断肾功能，有较高的价值。

6. MRI

MRI 为诊断肾积水最新的无创检查方法之一，尤其适用于婴幼儿等不能配合造影、严重肾功能不全或造影剂过敏患者。

7. 放射性核素检查

可显示肾脏形态，了解梗阻部位及肾脏功能代偿情况。

（四）治疗

1. 治疗原则

对于肾盂输尿管连接部梗阻患者的治疗应解除梗阻并尽可能地保留肾脏，以最大限度地保护患者肾功能。

2. 手术时机的选择

(1) 对于没有症状的轻度肾积水可暂不行手术治疗，做严密观察、定期复诊。若肾积水加重或出现临床症状者应考虑积极手术。

(2) 对于中度以上的肾积水或出现临床症状者应积极手术。

(3) 大部分幼小婴儿轻、中度肾积水不需手术，在随访观察中可自行好转。重度肾积水患儿都需手术，在肾积水减轻程度，肾盂排空改善等方面明显优于保守观察病例。

3. 手术方法的选择

(1) 肾盂成形术：肾盂成形术的术式很多，术式的选择应依病变及每个患者的具体情况而定，但各种术式均应达到以下基本要求：①重塑管径要超过正常管径；②吻合口宽广、低位、呈漏斗状，密闭而无张力；③切除多余无张力的肾盂壁；④尽量减少输尿管周围的纤维增生，以免术后广泛粘连而再度肾积水。

1) 离断性肾盂成形术：因切除了肌细胞发育异常的部位，效果最好而被广泛采用。凡肾盂输尿管连接部狭窄，该部肌肉发育不良、肾盂扩张明显者均可采用此术式。

2) Y-V 成形术：适用于输尿管高位附着或肾盂输尿管连接部狭窄较短，肾盂扩大不明显，无须行肾盂部分切除者。

3) 异位血管致肾盂输尿管连接部梗阻矫治术：可切断输尿管上端，切除肾盂输尿管连接部及狭窄的上输尿管，移位至血管之前，再行吻合术；若异位血管有替代血供，也可将异位血管结扎，再行 Y-V 成形术。

4) 肾盂瓣肾盂成形术：适用于低位狭窄者。

5) 插管式输尿管切开术：适用于 UPJ 的长段瘢痕性狭窄者，因术后输尿管内支架管需要长时间放置，极少使用。

6) 肾盏输尿管吻合术：肾盂成形术失败后，肾脏周围有广泛粘连纤维化。将受压变薄的下极肾实质部分切除，下极肾盏与正常输尿管吻合。

7) 经皮肾盂内切开术：经皮肾盂内切开术只限于无异常血管压迫，输尿管狭窄段较短。通过经皮肾镜，用冷刀在肾盂输尿管连接部的后外侧切开至正常口径的输尿管，然后留置支架管。

8) 后腹腔镜下肾盂离断成形术：后腹腔镜肾盂成形术作为治疗 UPJ 梗阻的微创手术有其明显的优势。

(2) 肾切除术：小儿肾处于发育期，解除梗阻后恢复的潜力大，年龄越小，肾脏功能恢复能力越强，故对肾积水患儿原则上仅考虑保留肾手术。仅以下情况才考虑行肾切除术：①巨大单侧肾积水患肾功能基本丧失，肾实质极薄，色泽灰白、厚度小于 2mm；②肾实质有多处溃疡或形成脓肾；③发育不良的肾盏合并肾积水；④对侧肾功能正常者。

(3) 肾造瘘术：当肾积水合并严重感染时，药物治疗不能控制，应先行肾造瘘，待感染控制后再行进一步手术。

(4) 双侧肾积水的处理：应分期行肾盂成形术，一般不作肾切除术，两次手术时间间隔一般不少于一周，最好不要超过一个月；若患儿情况及技术许可也可同时完成。

4. 术后处理和随访

UPJO 患者较多为婴幼儿，术后难以配合治疗，术后稳妥固定各种引流管极为重要，特别是肾造瘘管。肾造瘘管拔出指征为夹管后，多次连续夹管 12 ～ 24h，松夹后残余尿量很少且恒定，或者自肾造瘘管内注入亚甲蓝，观察尿颜色，有蓝色尿液排出，证实通畅。成人术后一个月左右膀胱镜下取出输尿管内支架。术后 3 ～ 6 个月作 IVP 了解肾盏恢复情况，并定期复查 B 超，了解患肾积水情况。

二、输尿管瓣膜

输尿管瓣膜是输尿管黏膜过多形成皱褶，内含平滑肌，可发生在输尿管任何一段，输尿管中 1/3 段及 UPJ 处最少见。输尿管瓣膜可以是单片状，也可是横膈状。

（一）病因

目前关于输尿管瓣膜病因公认的有胚胎皱襞残留学说、膜形成学说和输尿管胚胎发生畸形学说等三种学说，但这三种学说均不能全面解释各种现象。

（二）临床表现

多无特异性症状，常有肾区疼痛和继发感染症状，可出现血尿，后期可造成患侧肾功能损害。

（三）诊断

此病虽可出现梗阻及泌尿系感染等症状，但这些症状为泌尿系常见症状，无特异性。

故很难在手术前作出诊断，确诊必须依靠输尿管镜活检或术后病理检查。

Wacher 提出输尿管瓣膜症的诊断依据为：①输尿管黏膜内含平滑肌纤维束；②瓣膜以上部分的输尿管扩张，以下的则正常；③无其他机械性或功能性梗阻原因存在。

1. B 超

常能发现肾积水及梗阻以上部位输尿管扩张，但不能确诊。

2. IVP

IVP 与逆行输尿管造影检查输尿管有膜状充盈缺损，呈“腊肠”样，是诊断本病最有价值的 X 线征象，同时可以了解积水程度及肾脏功能情况。

3. 输尿管镜检查

输尿管镜检查能直接观察到病变形态，同时取组织块活检，以明确有无平滑肌束的存在，并且同时切除瓣膜，是最佳的诊治方法。

（四）治疗

(1) 若输尿管瓣膜致患肾基本无功能，可行肾、输尿管切除术。

(2) 若肾脏功能较好或双侧肾功能均较差者，则尽可能切除瓣膜保留患肾，手术方法有单纯瓣膜切除、病变段输尿管切除断端斜行吻合和经输尿管镜瓣膜切除手术。术中应放置输尿管支架管，利于输尿管尿路上皮生长，防止吻合口粘连和再次出现狭窄，并能维持尿液引流通畅。

对于输尿管环形瓣膜、多发瓣膜及局部管腔狭小者，若单纯行开放或输尿管镜下瓣膜切除，管壁和黏膜会出现大片环形缺损，局部血运易受破坏，易发生输尿管穿孔甚至断裂、尿外渗等并发症，且术后易引发输尿管瘢痕狭窄，故这类患者不应首选经输尿管镜瓣膜切除，应行病变段输尿管切除断端斜行吻合术。

三、输尿管口膨出

输尿管口膨出又称为输尿管口囊肿，是指输尿管末端向膀胱内呈囊性扩张。膨出外层为膀胱黏膜，内层为输尿管黏膜，中间为残缺不全的肌肉和胶原纤维。膨出大小不一，小者 1 ～ 2cm，大者可几乎占满整个膀胱。

此病的原因目前尚不十分清楚。输尿管口膨出约 80% 来自重复肾输尿管的上输尿管，女性多于男性，可发生于单一输尿管，也可双侧性同时发生。

Ericsson 将输尿管口膨出分为二型。①单纯型：又称原位型输尿管口膨出，多见于成人及男性，膨出一般较小，常无症状，故不易发现。②异位型：女性多见，膨出一般较大，但开口小，多位于膀胱基底部，近膀胱颈部或尿道内，甚至脱出尿道，因而造成尿路梗阻。

（一）临床表现

1. 排尿困难

输尿管口膨出位置异常时，常可阻塞尿道内口而出现排尿费力、排尿中断。女性患儿在用力排尿时可有淡红色包块从尿道外口脱出，呈球形，大小不一，安静后多能自行复位，偶尔可发生嵌顿，引起急性尿潴留。

2. 尿路感染

主要表现为尿频、尿急和尿痛等膀胱刺激征，有时可有反复发热及脓尿。感染与尿液引流不畅及反复膀胱黏膜脱出有关。

3. 上尿路梗阻

症状长期梗阻可导致肾积水及输尿管扩张，患者可有腰部隐痛，有时可因腹部肿物就诊。合并结石时可出现血尿及腰腹部疼痛。

（二）诊断

本病多见于儿童，尤以女孩多见。大多数患者临床表现无特异性，诊断主要依靠影像学检查和膀胱镜检查来明确。

1. B 超

可发现 1cm 以上的输尿管膨出。

2. 静脉尿路造影

单纯性输尿管口膨出时，若肾功能良好，输尿管连同膨出呈蛇头状伸入膀胱；若来自功能不良的重复肾上部时，显示为膀胱内有一球形充盈缺损。

3. 膀胱造影

可补充静脉尿路造影的不足，还可显示有无输尿管反流。

4. 膀胱镜检

膨出较小时可看到膨出全貌，有时可看到膨出随喷尿而增大；膨出较大时难以看到膨出全貌，仅可看到大片有血管分布的膨出壁。

（三）治疗

应根据输尿管膨出的大小、有无合并其他泌尿系统畸形及相应肾脏的功能制订个体化的治疗方案。治疗原则是解除梗阻、防止反流及处理并发症。

1. 保守治疗

若膨出较小，无临床症状，无明显肾积水，一般不需治疗。

2. 膀胱镜下输尿管口膨出的微创手术

适用于以下情况：①出现相应临床症状或对应肾脏积水，对应肾功能良好者；②严重尿路感染，药物未能控制，一般情况较差患者，可先行开窗引流术以控制和缓解症状，2～3个月后根据膀胱尿道造影及相关影像学检查结果决定下一步治疗。

常用的手术方式有两种：①经尿道囊肿切开术：采用针式电极将囊肿从管口处切开直到囊肿根部，使引流通畅；②囊肿低位开窗去顶术：采用环状电极切除远侧低位的部分囊肿壁，在囊肿表面开一圆窗，其大小以引流通畅为度，使剩余的近侧囊肿成一活瓣样结构，以防止膀胱输尿管反流。

3. 上半肾及上肾大部分输尿管切除术

上半肾及上肾大部分输尿管切除术适用于重复肾输尿管畸形合并上肾段输尿管口膨出，已发生严重输尿管扩张，上肾部功能丧失。

4. 输尿管口膨出部切除、输尿管膀胱吻合术

输尿管口膨出部切除、输尿管膀胱吻合术适用于重复肾上肾部功能良好者。

患者术后每 3 个月常规复查尿常规、B 超及膀胱造影，1 年后每年复查 1 次，以了解输尿管口膨出是否缩小，有无膀胱输尿管反流等。

第二节　输尿管损伤

一、病因

输尿管是位于腹膜后间隙的细长管状器官，位置较深，有一定的活动范围，一般不易受外力损伤，输尿管损伤多为医源性。

（一）外伤损伤

1. 开放性损伤

外界暴力所致输尿管损伤率约为 4%，主要是由刀伤、枪伤、刃器刺割伤引起损伤，不仅可以直接造成输尿管的穿孔、割裂或切断，而且继发感染，导致输尿管狭窄或漏尿。

2. 闭合性损伤

多发生于车祸、高处坠落及极度减速事件中，损伤常造成胸腰椎错位、腰部骨折等损伤机制有两方面：一方面由于腰椎的过度侧弯或伸展直接造成输尿管的撕脱或断裂，另一方面由于肾脏有一定的活动余地，可以向上移位，而相对固定的输尿管则被强制牵拉，造成输尿管的断裂，最常见的就是肾盂输尿管连接处断裂。

（二）手术损伤

医源性损伤是输尿管损伤最常见的原因，常见于外科、妇产科的腹膜后手术或盆腔手术，如子宫切除术、卵巢切除术、剖宫产、髂血管手术、结肠或直肠的肿瘤切除术等。临床上尤以子宫切除术和直肠癌根治术损伤输尿管最为常见。

（三）器械损伤

随着腔内泌尿外科的发展及输尿管镜技术的不断进步，输尿管镜引起输尿管损伤率也由 7% 下降至 1%～5%。

1. 输尿管插管损伤

在逆行肾盂造影、PCNL 术前准备、留置肾盂尿标本等检查或操作时需行输尿管插管，

若输尿管导管选择不当、操作不熟练会引起输尿管损伤，尤其是在狭窄段和交界段轻者黏膜充血水肿，重者撕裂穿孔。

2. 输尿管镜检查损伤

输尿管扭曲成角或连接、交界处处于弯曲时，行硬性输尿管镜检查，如果操作不当或输尿管镜型号选择不当，就会损伤输尿管，形成假道或穿孔，甚至输尿管完全断裂。

3. 输尿管碎石损伤

无论是选择取石钳、套石篮还是输尿管镜下钬激光碎石，较大的结石长期嵌顿刺激，结石周围黏膜水肿，甚至形成息肉，对于这种情况如果强制通过输尿管镜或导丝可能损伤输尿管。

4. 其他碎石损伤

腔镜下使用激光或体外冲击波碎石治疗输尿管结石，可能会发生不同程度的管壁损伤。

（四）放疗损伤

宫颈癌、前列腺癌等放疗后，输尿管管壁易水肿、出血、坏死，进而形成纤维瘢痕或尿瘘。

二、临床表现

输尿管损伤的临床表现复杂多样，有可能出现较晚，也有可能不典型或者被其他脏器损伤所掩盖。常见的临床表现如下。

1. 尿外渗

开放性手术所致输尿管穿孔、断裂，或其他原因引起输尿管全层坏死、断离者，都会有尿液从伤口中流出；尿液流入腹腔会引起腹膜炎，出现腹膜刺激征；流入后腹膜，则引起腹部、腰部或直肠周围肿胀、疼痛，甚至形成积液或尿性囊肿。

2. 血尿

血尿在部分输尿管损伤中会出现，可表现为镜下或肉眼血尿，具体情况要视输尿管损伤类型而定。输尿管完全离断时，可以表现为无血尿。

3. 尿瘘

溢尿的瘘口一周左右就会形成瘘管。瘘管形成后常难以完全愈合，尿液不断流出，常见的尿瘘有输尿管皮肤瘘、输尿管腹膜瘘和输尿管阴道瘘等。

4. 感染症状

输尿管损伤后，自身炎症反应、尿外渗及尿液聚集等很快引起机体炎症反应，轻者局部疼痛、发热、脓肿形成，重者发生败血症或休克。

5. 无尿

如果双侧输尿管完全断裂或被误扎，伤后或术后就会导致无尿，但也要与严重外伤后所致休克、急性肾衰竭引起的无尿相鉴别。

6. 梗阻症状

放射性或腔内器械操作等所致输尿管损伤，由于长期炎症、水肿、粘连等，晚期会出现受损段输尿管狭窄甚至完全闭合，进而引起患侧上尿路梗阻，表现为输尿管扩张、肾积水、腰痛、肾衰竭等。

7. 合并伤表现

表现为受损器官的相应症状，严重外伤者会有休克表现。

三、诊断

（一）病史

外伤、腹盆腔手术及腔内泌尿外科器械操作后，如果出现伤口内流出尿液或一侧持续性腹痛、腹胀等症状时，均应警惕输尿管损伤的可能性。

（二）辅助检查

1. 静脉尿路造影

部分输尿管损伤可以通过静脉尿路造影显示。

(1) 输尿管误扎：误扎的输尿管可能完全梗阻或者通过率极低，因而造影剂排泄障碍，出现输尿管不显影或造影剂排泄受阻。

(2) 输尿管扭曲：输尿管可以表现为单纯弯曲，也可以表现为弯曲处合并狭窄引起完全或不完全梗阻。前者造影剂可以显示扭曲部位，后者表现为病变上方输尿管扩张，造影剂排泄受阻。

(3) 输尿管穿孔、撕脱、完全断裂：表现为造影剂外渗。

2. 逆行肾盂造影

表现为在受损段输尿管插管比较困难，通过受阻。造影剂无法显示，自破裂处流入周围组织。

该检查可以明确损伤部位，了解有无尿外渗及外渗范围，需要时可以直接留置导管引流尿液。

3. 膀胱镜检查

膀胱镜不仅可以直视下了解输尿管开口损伤情况，观察有无水肿、黏膜充血，而且可以观察输尿管口有无喷尿或喷血尿，判断中上段输尿管损伤、梗阻的情况。

4. CT

CT 可以良好显示输尿管的梗阻、尿外渗范围、尿瘘及肾积水等，尤其配合增强影像可以进一步提高诊断准确率。

5. B 超

B 超简易方便，可以初步了解患侧肾脏、输尿管梗阻情况，同时发现尿外渗。

6. 放射性核素肾图

放射性核素肾图对了解患侧肾功能及病变段以上尿路梗阻情况有帮助。

（三）术中辨别

手术中，如果高度怀疑输尿管损伤时，可以应用亚甲蓝注射来定位诊断。方法是将 1 ～ 2mL 亚甲蓝从肾盂注入，仔细观察输尿管外是否有蓝色液体出现。注射时不宜太多太快，因为过多亚甲蓝可以直接溢出或污染周围组织，影响判断。

四、治疗

输尿管损伤的处理既要考虑输尿管损伤的部位、程度、时间及肾脏膀胱情况，又要考虑患者的全身情况，了解有无严重合并伤及休克。

（一）急诊处理

(1) 首先抗休克治疗，积极处理引起输尿管损伤的病因。

(2) 术中发现的新鲜无感染输尿管伤口，应一期修复。

(3) 如果输尿管损伤 24h 以上，组织发生水肿或伤口有污染，一期修复困难时，可以先行肾脏造瘘术，引流外渗尿液，避免继发感染，待情况好转后再修复输尿管。

（二）手术治疗

1. 输尿管支架置放术

对于输尿管小穿孔、部分断裂或误扎松解者，可放置双 J 管或输尿管导管，保留 2 周以上，一般能愈合。

2. 肾造瘘术

对于输尿管损伤所致完全梗阻不能解除时，可以肾脏造瘘引流尿液，待情况好转后再修复输尿管。

3. 输尿管成形术

对于完全断裂、坏死、缺损的输尿管损伤者，或保守治疗失败者，应尽早手术修复损伤的输尿管，恢复尿液引流通畅，保护肾功能。同时，彻底引流外渗尿液，防止感染或形成尿液囊肿。

手术中可以通过向肾盂注射亚甲蓝，观察术野蓝色液体流出，来寻找断裂的输尿管口。输尿管吻合时需要仔细分离输尿管并尽可能多保留其外膜，以保证营养与存活。

(1) 输尿管－肾盂吻合术：上段近肾盂处输尿管或肾盂输尿管连接处撕脱断裂者可以行输尿管－肾盂吻合术，但要保证无张力。若吻合处狭窄明显时，可以留置双 J 管作支架，2 周后取出。近年来，腹腔镜下输尿管－肾盂吻合术取得了成功，将是一个新的治疗方式。

(2) 输尿管－输尿管吻合术：若输尿管损伤范围在 2cm 以内，则可以行输尿管端端吻合术。输尿管一定要游离充分，保证无张力的吻合。双 J 管留置 2 周。

(3) 输尿管－膀胱吻合术：输尿管下段的损伤，如果损伤长度在 3cm 之内，尽量选择输尿管－膀胱吻合术。该手术并发症少，但要保证无张力及抗反流。双 J 管留置时间依具体情况而定。

(4) 交叉输尿管－输尿管端侧吻合术：如果一侧输尿管中端或下端损伤超过 1/2，端端吻合张力过大或长度不足时，可以将损伤侧输尿管游离，跨越脊柱后与对侧输尿管行端侧吻合术。尽管该手术成功率高，但也有学者认为不适合泌尿系肿瘤和结石的患者，以免累及对侧正常输尿管，提倡输尿管替代术或自体肾脏移植术。

(5) 输尿管替代术：如果输尿管损伤较长，一侧或双侧病变较重，无法或不适宜行上述各种术式时，可以选择输尿管替代术。常见的替代物为回肠，也有报道应用阑尾替代输尿管取得手术成功者。近年来，组织工程学材料的不断研制与使用，极大地方便并降低了该手术的难度。

4. 放疗性输尿管损伤

长期放疗往往会使输尿管形成狭窄性瘢痕，输尿管周围也会纤维化或硬化，且范围较大，一般手术修补输尿管困难，且患者身体情况较差时，宜尽早行尿流改道术。

5. 自体肾脏移植术

当输尿管广泛损伤，长度明显不足以完成以上手术时，可以将肾脏移植到髂窝中，以缩短距离。手术要将肾脏缝在腰肌上，注意保护输尿管营养血管及外膜。不过需要注意的是，有 8% 的自体移植肾者术后出现移植肾无功能。

6. 肾脏切除术

损伤侧输尿管所致肾脏严重积水或感染，肾功能严重受损或肾脏萎缩者，如对侧肾脏正常，则可施行肾脏切除术。另外，内脏严重损伤且累及肾脏无法修复者，或长期输尿管瘘存在无法重建者，也可以行肾脏切除术。

第三节　输尿管特异性炎症

一、输尿管结核

输尿管结核多继发于肾结核，并且与肾结核合并存在，一般较容易明确诊断。单纯输尿管结核罕见，且起病隐匿，早期诊断困难。

(一) 病理

输尿管感染结核菌后，输尿管黏膜、黏膜固有层及肌层首先被侵犯，结核结节在黏膜上形成表浅、潜行的溃疡。溃疡基底部为肉芽组织，纤维化反应最明显，使输尿管管壁增粗、变硬，逐渐变为条索状，最终输尿管完全闭锁。

(二) 诊断

继发性输尿管结核的诊断主要在诊断肾结核的同时获得诊断，而单纯性输尿管结核的早期诊断关键是要重视泌尿系结核这一常见病。除对有持续性、进行性加重的尿路刺激征患者要高度警惕外，对症状轻微、尿常规有持续异常者(常规抗生素治疗无效的尿液中白细胞增多)也要考虑到泌尿系结核的可能。单纯性输尿管结核一般没有明显的尿路刺激征，但细心询问病史常有轻微的尿频、尿急、尿痛、血尿等症状合并或单独存在。

尿常规检查是一种重要的诊断线索，如尿中有持续性红细胞和白细胞增多，酸性尿，普通抗感染治疗无效者，要考虑输尿管结核的可能，应留晨尿找抗酸杆菌、尿结核分枝杆菌 PCR 检查和结核菌培养等，不能漏诊。

X 线检查是泌尿系结核的重要诊断措施。单纯性输尿管结核早期 X 线检查因缺乏特异性影像学变化而不易被诊断，静脉肾盂造影常仅表现为病变段输尿管无造影剂滞留，呈“激惹”现象。有报道，诊断性抗结核治疗前后静脉肾盂造影的改变是诊断输尿管结核的最佳方法，而且治疗 2 周后是复查静脉肾盂造影合适的时机。

膀胱镜检查和逆行肾盂造影对诊断早期输尿管结核有帮助。由于并发膀胱慢性炎症导致膀胱黏膜充血水肿、糜烂出血等造成观察和插管困难，诊断价值不大。

鉴别诊断有以下两点。

1. 泌尿系慢性非特异性感染

肾输尿管结核患者的尿常规检查和慢性下尿路非特异性感染时都可有红细胞和白细胞增多，常常都合并有尿频尿急，临床上容易混淆。但是，慢性下尿路感染一般不伴有全身症状，且不会有酸性尿，尿沉渣抗酸染色阴性，而泌尿系结核可有腰部酸胀、盗汗等全身症状，影像学检查能提供重要帮助。

2. 输尿管结石

输尿管结石常引起明显的腹部疼痛，并可放射至腹股沟和大腿内侧，患者可有呕吐，不难鉴别。静脉肾盂造影或 CT 平扫可见输尿管扩张，并可见输尿管里有高密度影。

(三)治疗

(1) 早期获得诊断的输尿管结核患者，如病变范围不大，病变轻微，可考虑置双 J 管后行抗结核治疗，有可能免于手术。

(2) 大部分输尿管结核需要手术治疗，切除病变段输尿管：①对于输尿管缺损在 10cm 以下者，可行膀胱悬吊或膀胱壁瓣成形术；②输尿管缺损大于 10cm 时，可采用回肠代输尿管术。

手术时要充分切除病变的输尿管，保证吻合口的血供和张力。适当延长输尿管支架管的留置时间是防止术后漏尿和再狭窄的重要措施。术后常规抗结核治疗半年，并定期随访。

二、念珠菌性输尿管炎

念珠菌性输尿管炎是指念珠菌经各种途径到达并定居、繁殖于输尿管而引起的输尿管炎症。念珠菌中，白色念珠菌和热带念珠菌的致病力最强，也是最常见的致病困。由于多种念珠菌要在一定条件下才能致病，故念珠菌又称为条件致病菌。

（一）病因

念珠菌性输尿管炎的病因主要是由于肾脏真菌感染后蔓延输尿管所致。一般情况下，念珠菌无法在输尿管定居、繁殖，只有在输尿管存在梗阻，或大量使用抗生素和长期使用免疫抑制剂，继发全身抵抗力低下或免疫缺陷时才发病的。

（二）临床表现

继发于肾源性的念珠菌性输尿管炎患者，主要表现为肾脏感染的症状，如高热、寒战、尿频、尿急、尿痛、脓尿，甚至气血尿等，尿中还可有胶冻样物或血色组织碎片，其中以尿中排出白色“真菌球”为特征。肾绞痛可以是“真菌球”堵塞输尿管引起的，也可以是输尿管上繁殖的真菌引起堵塞导致的。若两侧输尿管同时被念珠菌堵塞，则表现为无尿。

（三）诊断

提高念珠菌性输尿管炎的诊断关键在于对本病提高警惕性。凡存在真菌感染的易感因素（如长期用抗生素或免疫抑制药、糖尿病等），出现尿感症状或尿中白细胞增多，而细菌培养阴性时，均应考虑真菌性尿路感染存在的可能。诊断主要依据临床表现及反复血、尿标本真菌培养。

（四）治疗

1. 消除易感因素

这是预防和治疗真菌性尿感的最好方法，如避免长期使用抗生素、免疫抑制药，解除尿路梗阻，控制糖尿病等使机体抵抗力下降的疾病，尽量减少输尿管内长期置管。

2. 碱化尿液

因真菌在酸性尿中繁殖迅速，故应给予碳酸氢钠口服，每次 1.0g，3 次 / 天，以碱化尿液，造成抑制真菌生长的环境。

3. 药物治疗

常用有效药物是两性霉素 B、氟胞嘧啶、氟康唑、伊曲康唑。

轻症病例可口服氟胞嘧啶，剂量 150mL/kg，连服 1 ～ 3 个月。也可以用氟康唑 (20mL/d) 或伊曲康唑 (400mL/d)。

对于重症、感染持续不消退的念珠菌性输尿管炎患者，可用两性霉素 B，静脉滴注 0.1mg/kg 开始，渐增加至 1mg/kg，耐受性差者可酌减剂量；临床疗效差者可酌加剂量；病情严重者，每天剂量可用至 60mg，病情稳定后再改用 25 ～ 35mg/d。本药有肾损伤作用，在肾衰竭时，宜按肌酐清除率减量使用。

4. 支持治疗

如纠正贫血、低蛋白血症等，改善营养，提高抵抗力。

三、血吸虫性输尿管炎

血吸虫性输尿管炎是由于血吸虫感染后引起的输尿管损害，其主要危害是输尿管狭窄和硬化，进而继发肾脏积水，时间长久则可破坏患侧肾功能。我国血吸虫患者中，虽然日本血吸虫感染占多数，但侵犯泌尿生殖系的主要是埃及血吸虫。

（一）病理

血吸虫病的基本病理变化是形成虫卵肉芽肿。输尿管感染血吸虫后，虫卵沉积于其黏膜下和肌层内，引起嗜酸性粒细胞性肉芽肿，可导致输尿管狭窄。慢性感染阶段时，输尿管黏膜增厚和管壁纤维化，其周围可形成纤维脂肪瘤病，加重输尿管梗阻。输尿管口则可因膀胱纤维化狭窄或扩张而失去活瓣功能，引起尿反流或梗阻，使患侧肾积水加重。约 10% 的患者由于梗阻和感染合并尿石症。

（二）临床表现

1. 前期

前期有尾蚴穿透皮肤侵入人体时出现局部皮肤红斑、瘙痒等过敏反应；其后，童虫发育阶段可引起明显的全身症状，如咳嗽、哮喘、胸痛、长期高热伴出汗、寒战，甚至萎靡、反应迟钝等。

2. 泌尿系统多个器官可有改变

输尿管主要是膀胱壁段受侵犯。输尿管硬化狭窄后，其上部扩张、迂曲、反流和钙化，常伴发感染和结石，引起肾盂肾炎，甚至脓肾。

（三）诊断

1. 病史

有疫水接触史和前期症状。

2. 实验室检查

可在尿中见到红细胞和白细胞。24h 尿或中午终末尿离心，沉渣中可找到虫卵。

3. 活检检查

若膀胱同时被累及，膀胱镜和膀胱黏膜活检可明确诊断。

4. 影像学检查

(1) 平片：输尿管线性钙化是本病特征性改变。

(2) 排泄性尿路造影：常显示输尿管迂曲、扩张，增粗如小肠，下段常有狭窄或梗阻。

(3) B 超可显示输尿管管壁有钙化斑或线条样钙化。

(4) CT、MRI 也对本病的诊断有帮助，可选择使用。

（四）治疗

1. 杀灭体内血吸虫可使用吡喹酮或美曲磷脂

吡喹酮每次 10mg/kg，每日 3 次，连服 2d，或每次 20mg/kg，每日 3 次，服 1d。在服首剂 1h 后可出现头昏、头痛、乏力、腹痛、期前收缩等，一般无须处理，于停药数小时至 1，2d 内即消失。

2. 并发症的外科治疗

(1) 早期输尿管壁段狭窄，主张行输尿管膀胱再吻合术，伴有输尿管下段狭窄时，可将狭窄段切除再行输尿管膀胱瓣再植术。

(2) 一侧输尿管中段以下狭窄较长，可行回肠代输尿管术。

(3) 输尿管狭窄伴同侧脓肾，可先行肾造瘘引流，待肾功能恢复后再考虑是否保留或切除患肾。

(4) 双侧输尿管梗阻而突发无尿，应行急诊膀胱镜或输尿管镜检查，并插管引流如果插管失败，则行经皮肾造瘘引流术。

第四节　腹膜后纤维化

腹膜后纤维化的确切发病率尚不明确，该病好发于 40 ～ 60 岁的成年人，但老人和儿童也可患此病，Vanbommel 等报道 30 例年龄在 18 岁以下的腹膜后纤维化患者。腹膜后纤维化好发于男性，男性：女性为 (2 ～ 3) ：1。其中，特发性腹膜后纤维化约占腹膜后纤维化总发病率的 70% 左右。

一、病因

腹膜后纤维化又称输尿管周围炎，是指由于腹膜后的炎症引起纤维化过程，导致腹膜后的结构包括输尿管出现压迫的一类疾病。引起腹膜后纤维化的原因比较多，临床上分为两大类。一类是有明确诱因引起的腹膜后纤维化；另一类是指未找到明确诱因的腹膜后纤维化，又称为特发性腹膜后纤维化。

目前认为二甲麦角新碱以及其他麦角生物碱是一种半抗原，长期服用后可激发机体的过敏反应或自身免疫性反应，表现为脉管炎和血管周围炎，最后出现纤维化。

特发性腹膜后纤维化病因尚不清楚，可能与过敏性免疫反应有关的多灶性或系统性纤维化性或硬化性炎症有关，是免疫介导的少见的炎症性疾病。有的病例与免疫球蛋白 IgA 沉着有关。

二、病理

(一) 肉眼观

肉眼观位于腹膜后光滑、扁平、褐色的无包膜的纤维包块，包绕在腹膜后正中结构的表面，其厚度一般为数厘米纤维包块有明显边缘，一般局限于第三腰椎和骶骨岬之间，两侧一般不超过输尿管径路外侧 2cm，病变中央一般位于 L_4 ～ L_5 的腹主动脉远端。病变常累及双肾、肾盂、膀胱及尿道，包绕输尿管后形成尿路梗阻。

（二）镜下观

表现为亚急性、非特异性炎症过程，随病程的变化而发生改变。在疾病早期，病变组织主要由胶原纤维束构成，伴淋巴细胞、浆细胞和成纤维细胞等炎细胞浸润和毛细血管增生。免疫组织化学染色显示大量组织细胞及浆细胞，并有较明显的多克隆免疫球蛋白，其中以 IgA 较多。

在疾病晚期，病变组织内炎性细胞越来越少，主要为淋巴单核细胞，而纤维化越来越明显，胶原纤维逐渐增多，最后可以完全成为致密纤维组织增生性病变，且有结缔组织玻璃样变一般纤维组织的中线或中心部位较边缘部成熟，边缘部尚有炎症，组织较为稀疏，而中心部分已成为无明显炎症的致密胶原纤维组织，少数病例病变可累及主动脉和大静脉，可见血管炎病变，多为增生闭塞性血管炎，常无典型的坏死性血管炎恶性肿瘤继发的腹膜后纤维化与特发性腹膜后纤维化在组织学上不易区分，仅能通过在腹膜后纤维组织中形成的岛状肿瘤细胞分辨。

三、临床表现

（一）疼痛

约 90% 的患者在早期有典型的疼痛，为钝痛。开始发生在两侧下腹部或腰骶部，可放射到两侧外阴部，有时疼痛会沿着骨盆环绕状传播疼痛不因体位变动、排便而改变性质。偶尔疼痛非常剧烈，阿司匹林可缓解，但麻醉药通常无效。

（二）梗阻症状

随着病情进展，纤维组织收缩，压迫腹膜后的脏器，可引起各种不同的梗阻症状，最常见的是输尿管梗阻症状。如果双侧输尿管同时受到压迫，引起完全性梗阻，临床上表现为无尿。长期的不完全性梗阻可引起肾功能严重受损，出现尿毒症症状。

（三）全身症状

患者可出现疲乏、体温升高、体重下降、食欲减退、恶心、呕吐等全身症状，这些全身症状与慢性炎症活动有关。

（四）大血管受累症状

纤维组织延伸到肾门，压迫肾静脉，可引起肾性高血压和肉眼血尿。如果病变累及下腔静脉及髂静脉，则发生单侧或双侧下肢水肿或下肢静脉曲张病变累及腹主动脉及髂总动脉，可引起栓塞性脉管炎症状如间歇性跛行、勃起功能障碍等。由于纤维化病变发展缓慢，容易建立侧支循环，上述症状少见。

（五）继发性腹膜后

纤维化的患者有明确的诱因导致腹膜后纤维化，这部分患者通常有与诱因相关的临床表现。如前列腺癌引起的排尿障碍等。

（六）其他

有时纤维化病变发生的位置较低，位于盆腔底部，累及直肠，可出现严重的便秘或便秘与腹泻交替症状。少数患者可合并硬化性纵隔炎、硬化性胆管炎、硬化性甲状腺炎、眼眶炎性假瘤等，通常称为多灶性纤维硬化病。

四、诊断

（一）病史

继发性腹膜后纤维化通常有相关疾病的病史，如服用麦角生物碱，接受腹膜后恶性肿瘤放疗等既往史。

（二）临床表现

已如前述。尽管有上述临床表现，但这些表现通常是非特异性的，在其他疾病也存在，需要注意与其他疾病鉴别。

（三）体征

通常无特异性阳性体征。部分患者由于输尿管梗阻引起肾积水，可出现肾区叩击痛，触及肿大的肾脏，肾静脉受压后出现高血压、血尿。晚期可出现下肢水肿、下肢静脉曲张、阴囊水肿等。

（四）实验室检查

1. 血常规检查

白细胞数升高，其中嗜酸性粒细胞百分率增高，血红蛋白减低，红细胞沉降率加速。

2. 尿常规检查

一般无明显异常。如合并尿路感染，尿中白细胞升高，出现菌尿。部分患者出现血尿，尿中可见红细胞。

3. 肾功能检查

病变早期，肾功能通常无明显变化，病变晚期，长期的双侧肾积水严重破坏肾功能，出现血肌酐和尿素氮升高。

4. 血浆蛋白

白蛋白和球蛋白比例可倒置，球蛋白中 α 和 γ 球蛋白增高。

（五）影像学检查

1. 排泄性尿路造影

总肾功能正常的患者，建议行排泄性尿路造影，典型的病变为双侧肾积水，近段和中段输尿管向内侧偏斜，输尿管在梗阻水平管腔变细，管腔内光滑。通常情况下，腹膜后纤维化引起双侧肾积水，但也有仅引起单侧肾积水的报道罕见的情况是患者有明显梗阻症状，而造影检查肾积水不明显。

2. 逆行尿路造影

当患者肾功能不全，或排泄性尿路造影显示肾、输尿管不清时，可考虑逆行尿路造影。逆行尿路造影的表现与排泄性尿路造影相似。

3. B 超检查

B 超检查了解肾积水和输尿管扩张的情况，可以显示腹膜后腹主动脉周围低回声不规则实性肿块，B 超检查还可作为随访治疗效果和测定肾积水变化的手段。

4. CT

CT 是目前确诊腹膜后纤维化的最重要方法，检出率可达 88.9%。典型的 CT 表现为肾脏积水，同时合并明显的腹膜后软组织团块，包绕大血管和输尿管，但在疾病不同阶段，CT 的表现也有所不同，在纤维化开始形成时，CT 表现为腹膜后软组织密度影，密度均匀，也可不对称前缘境界多较锐利，后缘边界不甚清楚。病变可局限或广泛，团块的大小不等，病变 CT 值与肌肉或实质性脏器密度相近似，因此，在 CT 上与新生物或肿大的淋巴结不易区别，薄扫 CT 扫描有利于观察组织结构静脉注射造影剂后，软组织密度影增强表现不一，多为小片状增强，其程度取决于纤维化的分期、炎症的程度以及血管数的多少，病变早期增强多较明显，成熟期几乎无强化一般认为增强程度与其良恶性无关。CT 可以很好地显示纤维团块的解剖位置与外形，但不能区别良恶性病变。随着 CT 三维重建技术的发展，采取 CT 三维重建技术，可以观察到软组织影与受累大血管之间的毗邻关系，借此与腹膜后的原发性肿瘤、转移瘤、腹主动脉瘤鉴别，提高诊断的准确率。

5. MRI

MRI 对腹膜后纤维化的发现及确定作用也很明显通过多平面图像能完整确定病变形态，通过流空效应可确定病变与血管结构的关系。T_1 和 T_2 加权相，病变均表现为低到中等信号，增强后不均匀强化；如果 T_2 加权信号高于 T_1 加权信号，呈高或不均匀信号，常提示为恶性病变引起的腹膜后纤维化。而 T_1 和 T_2 加权像均为低信号，则提示纤维化斑块为成熟期。

6. 放射性核素检查

对于肾功能不全的腹膜后纤维化患者，建议术前行放射性核素检查，了解分侧肾功能的情况，对手术治疗有指导意义。

7. 淋巴造影

淋巴造影有助于鉴别输尿管梗阻的原因，借此与恶性肿瘤区别。

（六）膀胱镜检查

膀胱内一般正常逆行插管常无困难，当输尿管导管通过梗阻部位后，可见尿液快速滴出如果将输尿管导管退到梗阻部位下方，可见尿液停止滴出。

（七）穿刺活检

在 B 超或 CT 引导下行腹膜后肿块的针吸细胞学检查或穿刺活检，可有助于病变性质尤其是良恶性病变的诊断对于是否需要在治疗前行活检术，尚有一定争议。部分学者认为应常规行活检术，明确良恶性病变；也有学者认为如果有典型的腹膜后纤维化病变特点的 CT 或 MRI 结果，没有原发恶性肿瘤病史，没有淋巴结病，在治疗前的活检无必要。

五、治疗

腹膜后纤维化治疗的目的在于及时解除梗阻，恢复肾功能，防止炎症进一步发展，避免再次梗阻。有学者报道部分腹膜后纤维化患者能自行缓解，无须特殊处理。

（一）紧急处理

对于腹膜后纤维化的患者，如果出现双侧输尿管完全梗阻，导致无尿、急性肾衰竭，应急诊行输尿管插管或经皮肾穿刺造瘘，解除梗阻。一般主张先行输尿管插管，因为通常情况下这类患者较容易行输尿管插管，难度不大而且通过输尿管插管还可以行逆行造影检查，了解上尿路的解剖情况，输尿管管腔内的通畅和排尿的情况。一旦输尿管插管失败，再行经皮肾穿刺造瘘术。暂时解除梗阻后，应注意定期监测患者的尿量、肾功能恢复的情况，补充水和电解质，保持内环境的稳定。

（二）病因治疗

如果是因为服用麦角生物碱等药物发生纤维化，应立即停用造成纤维化的药物。对于恶性肿瘤引起的腹膜后纤维化，如果能手术切除肿瘤，应积极手术治疗。如果无法手术切除肿瘤，可行经皮肾穿刺永久留置造瘘管，或者行输尿管插管留置输尿管支架，定期更换输尿管支架。对于其他病因引起的腹膜后纤维化，也应首先针对病因治疗后再行输尿管松解术。

（三）药物治疗

特发性腹膜后纤维化确诊后，首选的治疗方法是激素治疗，由于该病的发病率较低激素治疗的效果目前尚无大宗的报道。有报道 140 例特发性腹膜后纤维化的患者，经肾上腺糖皮质激素治疗后，大约有 80% 的患者有临床效果，包括纤维肿块体积缩小，输尿管梗阻和腔静脉压迫的改善，疼痛缓解，尿量增多以及红细胞沉降率下降。激素的用量、疗程以及对激素的耐受，文献报道并不一致但大多数治疗方案推荐激素的疗程在 6 个月以上。也有文献报道疗程达 2 年以上，可明显缓解临床症状尽管激素治疗无法逆转腹膜后已形成的纤维化，但是可以明显减轻由于炎症引起的纤维化和与纤维化相关的症状，以及由此引起的后遗症。对于那些有明显活动性炎症的腹膜后纤维化的患者，激素的治疗效果尤为理想。除激素治疗外，还有一些免疫抑制剂也被用于特发性腹膜后纤维化的治疗。其中包括硫唑嘌呤、环磷酰胺、环孢素、霉酚酸酯、醋酸甲羟孕酮、黄体酮和他莫昔芬等。其中他莫昔芬在多篇文献中均报道对特发性腹膜后纤维化有效：上述药物对特发性腹膜后纤维化的作用机制目前尚不清楚，认为可能是通过抑制炎症反应，进而抑制纤维组织的增殖，最终缓解临床症状。

（四）手术治疗

1. 开放手术

开放的输尿管松解术被认为是标准的手术治疗腹膜后纤维化引起的输尿管梗阻的方法。术前行输尿管插管留置导管，以利于术中输尿管的辨认和解剖。即使患者术前的临床评估认为肾积水仅位于一侧，也应按照双侧输尿管松解术进行。对于术前无法明确诊断或药物治疗无效的患者，在手术中应多处取活检，进一步明确病变的性质。

将双侧输尿管松解后，应将松解后的输尿管重新放置，以避免再次被纤维组织包绕。一种方法是将游离的输尿管置于腹腔内，使输尿管腹腔化。另一种方法是将输尿管向侧方移位，在输尿管和纤维组织之间填入腹膜后脂肪或用大网膜将其包裹。Barbalias 等比较上述两种方法治疗的特发性腹膜后纤维化的患者，术后疗效无明显差异。对于极其严重的特发性腹膜后纤维化的患者，可以考虑使用大网膜将其包裹后，置于腹腔内。术后可进行激素治疗，目的在于预防复发。如果术中未发生输尿管损伤，可在术后拔出输尿管导管。

对纤维化累及输尿管肌层长度不足 4cm 的患者，可考虑施行输尿管狭窄段切除加端端吻合术，吻合后将输尿管置于新的位置。

如果由于广泛的输尿管周纤维化，导致输尿管松解术无法施行，可考虑自体肾移植，前提是该侧的肾功能正常。如果患侧肾功能完全丧失，在对侧肾功能正常的情况下，可考虑患肾切除。但应慎重，即使对侧肾功能正常也不保证对侧不存在梗阻或以后发生梗阻的可能。

2. 腹腔镜下输尿管松解术

1992 年 Kavoussi 和 Clayrmm 首次报道成功施行腹腔镜下输尿管松解术。最近，Kavoussi 等对 13 例特发性腹膜后纤维化的患者接受腹腔镜下输尿管松解术进行回顾性分析。其中，7 例为双侧病变，6 例为单侧病变。所有患者术前均双侧留置输尿管导管。每侧输尿管均打 4 孔进行手术操作，进入腹腔后，游离结肠，打开后腹膜，暴露并将输尿管从纤维化组织中游离出来，置于腹腔内。多处病变组织的活检在术中进行，以明确病变的良恶性。11 例手术成功，2 例中途改为开放手术。改开放手术的原因分别为：1 例术中损伤髂静脉，另 1 例腹膜后纤维化太严重，无法在腹腔镜下游离输尿管。双侧手术平均手术时间 381min，单侧手术平均手术时间 192min。术中麻醉药吗啡的平均使用剂量为 59mg，平均住院时间为 4d。手术后有 4 例患者出现并发症，包括附睾炎、肠梗阻、尿潴留、脐孔红斑等。术后病理提示纤维组织合并淋巴细胞、浆细胞、巨噬细胞和成纤维细胞增生，未发现恶性病变。平均随访 30 个月，影像学检查提示 92% 患者上尿路梗阻解除。

第五节 输尿管梗阻

一、病因

在人群中确切的输尿管梗阻的发病率尚不清楚，但是存在输尿管结石和针对结石的治疗均为输尿管梗阻的危险因素。Roberts 等对 21 例有输尿管结石嵌顿的患者进行研究，发现结石嵌顿时间超过 2 个月，输尿管梗阻发生率为 24%。任何针对输尿管的腔内操作都有可能引起输尿管梗阻。随着输尿管镜技术的进步，现在临床上应用的输尿管镜内径越来越小，可以弯曲且有良好的成像效果，在应用输尿管镜进行操作时对输尿管的损伤越来越小。目前，由于输尿管镜的检查和治疗造成输尿管损伤的发生率已降至 1% 以下。此外，颈部、乳腺、大肠、前列腺和卵巢的恶性肿瘤的转移病变也可引起输尿管梗阻、其他可造成输尿管梗阻的良性病变包括感染性疾病（结核、血吸虫感染等）、创伤（包括在腹部或盆腔手术过程中发生的医源性损伤）、腹主动脉瘤、子宫内膜异位症、放射治疗后等。如果考虑患者的输尿管梗阻是特发性的，应进一步行 CT 检查，明确是否有输尿管恶性肿瘤或外源性压迫引起的损害。

二、临床表现

（一）症状

主要是上尿路梗阻引起的症状，如腰腹部疼痛，多为不同程度的持续性钝痛，大量饮水后可使症状加重。长时间的梗阻可使肾盂、肾盏和输尿管积水。同时，易合并尿路感染、结石和血尿，严重者可引起肾实质损害。继发感染时，可出现寒战、高热、腰痛、尿路刺激征等。此外，部分患者还伴有原发疾病的症状，如泌尿系结石引起的肾绞痛、血尿和膀胱刺激征等。少数患者可有肾性高血压、贫血等症状。

（二）体征

一般较少出现。在输尿管梗阻引起严重的肾积水时，可在患者腹部触及囊性肿块，为积水增大的肾脏。

三 诊断

根据病史，结合影像学检查一般可以明确诊断，主要内容为梗阻原因和梗阻部位，同时评估患侧肾脏的功能情况。

（一）实验室检查

慢性感染或双侧输尿管梗阻导致肾积水晚期，出现尿毒症的患者可出现贫血。急性感染期白细胞升高。白细胞升高不明显通常提示慢性感染。

一般情况下不会出现大量蛋白尿，很少出现管型。镜下血尿提示可能为结石、肿瘤、炎症。尿液中可有细菌和脓细胞。

严重的双侧肾积水时，尿液流经肾小管变缓，尿素被大量重吸收，但是肌酐没有被吸收。血生化检查提示尿素 / 肌酐比值大于正常。尿毒症期，血肌酐和尿素氮水平明显增高。

（二）影像学诊断

输尿管梗阻的诊断主要依靠影像学检查。输尿管梗阻影像学检查的目的在于确定梗阻的部位、程度、原因、并发症及肾功能状态等。一般情况下确定有无梗阻并不困难，但应注意早期梗阻的征象，证实尿流受阻。影像学检查应明确梗阻的平面，梗阻的部位位于扩张的尿路的远端，并确定梗阻的程度、原因和性质。输尿管梗阻的影像学表现可分为直接和间接征象。直接征象指梗阻端的影像学表现，间接征象指梗阻病变导致的继发改变，如肾盂的扩张积水、梗阻近端的输尿管扩张等。常用于输尿管梗阻诊断的影像学方法包括 B 超、排泄性尿路造影、逆行尿路造影、磁共振水成像、放射性核素检查等。

1. B 超检查

B 超是一种简单、无创的检查方法。可以发现患侧肾脏积水、输尿管在梗阻段上方的扩张，并了解输尿管梗阻的大致位置，同时，B 超检查是输尿管梗阻患者治疗后随访的重要手段输尿管梗阻的超声表现取决于梗阻的部位和程度。如果梗阻的部位在肾盂输尿管交界处，则主要表现为肾脏集合系统的扩张。如果梗阻发生在输尿管壁内段，肾脏的集合系统和输尿管全程明显扩张。输尿管扩张在 B 超上表现为输尿管的增宽，宽度多在 1cm 以上，重度积水可在 2cm 以上。输尿管的结石、肿瘤、结核等均可引起输尿管积水，在声像图上除表现输尿管梗阻、积水的特征外，还有各自原发疾病的不同表现，在此不详述。输尿管积水可引起肾脏积水，肾窦回声分离、肾形增大和肾实质变薄，这些是肾积水超声显像的三个特点。

超声检查在诊断输尿管梗阻上也有其局限性。由于肾脏和充盈膀胱的声窗作用，对邻近肾盂的输尿管起始段和邻近膀胱的终末段输尿管显示较好，对这两个部位梗阻的定位诊断准确率比较高。而位于中间部位的输尿管由于位置较深，且腹部探查时易受肠道内容物和气体的干扰，常使输尿管显示不清，不易确定梗阻的部位，定位准确性较差。尽管腔内超声检查在临床很少使用，但是它有助于明确梗阻的部位、特性，并指导治疗。

2. 排泄性尿路造影和逆行尿路造影

X 线尿路造影是临床诊断输尿管梗阻常用的检查方法。如果患者肾功能较好，排泄性尿路造影显影满意，不但可以明确显示梗阻的部位，而且可以直接显示梗阻的形态及患肾积水的程度，对输尿管梗阻的定位定性诊断符合率高。造影检查还可以观察对侧肾脏和输尿管以及膀胱的形态、功能。此外，可以根据对侧肾脏代偿情况评估患侧肾积水的程度及功能状态。对于肾功能差，排泄性尿路造影输尿管显影不满意或不宜做静脉肾造影的患者，建议行逆行尿路造影。逆行尿路造影对输尿管狭窄定位定性诊断符合率达

94.4%。

将超声和X线尿路造影两种检查方法结合应用，各取所长，可提高输尿管梗阻的诊断符合率。超声具有简便、无痛苦、易重复和不受肾功能影响的特点，可以判断有无肾积水及积水的严重程度。对于超声提示肾积水较轻，估计肾功能无明显损害，可采用常规静脉肾盂造影；对于超声提示有重度肾积水者，应采用大剂量静脉肾盂造影和适当延长造影时间，尽量使输尿管显影。对输尿管仍未显影者行逆行尿路造影，以显示输尿管梗阻的部位及病因。对于严重肾积水，肾功能严重损害者，可考虑采用超声引导下经皮肾盂穿刺造影，不但可以明确诊断，而且可以引流积水，减轻肾盂压力，改善肾脏功能。

3. 磁共振尿路成像

如果患者梗阻严重，肾脏无法显影，输尿管梗阻导致逆行插管失败，可考虑磁共振尿路成像 (MRU) 以明确诊断。MRU 技术是近年来磁共振成像技术的重大进展之一。这一新技术无放射性损伤，不需要插管和注射造影剂，安全可靠，患者无任何痛苦。输尿管良性梗阻多见于输尿管结石、结石取石术后、肉芽肿性炎症、结核和外伤等。MRU 可满意地显示输尿管全程和梗阻段的特征，狭窄段梗阻端一般呈光滑的锥形。MRU 还可同时显示间隔的两段以上的输尿管梗阻。结核、原发输尿管癌引起的输尿管梗阻在 MRU 上均有其特征性表现。泌尿系统外的病变常可导致输尿管梗阻，包括盆腔肿瘤放疗后、转移性肿瘤、子宫内膜异位症和卵巢囊肿等。这些病变均可压迫输尿管，引起输尿管的梗阻。盆腔肿瘤放疗后的放射性反应和纤维化，导致输尿管梗阻，在 MRU 上表现为输尿管受压移位，发生狭窄。狭窄段附近有不规则的混杂信号的软组织影。腹膜后是恶性肿瘤转移的好发部位之一。恶性肿瘤腹膜后转移引起输尿管梗阻，在 MRU 上可表现为不同程度的肾盂、输尿管扩张。部分情况下，梗阻段较长，粗细不均，有时可见弧形压迹。梗阻附近的输尿管周围有片状、分叶状或多纹状软组织影。有的表现为输尿管梗阻端受牵拉和压迫征象。结合原发肿瘤可做出正确的诊断。卵巢囊肿、子宫内膜异位症时，MRU 除可显示输尿管狭窄，还可显示输尿管腔外的病理情况。囊肿发生粘连时，可见梗阻的输尿管周围有片状混杂的信号，有时可见囊性区。

4. 放射性核素检查

肾图是应用放射性核素检查分侧肾功能最简单且常用的方法，肾图检查常用于各种疾病状态下总肾及分肾功能的监测。由于输尿管腔内治疗需要治疗侧肾功能不低于正常的 50%，才能保证治疗的成功率，因此输尿管梗阻治疗前利用肾图对分侧肾功能的评估是十分重要的。利尿肾图有助于鉴别机械性上尿路梗阻与单纯肾盂扩张。

（三）输尿管镜检查

任何病因不明的输尿管梗阻的患者建议行输尿管镜检查，必要时活检以明确诊断。

四、治疗

对于输尿管梗阻的患者，应在寻找病因的基础上解除梗阻，最大限度地保护肾功能，控制感染，防止并发症的发生。慢性不完全性输尿管梗阻，如果患者肾功能在正常范围内，应尽快明确梗阻的原因和部位，解除梗阻和病因治疗同时进行。如果解除梗阻和病因治疗不能同时进行，先解除梗阻，待梗阻解除病情稳定后再进一步针对病因治疗。如果患者肾功能已有明显损害，应立即解除梗阻，治疗并发症，恢复肾功能，然后再针对病因进一步治疗。慢性不完全性输尿管梗阻一般并不需要急诊处理，但是在下列情况下需要急诊解除梗阻：①反复的泌尿系感染。②有明显症状(如腰痛)。③反复进行性肾功能损害。一侧急性完全性输尿管梗阻，应尽快解除梗阻，尽可能保护患侧肾功能。急性完全性输尿管梗阻引起的无尿需要急诊治疗，解除梗阻。如无法接受手术治疗的患者可经皮肾穿刺留置造瘘管或逆行插管暂时解除梗阻，待病情稳定后再针对病因治疗。对于一时无法解除梗阻的重症患者，可考虑行血液透析治疗。

通常情况下，对局部病变严重，肾功能有进展性损害，肾脏形态学上变化明显，出现并发症的患者，应积极手术治疗。输尿管梗阻的手术治疗方式主要根据患肾受损的程度而定。如果患者患侧肾脏积水不重，肾功能尚可，常用腔内方法或外科修复治疗输尿管梗阻。

(一)腔内治疗

1. 输尿管支架植入术

植入输尿管支架能够迅速有效地治疗大多数的输尿管梗阻，尤其是输尿管内在病变引起的梗阻。一般情况下，内在病变引起的输尿管梗阻适于腔内治疗，而外部病变压迫输尿管造成的梗阻，可考虑经皮穿刺造瘘缓解肾积水或手术治疗。如果患者其他治疗方法都无效或本身疾病预后很差，例如恶性肿瘤全身多处转移，可考虑植入输尿管支架，并定期更换输尿管支架，缓解由于梗阻引起的积水对肾脏功能的损害。Yohannes 等针对一根输尿管支架引流不畅的输尿管梗阻的患者留置 2 根输尿管支架，可保证良好的内引流作用。

2. 球囊扩张术

(1) 逆行球囊扩张术：逆行球囊扩张术曾经是泌尿外科医师治疗输尿管梗阻的重要方法。这项技术没有明显的局限性，只是需要定期扩张。在 20 世纪 80 年代，在血管造影中应用的球囊被引进应用于泌尿外科的临床治疗中。随后，应用球囊扩张后暂时植入输尿管支架的方法成为大多数泌尿外科医师和输尿管梗阻患者均可以接受的治疗方法。对于输尿管梗阻的患者，如果已引起明显的梗阻，都可接受逆行球囊扩张治疗。下列情况被视为禁忌：活动期感染、输尿管狭窄长度超过 2cm。因为在上述情况下，单独应用球囊扩张治疗梗阻很少能取得成功。

应用经尿道逆行技术在临床中较容易通过输尿管梗阻段。首先，应用逆行造影明确输尿管梗阻的部位和长度。然后在输尿管导管引导下置入一根柔软的金属导丝，通过梗阻处，在肾盂处盘绕。在导丝引导下置入带球囊的导管，在 X 线动态监视下，调整球囊的位置在输尿管梗阻处，使 X 线可以监测到球囊的位置。接着，使球囊膨胀扩张，对梗阻段进行扩张。球囊膨胀达到的程度为在球囊膨胀前，X 线可见金属导丝，随着球囊膨胀，最终无法看见金属导丝。经过 10min 治疗后退出球囊导管。用于引导的金属导丝仍留在输尿管内，引导留置输尿管支架。输尿管支架留置时间一般为 2 ～ 4 周。拔除输尿管支架大约 1 个月后，复查排泄性尿路造影、B 超和利尿肾图，了解治疗效果。随后，每 6 ～ 12 个月复查一次。少数情况下，X 光无法准确定位，可借助输尿管镜直视下置入金属导丝后再置入球囊。部分球囊扩张术可在输尿管镜下直视操作。

(2) 顺行球囊扩张术：当逆行插管失败时，可考虑顺行球囊扩张术。经皮肾穿刺建立顺行通道。应用 X 光或联合输尿管镜引导金属导丝到达输尿管梗阻处，其余步骤与逆行球囊扩张类似，在此不详述。只是在放置完输尿管支架后，应留置肾造瘘管。在术后 24 ～ 48h 行 X 线片检查，了解输尿管支架的位置是否正确。如果输尿管支架位置无问题，可拔除肾造瘘管。如果患者术前有明显感染或肾功能明显受损，可先留置肾造瘘管引流，待感染控制、肾功能明显改善后，再治疗输尿管梗阻。

顺行和逆行球囊扩张术治疗梗阻长度和持续时间短的输尿管狭窄有良好的效果。应用球囊扩张治疗输尿管梗阻的总有效率为 50% ～ 76%，治疗效果最好的是非吻合口狭窄造成的医源性损伤 (如输尿管镜检查)，有效率可达到 85%。Ravery 等对输尿管炎症引起的输尿管梗阻进行逆行球囊扩张治疗，随访 16 个月，发现总有效率为 40%。Richter 等对 114 例输尿管梗阻患者进行球囊扩张治疗，随访 2 年以上，发现球囊扩张对梗阻段较短的患者有较好的疗效。良好的输尿管血供是手术成功的重要条件。对于长段的输尿管梗阻和输尿管血供不太好的患者，建议行腔内狭窄段切开术。在实验动物模型中，由于球囊扩张可以形成纵行裂纹，可能可以解释为什么球囊扩张可用于治疗输尿管梗阻。

3. 腔内输尿管切开术

腔内输尿管切开术是球囊扩张术微创治疗输尿管梗阻的延伸，方法类似于球囊扩张术。在输尿管镜直视下或借助 X 光定位，应用逆行或顺行的方法通过输尿管梗阻段，施行梗阻段切开。因为创伤较小，一般建议应用逆行方式。患者在术后 3 年内应定期随访，行利尿肾图检查，了解是否存在远期并发症。

(1) 逆行腔内输尿管切开术：逆行腔内输尿管切开术最早借助 X 光定位，应用带有软尖端的引导导丝通过输尿管梗阻段。假如导丝在 X 光定位下无法通过梗阻段，可联合应用半硬性或软性输尿管镜引导。通过梗阻段后，输尿管镜退出，导丝仍留在输尿管内。

输尿管切开的部位应根据输尿管梗阻的部位而定。一般情况下，低位的输尿管梗阻选择前内侧切口，避免损伤髂血管。高位的输尿管梗阻选择侧方或后外侧切口，避免损伤大血管。

输尿管切开可选用冷刀、电刀或钬激光，切开的范围从输尿管管腔一直切到脂肪组织。

无论近端还是远端输尿管切开，切开范围应包括正常 2 ～ 3mm 输尿管。在特定的情况下，输尿管梗阻段可先用球囊扩张，再行内切开术。同样，也可以先内切开，再应用球囊扩张。完成内切开后，通过留置金属导丝引导置入输尿管支架。一般情况下，置入的支架直径最好在 12F，有利于提高治疗效果。Wolf 等发现在内切开后应用肾上腺皮质激素注射到梗阻段输尿管有利于提高疗效。糖皮质激素和其他生物反应调节剂可能在未来治疗输尿管梗阻方面发挥重要的作用。

(2) 顺行腔内输尿管切开术：通过逆行途径无法使输尿管镜到达梗阻处时，可考虑顺行的方法。建立经皮通道，留置造瘘管，缓解肾积水和控制感染后，扩大通道至能通过输尿管镜，剩下步骤与逆行方法基本一致。始终留置安全导丝在输尿管内，远端盘绕在膀胱内。

(3) 联合应用逆行和顺行腔内输尿管切开术：在少数情况下，输尿管梗阻的部位已完全闭锁，金属导丝无法通过输尿管闭锁段，无法施行球囊扩张或内切开术。这种情况下可以考虑联合应用逆行和顺行的方法行输尿管闭锁段的切开。在治疗前，同时施行逆行造影和顺行肾盂造影，了解闭锁段的情况。通过经皮顺行通道和逆行输尿管途径同时插入输尿管镜，输尿管闭锁的两端借助输尿管镜和 X 线尽量在一条直线上靠近。然后关闭一侧的输尿管镜的光源，让对侧的输尿管镜光源透过闭锁段照到关闭光源侧，从关闭光源侧应用金属导丝沿着光源的指引通过闭锁段，或应用钬激光、小的电刀边切边通过闭锁段，使输尿管再通。一旦输尿管再通，扩大通道，置入输尿管支架 8 ～ 10 周。与其他腔内治疗输尿管梗阻方法类似，该方法的成功率与输尿管闭锁的长度密切相关。Knowles 等报道 10 例远端输尿管闭锁的患者，其中 3 例用该方法，总的有效率达到 90%。

（二）外科修复

在施行任何类型的外科修复之前，必须仔细评估患者的肾脏功能，输尿管梗阻的部位、长度和程度。术前评估包括排泄性尿路造影 (或顺行肾盂造影)、逆行尿路造影 (必要时)、放射性核素检查、输尿管镜检查＋活检等。完成上述术前评估后，才开始为患者制订相应的手术治疗方案。

1. 输尿管吻合术

(1) 开放输尿管吻合术：输尿管上段和中段的梗阻，如果梗阻长度在 2 ～ 3cm，首选输尿管吻合术。由于吻合口的张力会影响输尿管的血供，导致术后再发梗阻。因此，输尿管吻合术适于短的输尿管梗阻。对于输尿管长度是否满足输尿管吻合要求，只有在手术中才能最终作出决定。

开放输尿管吻合术的手术成功率很高，可达 90% 以上。假如出现吻合口瘘，首先行腹部平片了解输尿管支架的位置，出现移位，调整支架位置。如果吻合口处正在使用负压装置，应停用。因为吻合口部位的负压吸引不利于吻合口的愈合。尿液反流以及膀胱痉挛也可能影响吻合口愈合，可延长尿管留置时间和使用抗胆碱药物对症处理。吻合口瘘持续时间较长，可留置肾造瘘管，引流尿液。

(2) 腹腔镜下输尿管吻合术：Nezhat 等于 1992 年首次报道应用腹腔镜行输尿管吻合术治疗由于子宫内膜异位症导致输尿管梗阻的患者。该作者于 1998 年系统回顾了 8 例接受腹腔镜下输尿管吻合术的患者，其中 7 例患者术后吻合口通畅。总体而言，临床上对腹腔镜下输尿管吻合术应用例数较少，在这方面的临床经验不多。但是，对于有经验的腹腔镜泌尿外科医师，该项技术仍不失为一种治疗长度较短的输尿管狭窄的微创方法。

2. 输尿管膀胱吻合术

(1) 开放输尿管膀胱吻合术：输尿管下段短的狭窄首选输尿管膀胱吻合术。用于治疗膀胱输尿管反流的输尿管膀胱吻合术在此不讨论。单纯开放输尿管膀胱吻合术不同时行膀胱腰肌悬吊术或膀胱瓣修复术适用于输尿管下段长约 4 ～ 5cm 的输尿管梗阻。假如术后的膀胱输尿管反流是可以接受的，可直接吻合输尿管膀胱，不需要抗反流。否则，应行远端隧道再植术抗反流。对成年患者接受输尿管膀胱吻合术的回顾性研究发现输尿管膀胱吻合口是否抗反流并不影响患者术后肾功能的恢复，输尿管再发梗阻的危险性也无差异。但是，目前尚不清楚在成年患者直接行输尿管膀胱吻合术是否能减少肾盂肾炎的发生。

(2) 腹腔镜下输尿管膀胱吻合术：已有多位学者报道成功施行腹腔镜下输尿管膀胱吻合术。对于输尿管下段的梗阻，腹腔镜下输尿管膀胱吻合术通常应用经腹腔联合体内缝合技术。常规放置输尿管支架。目前该手术的例数报道仍较少，经验尚欠缺。但是，从已有的文献报道来看，该手术方式较开放手术对患者的创伤要小，术后恢复时间短。

3. 膀胱腰肌悬吊术

(1) 开放膀胱腰肌悬吊术：膀胱腰肌悬吊术能有效治疗输尿管下段较长的梗阻、缺损以及输尿管膀胱吻合术后持续反流或梗阻的患者，一般推荐输尿管梗阻的长度在 6 ～ 10cm 之间施行该手术。膀胱腰肌悬吊术也被应用于断离的输尿管两端与对侧输尿管作端侧吻合术，治疗复杂的输尿管梗阻。如果膀胱容积小，不易游离，则不适合施行膀胱腰肌悬吊术。术前除行排泄性尿路造影、输尿管镜检查外，应加做尿流动力学检查，了解膀胱容积和顺应性。一旦发现膀胱出口梗阻或神经源性膀胱，应先治疗，再行膀胱腰肌悬吊术。相比简单的输尿管膀胱吻合术，膀胱腰肌悬吊术可提供大约 5cm 的额外长度。而相比膀胱瓣修复术，膀胱腰肌悬吊术操作更简单，减少了血管损伤和排尿困难的危险。该手术对于成人和儿童的成功率均在 85% 以上，并发症很少见，主要包括输尿管再发梗阻、肠管损伤、髂静脉损伤、吻合口瘘和尿胺毒症。

(2) 腹腔镜下膀胱腰肌悬吊术：Nezhat 等于 2004 年报道成功应用腹腔镜行输尿管膀胱吻合＋腰肌悬吊术。术前常规放置输尿管支架，手术过程经腹腔完成。该手术的例数报道很少，经验欠缺。但是从短期和中期随访的结果看，临床的疗效令人满意。

4. 膀胱瓣修复术

(1) 开放膀胱瓣修复术：当输尿管梗阻的部分太长或输尿管游离比较困难，输尿管吻合术和输尿管膀胱吻合术无法保证吻合口无张力的情况下，可考虑施行膀胱瓣修复术。

Boari 于 1894 年在犬上成功应用该项技术。膀胱瓣可以替代 10 ～ 15cm 长的输尿管，在一定的条件下，螺旋形膀胱瓣一直可以连接到肾盂，尤其在右侧。与膀胱腰肌悬吊术相似，术前患者需接受排泄性尿路造影、输尿管镜检查以及尿流动力学检查，了解膀胱容积和顺应性。发现膀胱出口梗阻或神经源性膀胱，应先治疗，再行膀胱瓣修复术。膀胱容积过小，不宜行膀胱瓣修复术。接受膀胱瓣修复术的患者数目较少，但只要膀胱瓣的血供良好，术后效果令人满意。最常见的并发症为术后再发梗阻，梗阻复发的原因大多为缺血或吻合口张力过大。偶有假性憩室形成。

(2) 腹腔镜下膀胱瓣修复术：腹腔镜下膀胱瓣修复术已有成功的报道，但手术例数很少。Kavoussi 等报道了 3 例远端输尿管梗阻成功经腹腔施行腹腔镜下膀胱瓣修复术。手术过程与开放手术类似，制成膀胱瓣，与输尿管行无张力吻合。手术持续时间为 120 ～ 330min，术中出血量为 400 ～ 600mL。2 名患者术后 3d 恢复出院，1 名患者因术后出现难治性芽孢杆菌性结肠炎，住院 13d。患者随访时间超过 6 个月，影像学检查吻合口通畅。在该报道中未提及腹腔镜下膀胱瓣修复术适合治疗的输尿管梗阻长度。在另一项研究报道中认为腹腔镜下膀胱瓣修复术适合治疗的 8 ～ 12cm 的输尿管梗阻。

5. 肾脏移位术

肾脏移位术最早于 1964 年由 Popescii 报道。该手术能为输尿管上段缺损提供额外的长度，同时可以减少输尿管修复的吻合口张力。该手术方式可提供额外的 8cm 长度。在这类手术中，肾脏血管尤其是肾静脉限制肾脏游离的范围。作为解决的方法，可将肾静脉切断，重新吻合在更低位置的腔静脉。该方法现在已很少使用。

6. 输尿管切开插管术

由于其他外科手术的发展，该技术已很少使用。该手术一般用于传统的输尿管吻合术和输尿管膀胱吻合术无法施行的 10 ～ 12cm 长的输尿管梗阻。目前，该方法有新的改进，即联合口腔黏膜移植于梗阻处。

7. 断离的输尿管两端与对侧输尿管作端侧吻合术

断离的输尿管两端与对侧输尿管作端侧吻合术在 1934 年由 Higgins 首次报道。该术式适于输尿管长段梗阻，剩余正常的输尿管无法吻合到膀胱上。对于残留的正常输尿管长度无法与对侧输尿管吻合，为本术式的绝对禁忌证。相对禁忌证包括既往有肾结石病史、腹膜后纤维化、输尿管恶性肿瘤、慢性肾盂肾炎和腹部 —— 盆腔放疗史。如果接受移植的输尿管存在反流，应进一步证实并纠正。应在术前完成排尿期膀胱 X 线检查、其他相关影像学检查、输尿管镜检查，以评估双侧输尿管的功能。

多位学者报道断离的输尿管两端与对侧输尿管作端侧吻合术的治疗效果，结果令人满意。腹腔镜下施行该手术尚未见报道。

8. 回肠代输尿管术

对于长段的输尿管梗阻或缺损，尤其是近段的输尿管，外科治疗始终具有挑战性。

应用膀胱尿路上皮替代输尿管，重建输尿管是目前认为最理想的方法。因为尿路上皮不吸收尿液，所以可以抵抗尿液的腐蚀及致癌作用。在无法应用膀胱尿路上皮替代输尿管的情况下，才考虑应用其他组织替代输尿管。回肠代输尿管术被认为是一种令人满意的治疗复杂的输尿管长段狭窄的方法。而输卵管和阑尾并非可靠的输尿管替代物。

(1) 开放回肠代输尿管术：Jhoemaker 等于 1909 年首次报道为一例泌尿系结核的女性患者施行回肠代输尿管术。之后，有学者应用犬对回肠输尿管的代谢和生理功能进行研究。当一段回肠直接吻合到膀胱上，膀胱输尿管反流以及肾盂的压力增高只在排尿时出现。比较犬逐渐变细和没有逐渐变细的替代肠管发现肾脏内压力以及相关代谢无差异。膀胱内压力的逆行传导取决于替代输尿管的回肠长度以及排尿时压力。报道如果替代输尿管的回肠长度大于 15cm，无尿液反流到肾盂。

Boxer 等对 89 例接受回肠代输尿管的患者进行随访，发现术前肾功能正常的患者仅有 12% 术后出现明显的代谢问题，因此，认为术前患者的肾功能是评估预后的重要因素。在另一项研究中，接近一半的术前血肌酐水平在 2mg/dL 之上的患者，术后发展为代谢性酸中毒，需要再插管引流尿液在该项研究中，同时发现膀胱功能障碍或出口梗阻的患者术后并发症明显增高。尚无研究资料表明抗反流的吻合口、肠代输尿管的长度缩短优于标准的肠代输尿管术。综上所述，肠代输尿管术的禁忌证包括患者基础的血肌酐水平在 2mg/dL 之上、膀胱功能障碍或出口梗阻、炎症性肠炎、放射性肠炎。

在围术期，与替代输尿管的回肠有关的并发症包括早期尿外渗或尿性囊肿、肠壁水肿引起的梗阻、黏液栓、肠管扭转。尤其是肠管缺血坏死应引起临床医师的高度重视。如果患者术后出现急性腹痛，应排除肠坏死。患者术前肾功能正常，一般术后很少出现肾功能不全、电解质紊乱。假如患者术后出现明显的代谢异常，合并替代输尿管的肠管膨胀、扩张，应考虑存在膀胱尿道功能障碍。远期并发症主要是可能使替代输尿管的肠管恶变概率升高。推荐患者接受定期术后随访，手术后 3 年开始行输尿管镜检查，以有利于早期发现恶变。但是，Bonfig 等对 43 例接受开放回肠代输尿管术的患者进行平均长达 40.8 个月的随访，未发现恶变。

(2) 腹腔镜下回肠代输尿管术：Gill 等报道成功施行腹腔镜下回肠代输尿管术。整个手术过程包括吻合口缝合和打结均在腹腔镜下完成。尽管整个手术持续的时间比较长，达到 8h，但是手术创伤小，患者术后第 5d 就出院。

9. 自体肾移植

1963 年，Hardy 首次应用自体肾移植治疗了一例近端输尿管损伤的患者。之后，自体肾移植手术被逐渐应用于治疗多种疾病，包括严重的输尿管损伤及缺损。通常情况下，自体肾移植主要适用于患侧输尿管严重梗阻，对侧肾脏缺如或丧失大部分功能，其他方法如肠代输尿管手术无法施行的情况下使用。由于肾脏有较长的血管，适于自体移植术。近年来，腹腔镜下自体肾移植手术已被成功应用于严重的输尿管缺损和梗阻腹腔镜下自体肾移植一般采用经腹途径，也有学者尝试经腹膜后途径，均取得较好的疗效。首先将待移植的肾脏切除，方法同腹腔镜下供体肾切除术，其次将移植的肾脏置于髂窝处，吻合血管，近端正常的输尿管吻合于膀胱，也可以直接将肾盂与膀胱吻合。腹腔镜下自体肾移植较常规的开放自体肾移植，术后应用镇痛药物的剂量明显减少，恢复明显较开放手术快，具有微创的优势。

如果患者病情较重，输尿管梗阻暂时无法解除，可行经皮肾穿刺造瘘，引流尿液，以有利于感染的控制和肾功能的改善；待患者一般情况好转后，再治疗输尿管梗阻：如果输尿管梗阻无法解除，则永久保留肾造瘘。如果患者患肾积水严重，肾实质显著破坏、萎缩或合并严重的感染，肾功能严重丧失。同时，对侧肾脏功能正常，可考虑施行肾输尿管切除术。否则，应尽可能保留肾脏，尤其是儿童和年轻患者。

第六节　输尿管结石

输尿管结石是泌尿系统结石中的常见疾病，发病年龄多为 20 ～ 40 岁，男性略高于女性，其发病率约占上尿路结石的 65%，其中 90% 以上是继发性结石，即结石在肾内形成后降入输尿管：原发于输尿管的结石较少见，通常合并输尿管梗阻、憩室等其他病变。所以输尿管结石的病因与肾结石基本相同。从形态上看，由于输尿管的塑形作用，结石进入输尿管后常形成圆柱形或枣核形，亦可由于较多结石排入，形成结石串俗称“石街”。解剖学上输尿管的三个狭窄部将其分为上、中、下三段：①肾盂输尿管连接部。②输尿管与髂血管交叉处。③输尿管的膀胱壁内段。此三处狭窄部常为结石停留的部位。除此之外，输尿管与男性输精管或女性子宫阔韧带底部交叉处以及输尿管与膀胱外侧缘交界处管径较狭窄，也容易造成结石停留或嵌顿。过去的观点认为，下段输尿管结石的发病率最高，上段次之，中段最少。但最新的临床研究发现，结石最易停留或嵌顿的部位是输尿管的上段，约占全部输尿管结石的 58%，其中又以第 3 腰椎水平最多见；而下段输尿管结石仅占 33% 在肾盂及肾盂输尿管连接部起搏细胞的影响下，输尿管有节奏的蠕动，推动尿流注入膀胱因此，在结石下端无梗阻的情况下，直径≥ 0.4cm 的结石约有 90% 可自行降至膀胱随尿流排出，其他情况则多需要进行医疗干预。

一、输尿管结石的临床表现

（一）症状

1. 疼痛

(1) 中、上段输尿管结石：当结石停留在一个特定区域而无移动时，常引起输尿管完全或不完全性的梗阻，尿液排出延迟引起肾脏积水，可出现腰部胀痛、压痛及叩痛。随着肾脏“安全阀”开放引起尿液静脉、淋巴管或肾周反流，肾内压力降低，疼痛可减轻，甚至完全消失。而当结石随输尿管蠕动和尿流影响，发生移动时，则表现为典型的输尿管绞痛。上段输尿管结石一般表现为腰区或胁腹部突发锐利的疼痛，并可放射到相应的皮肤区及脊神经支配区，如可向同侧下腹部、阴囊或大阴唇放射值得注意的是，腰背部皮肤的带状疱疹经常以单侧腰胁部的疼痛出现，在疱疹出现前几乎无法确诊，因此常与肾脏或输尿管上段的结石相混淆，需要仔细询问病史以排除可能性。中段的输尿管结石表现为中、下腹部的剧烈疼痛。这种患者常以急腹症就诊，因此常需与腹部其他急症相鉴别。例如，右侧需考虑急性阑尾炎、胃、十二指肠溃疡穿孔；左侧需考虑急性肠憩室炎、肠梗阻、肠扭转等疾病。对女性还需要注意排除异位妊娠导致输卵管破裂、卵巢扭转、卵巢破裂等疾病，以免造成误诊。

(2) 下段输尿管结石：下段输尿管结石引起疼痛位于下腹部，并向同侧腹股沟放射。当结石位于输尿管膀胱连接处时，由于膀胱三角区的部分层次由双侧输尿管融合延续而来，因此可表现为耻骨上区的绞痛，伴有尿频、尿急、尿痛等膀胱刺激征，排尿困难在男性还可放射至阴茎头。牵涉痛产生于髂腹股沟神经和生殖股神经的生殖支神经。因此在排除泌尿系统感染等疾病后，男性患者需要与睾丸扭转或睾丸炎相鉴别在女性则需要与卵巢疾病相鉴别。

2. 血尿

约 90% 的患者可出现血尿，而其中 10% 为肉眼血尿，还有一部分患者由于输尿管完全梗阻而无血尿，输尿管结石产生血尿的原因为：结石进入输尿管引起输尿管黏膜受损出血或引起感染因此一般认为，先出现输尿管绞痛而后出现血尿的患者应首先考虑输尿管结石；而当先出现大量肉眼血尿，排出条索状或蚯蚓状血块，再表现为输尿管绞痛的患者则可能是由于梗阻上端来源的大量血液排入输尿管后未及时排出，凝固形成血块引起绞痛，因此需要首先排除肾脏出血性疾病，例如，肾盂恶性肿瘤或者肾小球肾炎等肾脏内科疾病。

3. 感染与发热

输尿管结石可引起梗阻导致继发感染引起发热，其热型以弛张热、间歇热或不规则发热为主。严重时还可引起中毒性休克症状，出现心动过速、低血压、意识障碍等症状，产脲酶的细菌感染 (如变形杆菌、铜绿假单胞菌、枯草杆菌、产气肠杆菌等) 还可形成感染性结石进一步加重梗阻。尽管抗生素治疗有时可以控制症状，但许多情况下，在解除梗阻以前，患者的发热不能得到有效的改善。

4. 恶心、呕吐

输尿管与胃肠有共同的神经支配，因此，输尿管结石引起的绞痛常引起剧烈的胃肠症状，表现出恶心、呕吐等症状。这一方面为其诊断提供了重要的线索，但更多情况下往往易与胃肠或胆囊疾病相混淆，造成误诊，当与血尿等症状同时出现时，有助于鉴别。

5. 排石

部分患者以排尿过程中发现结石为主诉就诊，其中有部分患者已确诊患有结石，行碎石治疗后，结石排出；还有部分患者既往无结石病史。排石的表现不一，从肉眼可见的结石颗粒到浑浊的尿液，常与治疗方式及结石的成分有关。

6. 其他

肾脏移植术后输尿管结石的患者，由于移植物在手术过程中神经、组织受到损伤，发生结石后一般无明显症状，多在移植术后随访过程中通过超声波探查发现。妊娠后子宫增大，压迫输尿管，导致尿液排出受阻可并发结石，其发病率＜0.1%，其中又以妊娠中、晚期合并泌尿系结石较多见临床表现主要有腰腹部疼痛、恶心呕吐、膀胱刺激征、肉眼血尿和发热等，与非妊娠期症状相似，且多以急腹症就诊，但需要与妇产科急症相鉴别尽管输尿管结石的患者多由于上述主诉而就医，但不可忽视少数患者可无任何临床症状，仅在体检或者治疗结石后随访中发现输尿管结石。

(二) 体征

输尿管绞痛的患者，表情痛苦，卧位、辗转反复变换体位。输尿管上段结石常可表现为肾区、胁腹部的压痛和叩击痛输尿管走行区域可有深压痛，但除非伴有尿液外渗，否则无腹膜刺激征，可与腹膜腔内的脏器穿孔、感染相鉴别。有时经直肠指诊可触及输尿管末端的结石，是一种较方便的鉴别手段。

二、输尿管结石的诊断

与肾结石一样，完整的输尿管结石诊断应包括：①结石自身的诊断，包括结石部位、体积、数目、形状、成分等。②结石并发症的诊断，包括感染、梗阻的程度、肾功能损害等。③结石病因的评价对通过病史、症状和体检后发现，具有泌尿系统结石或者排石病史，出现肉眼或镜下血尿和 (或) 运动后输尿管绞痛的患者，应进入下述诊断过程。

(一) 实验室检查

1. 尿液检查

尿液常规检查可见镜下血尿，运动后血尿加重具有一定意义，伴感染时有脓尿，结晶尿多在肾绞痛时出现。尿液 pH 可为分析结石成分提供初步依据。尿液培养可指导尿路感染抗生素的使用。

2. 血液常规检查

剧烈的输尿管绞痛可导致交感神经高度兴奋，机体发生应激反应，出现血白细胞升高；当其升到 13×10^9/L 以上则提示存在尿路感染。血电解质、尿素和肌酐水平是评价总肾功能的重要指标，当由于输尿管梗阻导致肾脏积水、肾功能损害时，常需要结合上述指标指导制定诊疗方案。

（二）影像学检查

影像学检查是确诊结石的主要方法。目的在于明确结石的位置、数目、大小、可能的成分、可能的原因、肾功能、是否合并肾积水、是否合并感染、是否合并尿路畸形、既往治疗情况等。所有具有泌尿系结石临床症状的患者都应该行影像学检查，其结果对于结石的进一步检查和治疗具有重要的参考价值。

1. B 超

超声波检查是一种简便、无创伤的检查，是使用最广泛的输尿管结石的筛查手段。它可以发现 2mm 以上非 X 线透光结石即通常所称“阳性”结石及 X 线透光结石即“阴性”结石。超声波检查还可以了解结石以上尿路的扩张程度，间接了解肾皮质、实质厚度和集合系统的情况。超声检查能同时观察膀胱和前列腺，寻找结石形成的诱因和并发症。但输尿管壁薄，缺乏一个良好的“声窗”衬托结石的背景，因此，输尿管结石检出率低于肾结石。不过一旦输尿管结石引起上尿路积水，则可沿积水扩张的输尿管下行，扫查到输尿管上段的结石或提示梗阻的部位。由于受肠道及内容物的影响，超声波检查诊断输尿管中段结石较困难。而采用充盈尿液的膀胱作为“声窗”，则能发现输尿管末端的结石。此外，经直肠超声波检查 (TRUS) 也能发现输尿管末端的结石。尽管超声波检查存在一定的缺陷，但其仍是泌尿系结石的常规检查方法，尤其是在肾绞痛时可作为首选方法。

2. 尿路平片 (KUB 平片)

尿路平片可以发现 90% 左右非 X 线透光结石，能够大致地确定结石的位置、形态、大小和数量，并且通过结石影的明暗初步提示结石的化学性质。因此，可以作为结石检查的常规方法。在尿路平片上，不同成分的结石显影程度依次为：草酸钙、磷酸钙和磷酸铵镁、胱氨酸、含尿酸盐结石。单纯性尿酸结石和黄嘌呤结石能够透过 X 线，胱氨酸结石的密度低，后者在尿路平片上的显影比较淡。最近还有研究者采用双重 X 线吸光度法检测结石矿物质含量 (SMC) 和密度 (SMD)。并在依据两者数值评估结石脆性的基础上，为碎石方法的选择提供重要依据。

与肾或膀胱结石相比，输尿管结石一般体积较小，同时输尿管的走形区域有脊椎横突及骨盆组织重叠，因此，即使质量优良的 KUB 平片，尽管沿输尿管走行区域仔细寻找可能增加结石检出的概率，但仍有约 50% 急诊拍片的结石患者无法明确诊断。腹部侧位片有助于胆囊结石与输尿管结石的鉴别，前者结石影多位于脊柱的前侧；后者多位于脊柱的前缘之后。钙化的淋巴结、静脉石等也可能被误认为结石，需仔细鉴别。可插入输尿管导管拍摄双曝光平片，如钙化影移动的距离和导管完全一致，则表明阴影在导管的同一平面。另外，由于输尿管的走行不完全位于一个冠状平面，因此 KUB 片上结石影存在不同的放大倍数，输尿管中段放大率最大，下段最小。因此，中段结石下移，结石影会缩小，此时不应认为结石溶解。

3. 静脉尿路造影 (IVU)

静脉尿路造影应该在尿路平片的基础上进行，其价值在于了解尿路的解剖，发现有无尿路的发育异常，如输尿管狭窄、输尿管瓣膜、输尿管膨出等。确定结石在尿路的位置，发现尿路平片上不能显示的 X 线透光结石，鉴别 KUB 平片上可疑的钙化灶。此外，还可以初步了解分侧肾脏的功能，确定肾积水程度。在一侧肾脏功能严重受损或者使用普通剂量造影剂而肾脏不显影的情况下，采用加大造影剂剂量或者延迟拍片的方法往往可以达到肾脏显影的目的。在肾绞痛发作时，由于急性尿路梗阻往往会导致肾脏排泄功能减退，尿路不显影或显影不良，进而轻易诊断为无肾功能。因此，建议在肾绞痛发生 2 周后，梗阻导致的肾功能减退逐渐恢复时，再行 IVU 检查。

IVU 的禁忌证主要包括：①对碘剂过敏、总肾功能严重受损、妊娠早期 (3 个月内)、全身状况衰竭者为 IVU 绝对禁忌证。②肝脏功能不全、心脏功能不全，活动性肺结核、甲状腺功能亢进、有哮喘史及其他药物过敏史者慎用。③总肾功能中度受损者、糖尿病、多发性骨髓瘤的患者肾功能不全时避免使用。如必须使用，应充分水化减少肾脏功能损害。

4. CT 扫描

随着 CT 技术的发展，越来越多复杂的泌尿系统结石需要做 CT 扫描以明确诊断。CT 扫描不受结石成分、肾功能和呼吸运动的影响，而且螺旋 CT 还能够同时对所获取的图像进行二维及三维重建，获得矢状或冠状位成像，因此，能够检出其他常规影像学检查中容易遗漏的微小结石 (如 0.5mm 的微结石)。关于 CT 扫描的厚度，有研究者认为，采用厚度扫描可能更易发现常规 5mm 扫描容易遗漏的微小的无伴随症状的结石，因而推荐这一标准。而通过 CT 扫描后重建得到的冠状位图像能更好地显示结石的大小，为结石的治疗提供更为充分的依据，但这也将增加患者的额外费用。CT 诊断结石的敏感性比尿路平片及静脉尿路造影高，尤其适用于急性肾绞痛患者的确诊，可以作为 B 超、X 线检查的重要补充。CT 片下，输尿管结石表现为结石高密度影及其周围水肿的输尿管壁形成的“框边”现象。近期研究发现，双侧肾脏 CT 值相差 5.0Hu 以上，CT 值较低一侧常伴随输尿管结石导致的梗阻。另外，结石的成分及脆性可以通过不同的 CT 值 (Hu 单位) 改变进行初步的评估，从而对治疗方法的选择提供参考。对于碘过敏或者存在其他 IVU 禁忌证的患者，增强 CT 能够显示肾脏积水的程度和肾实质的厚度，从而反映肾功能的改变情况。有的研究认为，增强 CT 扫描在评价总肾和分肾功能上，甚至可以替代放射性核素肾脏扫描。

5. 逆行 (RP) 或经皮肾穿刺造影

属于有创性的检查方法，不作为常规检查手段，仅在静脉尿路造影不显影或显影不良以及怀疑是 X 线透光结石、需要做进一步的鉴别诊断时应用。逆行性尿路造影的适应证包括：①碘过敏无法施行 IVU。② IVU 检查显影效果不佳，影响结石诊断。③怀疑结石远端梗阻。④需经输尿管导管注入空气作为对比剂，通过提高影像反差显示 X 线透光结石。

6. 磁共振水成像

磁共振对尿路结石的诊断效果极差，因而一般不用于结石的检查。但是，磁共振水成像能够了解上尿路梗阻的情况，而且不需要造影剂即可获得与静脉尿路造影同样的效果，不受肾功能改变的影响。因此，对于不适合做静脉尿路造影的患者(例如碘造影剂过敏、严重肾功能损害、儿童和妊娠女性等)可考虑不用。

7. 放射性核素显像

放射性核素检查不能直接显示泌尿系结石，但是，它可以显示泌尿系统的形态，提供肾脏血流灌注、肾功能及尿路梗阻情况等信息，因此对手术方案的选择以及手术疗效的评价具有一定价值。此外，肾动态显影还可以用于评估体外冲击波碎石对肾功能的影响情况。

8. 膀胱镜、输尿管镜检查

输尿管结石一般不需要进行膀胱镜检查，其适应证主要有：①需要行 IVU 或输尿管插管拍双曝光片。②需要了解碎石后结石是否排入膀胱。输尿管镜检查见本章第三节输尿管镜碎石术。

三、输尿管结石的治疗

(一)治疗方法的选择

目前治疗输尿管结石的主要方法有保守治疗(药物治疗和溶石治疗)、体外冲击波碎石、输尿管镜、开放及腹腔镜手术。大部分输尿管结石通过微创治疗如体外冲击波碎石和输尿管镜、经皮肾镜碎石术治疗均可取得满意的疗效。输尿管结石位于输尿管憩室内、狭窄段输尿管近端的结石以及需要同时手术处理先天畸形等结石病因导致微创治疗失败的患者往往需要开放或腹腔镜手术取石。

对于结石体积较小(一般认为直径＜ 0.6cm)可通过水化疗法，口服药物排石。较大的结石，除纯尿酸结石外，其他成分的结石，包括含尿酸铵或尿酸钠的结石，溶石治疗效果不佳，多不主张通过口服溶石药物溶石。对于 X 线下显示低密度影的结石，可以利用输尿管导管或双 J 管协助定位试行 ESWL。尿酸结石在行逆行输尿管插管进行诊断及引流治疗时，如导管成功到达结石上方，可在严密观察下行碱性药物局部灌注溶石，此方法较口服药物溶石速度更快。

关于 ESWL 和输尿管镜碎石两者在治疗输尿管结石上哪种更优的争论一直存在。相对于输尿管镜碎石术而言，ESWL 再次治疗的可能性较大，但其拥有微创、无须麻醉、不需住院、价格低廉等优点，即使加上各种辅助治疗措施，ESWL 仍然属于微创的治疗方法。另一方面，越来越多的文献认为，输尿管镜是一种在麻醉下进行的能够“一步到位”的治疗方法。有多篇文献报道了输尿管镜和 ESWL 之间的对照研究，对于直径 1cm 的上段输尿管结石，意见较一致，推荐 ESWL 作为一线治疗方案；而争论焦点主要集中在中、下段输尿管结石的治疗上。对于泌尿外科医师而言，一位患者具体选择何种诊疗方法最合适，取决于经验及所拥有的设备等。

（二）保守治疗

1. 药物治疗

临床上多数尿路结石需要通过微创的治疗方法将结石粉碎并排出体外，少数比较小的尿路结石可以选择药物排石。排石治疗的适应证包括：

①结石直径＜ 0.6cm。②结石表面光滑。③结石以下无尿路梗阻。④结石未引起尿路完全梗阻，局部停留少于 2 周。⑤特殊成分 (尿酸结石和胱氨酸结石) 推荐采用排石疗法。⑥经皮肾镜、输尿管镜碎石及 ESWL 术后的辅助治疗。

排石方法主要包括：①每日饮水 2000 ～ 3000mL，保持昼夜均匀。②双氯芬酸钠栓剂肛塞：双氯芬酸钠能够减轻输尿管水肿，减少疼痛发作风险，促进结石排出，推荐应用于输尿管结石，但对于有哮喘及肝肾功能严重损害的患者应禁用或慎用。③口服 α- 受体阻滞剂 (如坦索罗辛) 或钙离子通道拮抗剂。坦索罗辛是一种高选择性 α- 肾上腺素能受体阻滞剂，使输尿管下段平滑肌松弛，尤其可促进输尿管下段结石的排出。此外，越来越多的研究表明，口服 α- 受体阻滞剂作为其他碎石术后的辅助治疗，有利于结石碎片，特别是位于输尿管下段的结石排出。④中医中药：治疗以清热利湿，通淋排石为主，佐以理气活血、软坚散结。常用的成药有尿石通等；常用的方剂如八正散、三金排石汤和四逆散等。针灸疗法无循证医学的证据，可以作为辅助疗法。包括体针、电针、穴位注射等。常用穴位有肾俞、中腕、京门、三阴交和足三里等。⑤适度运动：根据结石部位的不同选择体位排石。

2. 溶石治疗

近年来，我国在溶石治疗方面处于领先地位。其主要应用于纯尿酸结石和胱氨酸结石。

尿酸结石：口服别嘌醇，根据血、尿的尿酸值调整药量；口服枸橼酸氢钾钠或碳酸氢钠片，以碱化尿液维持尿液 pH 在 6.5 ～ 6.8。

胱氨酸结石：口服枸橼酸氢钾钠或碳酸氢钠片，以碱化尿液，维持尿液 pH 在 7.0 以上。治疗无效者，应用青霉胺，但应注意药物副作用。

（三）体外冲击波碎石术

体外冲击波碎石术 (ESWL) 可使大多数输尿管结石行原位碎石治疗即可获得满意疗效，并发症发生率较低。但由于输尿管结石在尿路管腔内往往处于相对嵌顿的状态，其周围缺少一个有利于结石粉碎的液体环境，与同等大小的肾结石相比，粉碎的难度较大。因此，许多学者对 ESWL 治疗输尿管结石的冲击波能量和次数等治疗参数进行了有益的研究和探讨。以往的观点认为冲击波能量、次数越高治疗效果越好。但最近，有研究表明，当结石大小处于 1 ～ 2cm 时，低频率冲击波 (SR60 ～ 80 次 / 分钟) 较高频率 (FR100 ～ 120 次 / 分钟) 效果更好。这样一来，相同时间下冲击波对输尿管及周围组织的损伤总次数减少，因而出现并发症的概率随之降低。

ESWL 疗效与结石的大小、结石被组织包裹程度及结石成分有关，大而致密的结石再次治疗率比较高。大多数输尿管结石原位碎石治疗即可获得满意的疗效。有些输尿管结石需放置输尿管支架管通过结石或者留置于结石的下方进行原位碎石，也可以将输尿管结石逆行推入肾盂后再行 ESWL 治疗。但 ESWL 的总治疗次数应限制在 3 次以内。对直径≥ 1cm 的上段输尿管结石首选 ESWL，＞ 1cm 的结石可选择 ESWL、输尿管镜 (URSL) 和经皮肾镜碎石术 (PCNL)；对中、下段输尿管结石可选用 ESWL 和 URSL。当结石嵌顿后刺激输尿管壁，引起炎症反应，导致纤维组织增生，常可引起结石下端输尿管的梗阻，影响 ESWL 术后结石排出。因此对于结石过大或纤维组织包裹严重，需联合应用 ESWL 和其他微创治疗方式 (如输尿管支架或输尿管镜、经皮肾镜碎石术) 随着计算机技术和医学统计学以及循证医学的发展，研究者在计算机软件对输尿管结石 ESWL 术预后的评估方面进行了有益的探索。Gomha 等人将结石部位、结石长度、宽度、术后是否留置双 J 管等数据纳入了人工神经网络 (ANN) 和 logislic 回归模型 (LR) 系统，对比两者在输尿管结石 ESWL 术后无结石生存情况方面的预测能力。结果显示，两者在 ESWL 有效患者的评估中均具有较高价值，两者无明显差别。但对于 ESWL 碎石失败的输尿管结石患者 ANN 的评估效果更好。

(四) 输尿管镜

自 20 世纪 80 年代输尿管镜应用于临床以来，输尿管结石的治疗发生了根本性的变化。新型小口径硬性、半硬性和软性输尿管镜的应用，与新型碎石设备如超声碎石、液电碎石、气压弹道碎石和激光碎石的广泛结合，以及输尿管镜直视下套石篮取石等方法的应用，极大地提高了输尿管结石微创治疗的成功率。

1. 适应证及禁忌证

输尿管镜取石术的适应证包括：①输尿管中、下段结石。② ESWL 失败后的输尿管上段结石。③ ESWL 术后产生的“石街”。④结石并发可疑的尿路上皮肿瘤。⑤ X 线透光的输尿管结石。⑥停留时间超过 2 周的嵌顿性结石。

禁忌证：①不能控制的全身出血性疾病。②严重的心肺功能不全，手术耐受差。③未控制的泌尿道感染。④腔内手术后仍无法解决的严重尿道狭窄。⑤严重髋关节畸形，摆放截石位困难。

2. 操作方法

(1) 输尿管镜的选择：输尿管镜下取石或碎石方法的选择，应根据结石的部位、大小、成分、合并感染情况、可供使用的仪器设备、泌尿外科医师的技术水平和临床经验以及患者本身的情况和意愿等综合考虑。目前使用的输尿管镜有硬性、半硬性和软性三类。硬性和半硬性输尿管镜适用于输尿管中、下段输尿管结石的碎石取石，而软输尿管镜则多适用于肾脏、输尿管中、上段结石特别是上段的碎石及取石。

(2) 手术步骤：患者取截石位，先用输尿管镜行膀胱检查，然后在安全导丝的引导下，置入输尿管镜。输尿管口是否需要扩张，取决于输尿管镜的粗细和输尿管腔的大小。输尿管硬镜或半硬性输尿管镜均可以在荧光屏监视下逆行插入上尿路。软输尿管镜需要借助一个 10 ～ 13F 的输尿管镜镜鞘或通过接头导入一根安全导丝，在其引导下插入输尿管。在入镜过程中，利用注射器或者液体灌注泵调节灌洗液体的压力和流量，保持手术视野清晰。经输尿管镜发现结石后，利用碎石设备 (激光、气压弹道、超声、液电等) 将结石粉碎成 0.3cm 以下的碎片。对于小结石以及直径为 0.5cm 的碎片也可用套石篮或取石钳取出。目前较常用的设备有激光、气压弹道等，超声、液电碎石的使用已逐渐减少。钬激光为高能脉冲式激光，激光器工作介质是包含在钇铝石榴石 (YAG) 晶体中的钬，其激光波长 2100nm，脉冲持续时间为 0.25ms，瞬间功率可达 10kW，具有以下特点：①功率强大，可粉碎各种成分的结石，包括坚硬的胱氨酸结石。②钬激光的组织穿透深度仅为 0.4mm，很少发生输尿管穿孔，较其他设备安全。③钬激光经软光纤传输，与输尿管软、硬镜配合可减少输尿管创伤。④具有切割、气化及凝血等功能，对肉芽组织、息肉和输尿管狭窄的处理方便，出血少，笔者推荐使用。但在无该设备的条件下，气压弹道等碎石设备也具有同样的治疗效果。还有研究人员在体外低温环境中对移植肾脏进行输尿管镜检及碎石，在很大程度上减低了对移植肾脏的损伤。

(3) 术后留置双 J 管：输尿管镜下碎石术后是否放置双 J 管，目前尚存在争议。有研究者认为，放置双 J 管会增加术后并发症，而且并不能通过引流而降低泌尿系统感染的发病率。但下列情况下，建议留置双 J 管：①较大的嵌顿性结石 (＞ 1cm)。②输尿管黏膜明显水肿或有出血。③术中发生输尿管损伤或穿孔。④伴有输尿管息肉形成。⑤术前诊断输尿管狭窄，有 (无) 同时行输尿管狭窄内切开术。⑥较大结石碎石后碎块负荷明显，需待术后排石。⑦碎石不完全或碎石失败，术后需行 ESWL 治疗；⑧伴有明显的上尿路感染，一般放置双 J 管 1 ～ 2 周。如同时行输尿管狭窄内切开术，则需放置 4 ～ 6 周。如果留置时间少于 1 周，还可放置输尿管导管，一方面降低患者费用，另一方面有利于观察管腔是否通畅。

留置双 J 管常见的并发症及其防治主要有以下几点：①血尿：留置双 J 管可因异物刺激，致输尿管、膀胱黏膜充血、水肿，导致血尿。就诊者多数为肉眼血尿。经卧床、增加饮水量、口服抗生素 2 ～ 3d 后，大部分患者血尿可减轻，少数患者可延迟至拔管后，无须特殊处理。②尿道刺激症状：患者常可出现不同程度的尿频、尿急、尿痛等尿路刺激征，还可能同时伴有下尿路感染。这可能与双 J 管膀胱端激惹膀胱三角区或后尿道有关，口服解痉药物后，少部分患者症状能暂时缓解，但大多患者只能在拔管后完全解除症状。③尿路感染：输尿管腔内碎石术可导致输尿管损伤，留置双 J 管后肾盂输尿管蠕动减弱，易引起膀胱尿液输尿管反流，引起逆行性上尿路感染。术后可给予抗感染对症处理。感染严重者在明确为置管导致的前提下可提前拔管。④膀胱输尿管反流：留置双 J 管后，膀胱输尿管抗反流机制消失，膀胱内尿液随着膀胱收缩产生与输尿管的压力差而发生反流，因此，建议置管后应持续导尿约 7d，使膀胱处于空虚的低压状态，防止术后因反流导致上尿路感染或尿瘘等并发症。⑤双 J 管阻塞引流不畅：如术中出血较多，血凝块易阻塞管腔，导致引流不畅，引起尿路感染。患者常表现为发热、腰痛等症状，一旦怀疑双 J 管阻塞应及时予以更换。⑥双 J 管移位：双 J 管放置正确到位，很少发生移动。双 J 管上移者，多由于管末端圆环未放入膀胱内，可在预定拔管日期经输尿管镜拔管；管下移者，多由于上端圆环未放入肾盂，还可见到由于身材矮小的女性患者双 J 管长度不匹配而脱出尿道的病例，可拔管后重新置管，并酌情留置导尿管。⑦管周及管腔结石生成：由于双 J 管制作工艺差别很大，部分产品的质量欠佳，表面光洁度不够，使尿液中的盐溶质易于沉积。此外，随着置管时间的延长，输尿管蠕动功能受到的影响逐渐增大。因此，医师应于出院前反复、详细告知患者拔管时间，有条件的地区可做好随访工作，置普通双 J 管时间一般不宜超过 6 周，如需长期留置可在内镜下更换或选用质量高的可长期留置型号的双 J 管。术后适当给予抗感染，碱化尿液药物，嘱患者多饮水，预防结石生成。一旦结石产生，较轻者应果断拔管给予抗感染治疗；严重者可出现结石大量附着，双 J 管无法拔除。此时可沿双 J 管两端来回行 ESWL 粉碎附着结石后，膀胱镜下将其拔出。对于形成单发的较大结石可采用输尿管镜碎石术后拔管，还可考虑开放手术取管，但绝不可暴力强行拔管，以免造成输尿管黏膜撕脱等更严重的损伤。

(4) 输尿管镜碎石术失败的原因及对策：与中、下段结石相比，输尿管镜碎石术治疗输尿管上段结石的清除率最低。手术失败的主要原因为：①输尿管结石或较大碎石块易随水流返回肾盂，落入肾下盏内，输尿管上段结石返回率可高达 16.1%。一般认为直径≥ 0.5cm 的结石碎块为碎石不彻底，术后需进一步治疗。对此应注意：术前、术中预防为主：术前常规 KUB 定位片，确定结石位置。手术开始后头高臀低位，在保持视野清楚的前提下尽量减慢冲水速度及压力。对于中下段较大结石 (直径≥ 1cm) 可以采用较大功率和“钻孔法”碎石以提高效率，即从结石中间钻洞，贯穿洞孔，然后向四周蚕食，分次将结石击碎。然而对于上段结石或体积较小 (直径＜ 1cm)，表面光滑、质地硬、活动度大的结石宜采用小功率 (＜ 1.0J/8 ～ 10Hz，功率过大可能产生较大碎石块，不利于结石的粉碎，而且易于结石移位)、细光纤、“虫噬法”碎石，即用光纤抵住结石的侧面，从边缘开始，先产生一个小腔隙，再逐渐扩大碎石范围，使多数结石碎块＜ 0.1cm。必要时用“三爪钳”或套石篮将结石固定防止结石移位。结石松动后较大碎块易冲回肾内，此时用光纤压在结石表面，从结石近端向远端逐渐击碎。如果手术时看不到结石或发现结石已被冲回肾内，这时输尿管硬镜应置入肾盂内或换用软输尿管镜以寻找结石，找到后再采用“虫噬法”碎石，如肾积水严重或结石进入肾盏，可用注射器抽水，抬高肾脏，部分结石可能重新回到视野。②肾脏和上段输尿管具有一定的活动性，受积水肾脏和扩张输尿管的影响，结石上、下段输尿管容易扭曲、成角，肾积水越重，角度越大，输尿管镜进镜受阻。具体情况有：输尿管开口角度过大，若导管能进入输尿管口，这时导管尖一般顶在壁内段的内侧壁，不要贸然入镜，可借助灌注泵的压力冲开输尿管口，缓慢将镜体转为中立位，常可在视野外侧方找到管腔，将导管后撤重新置入，再沿导管进镜；无法将导管插入输尿管口时，可用电钩切开输尿管口游离缘，再试行入镜。输尿管开口、壁内段狭窄且导丝能通过的病例，先用镜体扩张，不成功再用金属橄榄头扩张器进行扩张，扩张后入镜若感觉镜体较紧，管壁随用力方向同向运动，不要强行进镜，可在膀胱镜下电切输尿管开口前壁 0.5 ～ 1.0cm 扩大开口，或者先留置输尿管导管 1 周后再行处理。③结石远端输尿管狭窄，在导丝引导下保持视野在输尿管腔内，适当增加注水压力，用输尿管硬镜扩张狭窄处，切忌暴力以防损伤输尿管壁。如狭窄较重，可用钬激光纵向切开输尿管壁至通过输尿管镜。④结石远端息肉或被息肉包裹，导致肾脏积水、肾功能较差，术后结石排净率相对较低。可绕过较小息肉碎石，如息肉阻挡影响碎石，需用钬激光先对息肉进行气化凝固。⑤输尿管扭曲，选用 7F 细输尿管和“泥鳅”导丝，试插导丝通过后扭曲可被纠正；如导丝不能通过，换用软输尿管镜，调整好角度再试插导丝，一旦导丝通过，注意不可轻易拔除导丝，若无法碎石可单纯留置双 J 管，这样既可改善肾积水，又能扩张狭窄和纠正扭曲，术后带双 J 管 ESWL 或 1 个月后再行输尿管镜检。中、上段迂曲成角的病例，可等待该处输尿管节段蠕动时或呼气末寻找管腔，并将体位转为头低位，使输尿管拉直便于镜体进入，必要时由助手用手托起肾区；若重度肾积水造成输尿管迂曲角度过大，导管与导丝均不能置入，可行肾穿刺造瘘或转为开放手术。

3. 并发症及其处理

并发症的发生率与所用的设备、术者的技术水平和患者本身的条件等因素有关。目前文献报道并发症的发生率为 5% ～ 9%，较为严重的并发症发生率 0.6% ～ 1%。

(1) 近期并发症及其处理

1) 血尿：一般不严重，为输尿管黏膜挫伤造成，可自愈。

2) 胁腹疼痛：多由术中灌注压力过高造成，仅需对症处理或不需处理。

3) 发热：术后发热＞ 38℃者，原因有：①术前尿路感染或脓肾；②结石体积大、结石返回肾盂内等因素增加了手术时间，视野不清加大了冲水压力。体外研究表明压力大于 35mmHg 会引起持续的肾盂 – 静脉、淋巴管反流，当存在感染或冲洗温度较高时，更低的压力即可造成反流。处理方法：①针对术前尿培养、药敏结果应用抗生素，控制尿路感染。如术前怀疑脓肾，可先行肾造瘘术，二期处理输尿管结石以避免发生脓毒症；②术中如发现梗阻近端尿液呈浑浊，应回抽尿液，查看有无脓尿并送细菌培养和抗酸染色检查，呋喃西林或生理盐水冲洗，必要时加用抗生素。尽量缩短手术时间，减小冲水压力。

4) 黏膜下损伤：放置双 J 支架管引流 1 ～ 2 周。

5) 假道：放置双 J 支架管引流 4 ～ 6 周。

6) 穿孔：为主要的急性并发症之一，小的穿孔可放置双 J 管引流 2 ～ 4 周，如穿孔严重，应进行输尿管端端吻合术等进行输尿管修复。

7) 输尿管黏膜撕脱：为最严重的急性并发症之一，应积极手术重建 (如自体肾移植、输尿管膀胱吻合术或回肠代输尿管术等）。

(2) 远期并发症及其处理：输尿管狭窄为主要的远期并发症之一，其发生率为 0.6% ～ 1%，输尿管黏膜损伤、假道形成或者穿孔、输尿管结石嵌顿伴息肉形成、多次 ESWL 致输尿管黏膜破坏等是输尿管狭窄的主要危险因素。远期并发症及其处理如下：①输尿管狭窄：输尿管狭窄内（激光）切开或狭窄段切除端端吻合术。②输尿管闭塞：狭窄段切除端端吻合术，下段闭塞，应行输尿管膀胱再植术。③输尿管反流：轻度者随访每 3 ～ 6 个月行 B 超检查，了解是否存在肾脏积水和输尿管扩张；重度者宜行输尿管膀胱再植术。

（五）经皮肾镜取石术

经皮肾镜取石术 (PCNL) 能快速去除结石，但术后康复时间较长以及手术并发症相对较高其主要适应证有：①上段输尿管体积巨大的结石（第 3 腰椎水平以上）。②远段输尿管狭窄。③行各种尿流改道手术的输尿管上段结石患者。

对于伴有肾积水的嵌顿性输尿管上段结石，PCNL 具有明显的优势，理由如下：①对于伴有肾脏积水的输尿管上段结石，积水的肾脏行穿刺、扩张简单，不容易造成肾脏损伤，只要从肾脏中、上盏进针，即能进入输尿管上段进行碎石，部分肾重度积水患者，无须超声或 X 线引导，盲穿即可进行。术中处理完肾脏结石后将扩张鞘推入输尿管，使其紧靠结石，可避免碎石块随水流冲击返回肾盂，引起结石残留。②结石被息肉包裹的患者，逆行输尿管硬镜碎石须先处理息肉后才能发现结石，可能造成输尿管穿孔，导致碎石不完全或者需转为其他手术方式；PCNL 在内镜进入输尿管后可直接窥见结石，碎石过程直接、安全。③结石取净率高，无须考虑肾功能以及输尿管息肉对术后排石的影响，短期内就可以达到较好的疗效。④对结石体积大的患者，与 URSL 相比 PCNL 手术时间较短。⑤可同时处理同侧肾结石。

（六）开放手术、腹腔镜手术

输尿管结石的开放手术仅用在需要同时进行输尿管自身疾病的手术治疗，如输尿管成形术或者 ESWL 和输尿管镜碎石、取石治疗失败的情况下。此外，开放手术还可应用于输尿管镜取石或 ESWL 存在着禁忌证的情况下。后腹腔镜下的输尿管切开取石可以作为开放手术的另一种选择。

（七）双侧上尿路结石的处理原则

双侧上尿路同时存在结石约占泌尿系结石患者的 15%，传统的治疗方法一般是对两侧结石进行分期手术治疗，随着体外碎石、腔内碎石设备的更新与泌尿外科微创技术的进步，对于部分一般状况较好、结石清除相对容易的上尿路结石患者，可以同期微创手术治疗双侧上尿路结石。

双侧上尿路结石的治疗原则为：①双侧输尿管结石，如果总肾功能正常或处于肾功能不全代偿期，血肌酐值＜ 178.0μmol/L，先处理梗阻严重一侧的结石；如果总肾功能较差，处于氮质血症或尿毒症期，先治疗肾功能较好一侧的结石，条件允许，可同时行对侧经皮肾穿刺造瘘，或同时处理双侧结石。②双侧输尿管结石的客观情况相似，先处理主观症状较重或技术上容易处理的一侧结石。③一侧输尿管结石，另一侧肾结石，先处理输尿管结石，处理过程中建议参考总肾功能、分肾功能与患者一般情况。④双侧肾结石，一般先治疗容易处理且安全的一侧，如果肾功能处于氮质血症或尿毒症期，梗阻严重，建议先行经皮肾穿刺造瘘，待肾功能与患者一般情况改善后再处理结石。⑤孤立肾上尿路结石或双侧上尿路结石致急性梗阻性无尿，只要患者情况许可，应及时外科处理，如不能耐受手术，应积极试行输尿管逆行插管或经皮肾穿刺造瘘术，待患者一般情况好转后再选择适当治疗方法。⑥对于肾功能处于尿毒症期，并有水电解质和酸碱平衡紊乱的患者，建议先行血液透析，尽快纠正其内环境的紊乱，并同时行输尿管逆行插管或经皮肾穿刺造瘘术，引流肾脏，待病情稳定后再处理结石。

（八）“石街”的治疗

“石街”为大量碎石在输尿管与男性尿道内堆积没有及时排出，堆积形成“石街”，阻碍尿液排出，以输尿管“石街”为多见。输尿管“石街”形成的原因有：①一次粉碎结石过多。②结石未能粉碎为很小的碎片。③两次碎石间隔时间太短。④输尿管有炎症、息肉、狭窄和结石等梗阻。⑤碎石后患者过早大量活动。⑥ ESWL 引起肾功能损害，排出碎石块的动力减弱。⑦ ESWL 术后综合治疗关注不够。如果“石街”形成 3 周后不及时处理，肾功能恢复将会受到影响；如果“石街”完全堵塞输尿管，6 周后肾功能将会完全丧失。

在对较大的肾结石进行 ESWL 之前常规放置双 J 管，“石街”的发生率明显降低。对于有感染迹象的患者，应给予抗生素治疗，并尽早予以充分引流通过经皮肾穿刺造瘘术放置造瘘管通常能使结石碎片排出。对于输尿管远端的“石街”，可以用输尿管镜碎石以便将其最前端的结石击碎总之，URSL 治疗为主，联合 ESWL、PCNL 是治疗复杂性输尿管“石街”的好方法。

（九）妊娠合并输尿管结石的治疗

妊娠合并输尿管结石临床发病率不高，但由于妊娠期的病理、生理改变，增加了治疗难度。妊娠期间体内雌、孕激素的分泌大量增加，雌激素使输尿管等肌层肥厚，孕激素则使输尿管扩张及平滑肌张力降低导致蠕动减弱，尿流减慢。孕期膨大的子宫压迫盆腔内输尿管而形成机械性梗阻，影响尿流，并易发生尿路感染。

妊娠合并结石首选保守治疗，应根据结石的大小、梗阻的部位、是否存在着感染、有无肾实质损害以及临床症状来确定治疗方法。原则上对于结石较小、没有引起严重肾功能损害者，采用综合排石治疗，包括多饮水、补液、解痉、止痛和抗感染等措施促进排石。

对于妊娠的结石患者，保持尿流通畅是治疗的主要目的。通过局部麻醉下经皮肾穿刺造瘘术、置入双J管或输尿管支架等方法引流尿液，可协助结石排出或为以后治疗结石争取时间。妊娠期间麻醉和手术的危险很难评估，妊娠前3个月(早期)全麻会导致畸胎的风险增加。提倡局部麻醉下留置双J管，并且建议每4周更换1次，防止结石形成被覆于双J管。肾积水并感染积液者，妊娠22周前在局麻及B超引导下进行经皮肾造瘘术为最佳选择，引流的同时尚可进行细菌培养以指导治疗。与留置双J管一样，经皮肾穿刺造瘘也可避免在妊娠期进行对妊娠影响较大的碎石和取石治疗：还要强调的是，抗生素的使用应谨慎，即使有细菌培养、药敏作为证据，也必须注意各种药物对胎儿的致畸作用。

约30%的患者因保守治疗失败或结石梗阻而并发严重感染、急性肾衰竭而最终需要手术治疗。妊娠合并结石不推荐进行ESWL、PCNL与URSL治疗。但也有报道对妊娠合并结石患者进行手术，包括经皮肾穿刺造瘘术、置入双J管或输尿管支架管、脓肾切除术、肾盂输尿管切开取石术、输尿管镜取石或碎石甚至经皮肾镜取石术但是，如果术中一旦出现并发症则较难处理。

第七章 膀胱疾病

第一节 膀胱憩室

膀胱憩室是由于先天性膀胱壁肌层局限性薄弱而膨出，或继发于下尿路梗阻后膀胱壁自分离的逼尿肌之间突出而形成的。多见于男性，常为单发性。

病因有先天性病变和后天性病变两种。在先天性病变中，膀胱壁肌层局限性发育薄弱而膨出，憩室含有膀胱黏膜及肌层，为真憩室；而后天性病变多继发于下尿路梗阻病变，如尿道狭窄、后尿道瓣膜、膀胱颈挛缩和脐尿管末端未闭等，自膀胱壁有分离的逼尿肌之间突出，憩室由黏膜和结缔组织组成，称假性憩室。即使先天性病变中，梗阻仍是主要因素。儿童多为先天性，成人多因梗阻而继发。

憩室多数位于膀胱底部和两侧壁，以输尿管口附近最多见，发生于膀胱顶部的憩室一般是脐尿管残留。憩室壁薄弱，为膀胱移行上皮及纤维组织组成，而先天性憩室壁含有肌纤维，此点可与后天性相区别。

一、临床表现

一般无特殊症状，若合并有梗阻、感染，可出现排尿困难、尿频、尿急、尿痛、血尿等症状。巨大憩室由于憩室壁肌纤维很少，排尿时巨大憩室内尿液不能排出，从而出现两段排尿症状，此为本病的特征性表现。少数位于膀胱颈后方的巨大憩室可压迫膀胱出口产生尿潴留，压迫直肠壁而致便秘，压迫子宫而致难产。

二、诊断

临床上有两段排尿这一特征性表现，诊断主要依靠影像学检查和膀胱镜检查。静脉尿路造影可显示憩室或输尿管受压、移位，斜位或侧位排泄性膀胱尿道造影，并于膀胱排空后再次摄片可明确诊断，平时小的膀胱憩室于排尿时显著增大。膀胱镜检查可看到憩室的开口及输尿管开口的关系，可伸入憩室内观察有无结石、肿瘤。B 超、CT 及 MRI 检查都可清楚显示憩室，多位于膀胱后方、两侧，大小不同，单发或多发。

本病主要应与输尿管憩室、尿道憩室、重复膀胱等疾病鉴别，静脉尿路造影、排泄性膀胱尿道造影及尿道膀胱镜检查可予以鉴别。

三、治疗

继发性憩室治疗主要是解除下尿路梗阻，控制感染。如憩室较小，可不必行憩室切除；如憩室巨大，输尿管口邻近憩室或位于憩室内，存在膀胱输尿管反流，则需作憩室切除，输尿管膀胱再植术；经常感染、并发结石、肿瘤的憩室也需行憩室切除术。先天性憩室多位于膀胱基底部，较大，常造成膀胱出口梗阻，膀胱输尿管反流和继发感染，有症状时需手术切除。

第二节 间质性膀胱炎

间质性膀胱炎 (IC) 是一种慢性非细菌性膀胱炎症，以尿频、尿急、夜尿和 (或) 盆腔疼痛为主要临床表现，尿培养无细菌生长。Hunner(1915)：最先报道间质性膀胱炎，所描述的膀胱壁上出血区后来称为 Hunner's 溃疡。这种典型的溃疡只在少数患者中出现。随着对疾病的进一步认识，目前认为其发生率远高于过去的估计。美国间质性膀胱炎的发生率应该为 52 ～ 67/10 万。

1987 年 Holm-Bentzen 认为有许多患者即使没有间质性膀胱炎的膀胱镜下典型变化，但其膀胱疼痛仍可能来自膀胱壁的病变。近期研究提示，慢性无菌性前列腺炎、前列腺痛和慢性盆腔疼痛综合征可能是 IC 的不同形式。

间质性膀胱炎被认为是一种不知原因的综合病症，在诊断上相当困难，在治疗上也常常不能完全治愈。间质性膀胱炎可能是由不同原因所产生的一个共同结果。

一、病因及发病机制

尽管对 IC 的认识已有一个世纪，但对 IC 的病因及发病机制仍不清楚，根据目前的研究进展，大致有以下几种假说。

(一) 隐匿性感染

虽然还没有从患者中检测出明确的病原体，但有证据表明 IC 患者尿中微生物 (包括细菌、病毒、真菌) 明显高于正常对照组。目前大多数人认为感染可能不是 IC 发病的主要原因，但它可能与其他致病因素共同作用。

(二) 遗传因素

北美人 IC 发病率明显高于日本人，犹太女性发病率远高于其他种族女性，而黑人很少患 IC，提示 IC 可能与种族有关。

(三) 神经源性炎症反应

应激状态如寒冷、创伤、毒素、药物作用下，交感神经兴奋，释放血管活性物质，引起局部炎症和痛觉过敏；血管活性物质也可进一步活化肥大细胞，使血管扩张、膀胱黏膜损害引起炎症反应。

(四) 肥大细胞活化

肥大细胞的活化与聚集是 IC 主要的病理生理改变。肥大细胞多聚集于神经周围，在急性应激状态下，肥大细胞活化并脱颗粒，释放多种血管活性物质如组胺、细胞因子、前列腺素、胰蛋白酶等，可引起严重的炎症反应。有 20% ～ 65% 的患者膀胱中有肥大细胞的活化。

（五）自身免疫性疾病

IC 是一种自身免疫性疾病的理由有：①多见于女性；②患者同时患其他自身免疫性疾病的比例较高；③患者中对药物过敏的病例占 26% ～ 70%，许多患者可检出抗核抗体；④组织学检查伴有结缔组织的病变；⑤应用免疫抑制剂治疗有一定疗效。

（六）膀胱黏膜屏障破坏

移行上皮细胞上的氨基多糖层具有保护的作用，能够阻止尿液及其中有害成分损害黏膜下的神经和肌肉。膀胱黏膜屏障损害后上皮细胞功能紊乱，渗透性改变，结果尿中潜在的毒性物质进入膀胱肌肉中，使感觉神经去极化，引起尿频，尿急等临床症状。这种潜在的毒性物质中主要是钾离子，钾离子并不损伤或渗透正常尿路上皮，但对膀胱肌层有毒性作用。

（七）尿液的毒性作用

IC 患者尿液中有特殊的毒性物质对膀胱造成损害，如抗增殖因子。

二、病理

间质性膀胱炎的病理检查的作用只在于排除其他疾病，包括原位癌、结核、嗜酸性膀胱炎等，而对于诊断间质性膀胱炎，病理检查并不能提供多少帮助。

IC 患者膀胱的病理变化可以分为两个时期。①早期在膀胱镜下少量充水可见黏膜外观正常或仅有部分充血，但是经过再次注水扩张后可见广泛膀胱黏膜下点状出血或片状出血。在组织学上无明显改变，黏膜与肌层内亦无明显肥大细胞增多。②到后期黏膜与肌肉内可见多种炎性细胞浸润，如浆细胞、嗜酸性粒细胞、单核细胞、淋巴细胞与肥大细胞，且有研究发现肥大细胞在黏膜与肌层内有所不同，前者较大，其内组胺成分增多，且具有迁移能力。电镜下可见典型血管内皮细胞受损伴有基底膜及弹力组织的新生，并可以看到嗜酸性粒细胞及肥大细胞脱颗粒现象。炎性细胞可以浸润膀胱全层及肌肉神经组织，肌束及肌内胶原组织增多，严重的纤维化可以导致膀胱容量缩小。

三、临床表现

IC 多发生于 30 ～ 50 岁的中年女性，小于 30 岁者约 25%，18 岁以下罕见，亦可累及儿童。男性较少见，男、女患病比例为 1 ∶ 10。

本病发病较急，进展较快，但在出现典型症状后病情通常维持稳定而不会进一步加剧。即使不经治疗，有超过一半的患者会出现自然缓解的情况，但很快又会再次发作。

症状可分为膀胱刺激症状和疼痛症状两个症状群，主要表现为严重的尿频、尿急、尿痛等膀胱刺激症状和耻骨上区疼痛，也可有尿道疼痛、会阴和阴道疼痛，60% 患者有性交痛。疼痛十分剧烈，与膀胱充盈有关，排尿后症状可缓解。一些不典型的患者症状可表现为下腹坠胀或压迫感，月经前或排卵期症状加重。体格检查通常无异常发现，部分患者有耻骨上区压痛，阴道指诊膀胱有触痛。

患者膀胱刺激症状和疼痛症状两个症状群可同时具备，亦可只以一种为主。症状与其他的膀胱炎症相似但更顽固、持续时间更长。

四、诊断

间质性膀胱炎的诊断如上所述是一个排他性的诊断，需要排除很多症状相似的疾病。因而诊断比较困难。而不同的医师诊断的标准也可能不同，结果导致诊断上的混乱。基于此原因，美国 NIADDK 于 I987 年制定了 IC 的诊断标准，并于 1988 年进行了修订。

美国 NIADDK 的关于 1C 的诊断标准为：①膀胱区或下腹部、耻骨上疼痛伴尿频；②麻醉下水扩张后见黏膜下点状出血或 Hunner 溃疡。

全麻或连续硬麻下膀胱注水至 80 ～ 100cmH_2O 压力，保持 1 ～ 2min，共两次后行膀胱镜检，应发现弥漫性黏膜下点状出血，范围超过三个象限，每个象限超过 10 个，且不在膀胱镜经过的部位。应排除的情况：①清醒状态下膀胱容量大于 350mL；②以 30 ～ 100mL/min 注水至 150mL 时无尿意；③膀胱灌注时有周期性不自主收缩；④症状不超过 9 个月；⑤无夜尿增多；⑥抗生素、抗微生物制剂、抗胆碱能或解痉剂治疗有效；⑦清醒时每天排尿少于 8 次；⑧ 3 个月内有前列腺炎或细菌性膀胱炎；⑨膀胱或下尿路结石；⑩活动性生殖器疱疹；该诊断标准过于严格，使临床上 60% 的患者不能满足 NIADDK 的诊断标准。Hanno 等对一组 IC 患者分析后发现，269 例患者中只有 32% ～ 42% 符合 NIADDK 的诊断标准。而 Schuster 则认为儿童 IC 患者并非罕见。常用的膀胱镜检查、麻醉下的膀胱水扩张，作为诊断的“金标准”，亦非绝对。一项前瞻性研究显示，该项检查敏感性在 IC 中为 42%，而在正常对照中阳性率高达 45%。即使患者有典型 IC 症状，麻醉下膀胱水扩张也不一定能发现典型的瘀斑。

因而临床上诊断需依靠病史、体检、排尿日记、尿液分析、尿培养、尿动力学、膀胱镜检查及病理组织学检查来综合评估。

基于膀胱黏膜屏障破坏是间质性膀胱炎发病机制的假说，Parsons 提出了一种筛选和诊断 IC 的方法钾离子敏感试验 (PST)，方法是分别用无菌水和 0.4mmol/L 钾溶液行膀胱灌注，并记录尿路刺激症状的程度。正常人由于有完整的 GAG 层保护不会出现症状，IC 患者因为 GAG 层缺陷，钾离子透过移行上皮，到达深层组织，产生刺激症状和毒性反应。PST 阳性率为 75%，操作简单且几乎无损伤，有较大应用价值，但仍有 25% 的患者不能检出，且假阳性率较高，因而其应用价值存在许多争议。急性膀胱炎和放射性膀胱炎患者其膀胱上皮的通透性均增加，可产生阳性反应。

人们还希望能找到类似肿瘤标记物样的 IC 标记物 Erickscm 等在同一组人群中检测了多种尿标志物，他们认为目前只有糖蛋白 51(GP51) 和抗增殖因子 (AFP) 能完全区别 IC

和正常对照 3 对符合 NIDDK 诊断标准的 IC 患者，GP51 和 AFP 具有较高的敏感性和较强的特异性，但是对于临床上不符合 NIDDK 诊断标准的患者，仍需做进一步的研究。GP51 和 AFP 有可能成为 IC 的诊断标志物。

Parsons 设计了盆腔疼痛与尿急尿频症状评分系统 (PUF)，PUF10 ～ 14 者 PST 阳性率 74%，PUF ≥ 20 者 PST 阳性率达 91%，因此 PUF 也可作为 IC 筛选的有效工具。

五、治疗

间质性膀胱炎的治愈非常困难，应向患者说明治疗的目的只是缓解症状，提高生活质量，很难达到完全缓解和根治。每一种治疗方法并非适用于所有的患者，几种方法联合应用可取得较好的效果。治疗间质性膀胱炎应该是越早越好。

（一）饮食调节

饮食调节是最基本的治疗方法，IC 患者应以清淡饮食为主，避免刺激性食物和饮料，对食物过敏的患者尤为重要。但并非所有的患者都有食物过敏史，且过于严格的饮食控制可能导致营养不良。因此饮食调节的治疗方案应该个体化。

（二）口服药物治疗

1. 抗组胺药物

由于间质性膀胱炎的膀胱壁上有肥大细胞增多趋势，释放炎症物质引起疼痛，因此可以使用抗组胺药物来加以抑制抗组胺药物一般用于发病初期，或是严重的急性期，可以得到迅速解除疼痛的效果。羟嗪是一种 H1 受体阻滞剂，能够抑制肥大细胞和神经细胞分泌，有镇静与抗焦虑作用。开始剂量 25mg，睡前服用，一周后增加至 50mg，1 个月后若无不良反应则白天另加服 25mg。不良反应有全身软弱、嗜睡、急性尿潴留孕妇与精神抑郁者不用此药。症状消失后停药数日或 1 个月后可以复发，故应每晚服 25mg 作维持量。

2. 抗抑郁药物

抗抑郁药物对于膀胱放松，减少膀胱的紧张有帮助，因此患者可以得到在情绪上以及膀胱发炎反应上的缓解。

阿米替林是一种三环类抗抑郁药，用于治疗间质性膀胱炎，作用机制有：①阻断触突前神经末梢对去甲肾上腺素及 5- 羟色胺的再摄取，并阻滞其受体，可达到镇痛目的；②阻滞 H1 受体有镇静抗炎作用；③对抗胆碱与兴奋 β- 受体，可以降低膀胱逼尿肌张力。初始剂量为 25mg，睡前服，3 周内逐渐增加到 75mg(每晚一次)，最大可至 100mg。

3. 钙通道阻滞剂

钙通道阻滞剂可以松弛膀胱逼尿肌及血管平滑肌，改善膀胱壁血供硝苯地平开始剂量为 10mg，每天 3 次；若能耐受，可缓慢增加到 20mg，每天 3 次。血压正常者服用缓释剂型，血压不易下降与波动，疗程为 3 个月，疗效约 1 个月后出现。

4. 阿片受体拮抗剂

盐酸钠美芬是一种新的阿片受体拮抗剂，可以抑制肥大细胞脱颗粒释放组胺、5-羟色胺、白三烯和细胞素等初始剂量从 0.5mg，1 天 2 次逐渐增加到 60mg，1 天 2 次。初期每周增加 2mg，到 3 个月后可每周增加 10mg。服药初期都有不良反应，失眠最常见，有恶心，可以自行消失。

5. 多硫戊聚糖钠

多硫戊聚糖钠是一种结构类似于 GAG 的药物，口服以后部分经尿中排出，有助于膀胱上皮结构与功能的恢复。推荐剂量 100mg，3 次 / 日；最大可至 600 ～ 900mg/d，大多数服药 3 个月内症状明显改善，并可持续 3 年，研究表明服用时间越长则疗效越好，症状越严重者比症状轻微者效果较好，治疗 3 年有 74% ～ 88% 的症状和整体反应改善率。不良反应少，主要是肠胃道反应，约有 5% 的患者发生脱发、腹痛、腹泻和恶心，禁用于有出血倾向和有抗凝治疗的患者。

6. 甲磺司特

抑制辅助 (性)T 细胞介导的过敏反应。每天 300mg，12 个月后明显增加膀胱容量，减少尿频和疼痛等症状。

7. 其他药物

还有糖皮质激素类药物、抗癫痫药物、抗胆碱药物，麻醉药、解痉镇静药等，一般联合应用，以增加疗效。

(三) 膀胱扩张及膀胱药物灌注

1. 膀胱扩张

在硬膜外麻醉或全麻下先行膀胱镜检查，然后向膀胱内以 80 ～ 100cmH_2O 压力注入盐水逐步扩张膀胱，持续 30 分钟。扩张之后，通常会有 2 ～ 3d 的强烈膀胱不适感，之后膀胱疼痛消失，尿频、尿急的症状也有较为明显的改善。此种情形乃由于膀胱以水扩张后对于位在膀胱壁上之感觉神经末梢所造成之破坏。

此方法既有助于诊断又可同时治疗，可使 30% ～ 50% 患者症状缓解，因而可作为药物以外治疗的首选。对膀胱容量小的患者效果更好，但多次扩张并不能进一步改善症状但经过几周之后此种神经又重新长出突触，患者便又恢复以前的下尿路症状。结合膀胱药物灌注，疗效会更好。

2. 膀胱内药物灌注

膀胱内灌注的优点有：直接作用于膀胱的药物浓度较高；不易经由膀胱吸收，全身不良反应少；且不经由肝、肠胃、肾的吸收或排泄，因而药物交互作用少。缺点有：导尿的并发症，如疼痛、感染等。常用药物有以下几种。

(1) 二甲基亚砜与肝素：二甲基亚砜 (DMSO) 具有抗炎、止痛、抑菌作用，可迅速穿透细胞膜。肝素可增强 GAG 层的保护作用，同时有抑制细胞增殖和抗炎、抗黏附作用。ATP 是膀胱损伤性神经递质，由膀胱扩张后上皮细胞伸张时激活释放来传递膀胱感觉，在间质性膀胱炎时，ATP 释放增加，这个过程可以被二甲基亚砜与肝素阻断。故可以解释二甲基亚砜与肝素对间质性膀胱炎超敏症状的治疗作用，而且肝素比二甲基亚砜具有更加明显的剂量依赖效应。以 50% 二甲基亚砜 50mL 加生理盐水 50mL，每 2 周灌注一次，每次 15 分钟，疗程在 8 周以上。一组研究资料显示，经过治疗 2 个月后间歇 1 个月，试验组 93% 表现客观好转，53% 主观好转，相应地仅用盐水灌注的结果为 35% 与 18%。停止治疗复发率为 35% ～ 40%，再继续治疗有效，应在尿路感染被控制及行膀胱活检间隔一段时间后进行，除呼吸有大蒜味外没有其他不良反应。

肝素 25000U 加入生理盐水 10mL 膀胱灌注，每周 3 次每次保留 1 小时。许多患者治疗 4 ～ 6 个月后才出现疗效，没有出现不良反应，特别是没有出现凝血障碍。现在主张采用“鸡尾酒疗法”，溶液由 50%DMSO 50mL、NaHCO 310mL(浓度 75mg/mL)、曲安西龙 40mg、肝素 1 万～ 2 万单位配制而成膀胱灌注 30 ～ 50mL 溶液，保留 30 ～ 60 分钟后排空。

(2) 羟氯生钠：该药物以前是用来治疗膀胱结核，机制是通过其氧化作用使膀胱表面部分破坏。羟氯生钠灌注后所引起的膀胱表面愈合过程可以减轻患者的症状。0.4% 溶液是常用浓度，宜用时配制，因为疼痛刺激常需在麻醉下进行治疗。方法是 0.4% 羟氯生钠量约为膀胱容量的 50%，灌入后停留 5 ～ 7min 后抽出，如此反复 3 ～ 4 次，最后用生理盐水反复冲洗膀胱，灌注后数小时或数天患者尿痛与尿频症状会加重。不同作者建议治疗应间隔数周或数月。有效率约 50% ～ 70%，症状消失持续 6 ～ 12 个月。

(3) 卡介苗 (BCG)：BCG 造成明显黏膜剥落，作用机制仍尚未完全清楚，可能是经由强化免疫系统达成。BCG 目前尚未经 FDA 核准用于治疗 IC，但已进入临床试验。已有双盲及对照实验指出 6 个月时有 60% 缓解率 (对照组只有 27%)，而且有反应的患者到 2 年时仍有 89% 维持缓解。

(4) 透明质酸：透明质酸可用于暂时性修补缺陷的上皮黏膜 (GAG)，化学结构类似肝素。膀胱灌注的报告可解除 IC 的症状。目前正在美、加进行双盲对照实验，不良反应低。

(5) 硝酸银：以其杀菌、收敛、腐蚀作用治疗 IC，禁用于有输尿管反流者与近期内膀胱活检者。浓度 1/2000、1/1000、1/100、2/100 不等，1% 以上需用麻醉，每次量约 50 ～ 80mL，停留 2 ～ 10min，间隔 6 ～ 8 周。这种治疗随访一年仍有效的占 50%。

(6) 辣椒辣素与肉毒杆菌毒素：近年来有人认为使用辣椒辣素，或是 RTX 来抑制膀胱内神经传入纤维，有助于减少膀胱内的发炎反应，进而使得膀胱肌肉的发炎及膀胱挛缩的症状得到改善。但由于辣椒辣素以及 RTX 对于膀胱仍然具有相当程度的刺激作用，灌注时会有不舒适感，部分患者可能无法接受。因此在灌注时，可先在膀胱内灌注麻醉药来抑制膀胱的疼痛反应，再加上辣椒辣素或是 RTX 进一步进行 C 神经纤维的去过敏作用。使用的浓度以较低浓度 (8 ～ 10mmol/L) 为好，但需要多次治疗。

肉毒杆菌毒素过去用在膀胱过度活动症，注射在膀胱的肌肉里面，可以抑制肌肉的不稳定收缩，使得膀胱容量增大但有部分的患者逼尿肌的收缩力也会因此降低，因此也会产生排尿较为困难的短期后遗症。最近有报告使用肉毒杆菌毒素注射在膀胱黏膜下，发现这种治疗方法可以有效地抑制膀胱的感觉，使膀胱容量增大。但对于逼尿肌的收缩力仍然有抑制的效果使患者在治疗之后仍然具有排尿困难的并发症。

（四）外科手术治疗

如果患者已经变成慢性间质性膀胱炎同时其膀胱容量已经缩小至 150mL 以下，患者的下尿路症状又因为膀胱挛缩而变得十分严重时，可以考虑行膀胱切除手术或肠道膀胱扩大整形术。

1. 经尿道电切、电凝及激光治疗或膀胱部分切除术

适用于膀胱壁病变局限，特别是 Hunner 溃疡病变，但是这种病变比较局限的病例很少见。尽管术后症状可以得到改善，但是复发率也高。

2. 膀胱神经切断术

起初的神经切断术包括髓交感神经链切断术，腹下神经节切除术，髓前神经切断术，髓前外侧束切断术，神经后根切断术。因这些手术常会有会阴感觉神经切除术的后果和影响括约肌的功能，而且也未产生明显效果，因而被放弃。

3. 膀胱松解术

膀胱松解术优于其他神经切断术，是因为它不损伤膀胱底的感觉或括约肌的功能，可以安全地应用麻醉下能扩张膀胱到正常适当容量的患者。

4. 膀胱扩大成形术

膀胱扩大成形术不仅扩大了膀胱，而且置换了大部分病变的膀胱壁，膀胱病变部分切除应充分彻底，必须紧靠三角区与膀胱颈，使剩下的边缘仅够与肠管吻合。短期治疗效果较好，但有较高的复发率，最终需膀胱全切术。

5. 膀胱切除加尿流改道

在其他治疗方法失败后可应用膀胱全切及尿流改道术。

第三节　特异性膀胱炎

一、结核性膀胱炎

结核性膀胱炎是结核分枝杆菌所致的膀胱特异性炎症，多继发于肾脏结核，由肾脏内结核分枝杆菌下行感染致病，少数病例可由前列腺结核蔓延所致。

（一）病理

膀胱结核病变初始表现为膀胱黏膜充血水肿，结核结节形成，以患侧输尿管周围最为明显。以后逐渐蔓延到三角区和对侧输尿管口附近，甚至累及整个膀胱。随着病变的

逐渐发展，结核结节相互融合、干酪样化，并形成溃疡。溃疡表面可有坏死、出血，其边缘不规则成潜行性，与正常黏膜之间界限清楚。

（二）临床表现

结核性膀胱炎的症状实际上代表了泌尿系统结核的典型症状，其症状的轻重程度与病变本身的性质、侵犯的部位及组织损害的程度有关。

1. 膀胱刺激征

结核性膀胱炎的主要症状和早期症状，表现为尿频、尿急、尿痛。一般以尿频为初发症状，患者排尿次数逐渐增加，以夜间为甚，夜尿可由每晚 3 ～ 5 次逐渐增多到 10 ～ 20 次。在尿频的同时亦有尿急，必须立即排尿，否则难以忍受。尿频、尿急症状的发生早期主要是由于病肾侧的输尿管口或三角区有轻度的结核病变，以及由病肾排出带有结核分枝杆菌或脓细胞的尿液刺激膀胱所致。随着病变逐渐加重，如广泛形成黏膜溃疡、结核结节形成等时，尿频也随之加重，有时每小时需排尿数次，排尿终末尿道或耻骨上膀胱区有灼热感或疼痛感，以及排尿不净感。

2. 血尿

血尿一般发生于尿频、尿急、尿痛之后，主要是由于膀胱收缩排尿引起黏膜溃疡出血所致。多为镜下血尿或隐约可见的肉眼血尿，严重肉眼血尿并混有大量血凝块者比较少见。终末血尿多见，有时亦可表现为全程血尿。

3. 脓尿

尿液镜检可见大量的脓细胞。严重者尿液中可混有干酪样物质，呈现米汤样混浊。有时还可混有血丝或脓血尿。

4. 全身症状

当伴有全身性活动结核时，可出现结核中毒症状，如乏力、低热、盗汗和红细胞沉降率加快等。若病情发展到一侧肾结核和对侧肾脏严重积水时，可出现慢性肾功能不全症状。约 50% ～ 80% 男性患者可能合并生殖系统结核。

（三）诊断

膀胱结核患者大多数有肺结核或其他部位结核感染病史。若出现迁延不愈、常规抗生素治疗效果欠佳或症状加重的慢性膀胱炎患者，尿液检查有脓细胞且难以消除，而普通尿细菌培养阴性，尿 pH 提示酸性尿者，均应考虑是否存在膀胱结核。

结核性膀胱炎是泌尿生殖系统结核的一部分，因此诊断时除应了解膀胱结核本身的情况外，更应该对泌尿生殖系统进行全面的检查，同时应了解肾外结核感染状况。

1. 实验室检查

持续脓尿，普通培养无细菌生长或涂片亚甲蓝染色未见细菌，应首先考虑结核病。应用抗酸染色对 24h 尿沉渣进行检查，至少 60% 的病例可找到抗酸杆菌，但结果必须用阳性培养来加以确认。用晨尿进行结核菌培养，可以获得较高的阳性率。如果临床表现强烈提示结核病的存在，而培养结果为阴性，应重复进行尿液培养。血常规一般正常，重症患者可出现贫血。血沉常增快。

2. 影像学检查

(1) X 线检查：KUB 可显示肾脏、输尿管、膀胱区的钙化灶，但需与泌尿系统结石相鉴别。IVU 对诊断典型的肾结核以及了解双侧上尿路积水情况以及分侧肾功能有重要作用。膀胱造影可了解膀胱结核性挛缩的情况。

(2) CT 检查：CT 能清楚显示扩大的肾盏、肾盂空洞和钙化等集合系统的破坏以及膀胱缩小的情况，同时观察到肾盂、输尿管和膀胱壁纤维化增厚。膀胱结核早期 CT 表现为病变位于肾结核同侧的输尿管口及其附近，多累及输尿管内口、输尿管间嵴和输尿管口皱襞，有时可见膀胱壁结节、膀胱壁局部僵硬和略增厚，膀胱体积多无变化。中晚期膀胱结核 CT 扫描见患侧膀胱壁较大范围增厚、僵硬、平直，膀胱挛缩甚至膀胱腔闭塞等。CT 还可观察到膀胱周围的病变情况。

(3) 磁共振成像：临床上采用的磁共振尿路成像不仅能反映出尿路梗阻的部位，还能反映两侧肾脏功能。晚期泌尿系统结核表现为肾盏、肾盂变形，肾盏排列乱，肾实质内可有高信号脓腔，输尿管有扩张，膀胱腔缩小。

3. 膀胱镜检查

膀胱镜是确诊结核性膀胱炎的重要方法。膀胱镜可以观察膀胱黏膜病变程度，测量膀胱容积，发现膀胱挛缩，还可获得清洁尿液标本以进行检查。膀胱镜下典型的结核性膀胱炎病变表现为黏膜上形成结核结节或暗红色大小不等的溃疡面。这些病变开始在患侧输尿管口附近，但很快蔓延至膀胱三角区和其他部位。膀胱溃疡处肉芽组织偶被误诊为肿瘤，应取组织活检进一步确诊。输尿管病变严重时可以缩短、管口僵硬、被拉向外上方、管口的正常活动消失、出现高尔夫球洞样形状，这也是膀胱结核的一种典型改变。有时可见输尿管口喷出混浊尿液，或半固体状脓液。

(四) 治疗

对于绝大多数早期泌尿系结核患者，当肾结核得到有效治疗后，结核性膀胱炎多能得以恢复；但如果结核病变晚期已经引起膀胱挛缩、对侧肾积水、膀胱瘘等并发症，则需根据不同病情改变相应的治疗措施。

1. 一般治疗

治疗时应注意保持充分的营养摄入和休息。

2. 药物治疗

药物治疗适应证包括：①临床检查提示为早期肾结核合并结核性膀胱炎者；②其他部位有活动性结核暂不宜手术者；③手术治疗前后的抗结核药物治疗。

药物选择及使用方法具体可参见肾结核治疗。药物治疗期间，应定期作血尿常规、肝肾功能、血沉以及相应的影像学检查。

3. 手术治疗

随着有效抗结核药物的联合应用，结核性膀胱炎需行手术治疗的病例越来越少。

手术治疗包括结核肾的处理以及挛缩膀胱和对侧肾积水的处理。前者主要有病肾切除术、肾部分切除术和病灶清除术等；而后者主要有膀胱扩大术和输尿管膀胱再植术等。上述各种手术都必须等到抗结核药物治疗后确认膀胱结核痊愈时方可进行。

一般来说，肾功能正常、患者全身情况尚好者，则在抗结核药物配合下先行结核肾切除，待病情改善后再治疗膀胱挛缩、对侧肾积水。如肾积水严重，已发生肾功能不全或继发感染难以控制者，特别是对输尿管梗阻造成无尿者，则应先积极处理对侧积水肾，待肾功能好转或感染控制后再行病肾切除术。

（五）膀胱挛缩

膀胱挛缩是结核性膀胱炎晚期的严重并发症。膀胱结核性溃疡如果广泛侵犯膀胱肌层，引起膀胱肌层广泛纤维组织增生，使膀胱肌肉丧失舒缩能力，容量显著减少，形成膀胱挛缩，即小膀胱。

少数病例结核性溃疡严重时，可穿透膀胱全层，侵入及穿透其他器官组织，形成结核性膀胱阴道瘘、膀胱直肠瘘等。也有在膀胱顶部穿孔，尿液流入腹腔，形成急腹症。膀胱结核挛缩后，由于容量缩小，失去调节膀胱内压的能力，膀胱内压力经常处于相对增高的状态，因此易造成肾输尿管的积水和扩张。另外，膀胱结核形成的瘢痕组织可导致输尿管口狭窄；还有膀胱肌层纤维化，失去括约肌作用而使输尿管口张大和闭合不全，亦可使尿液回流到对侧肾脏引起积水或结核感染。这些情况可在膀胱病变的活动期出现，亦可在应用抗结核治疗，膀胱的结核病变趋向痊愈出现膀胱壁组织纤维化之后发生。

1. 临床表现

患者膀胱容量可缩小到 50mL 以下。尿频明显，每天数十次，或伴发急迫性尿失禁。夜间不能休息，严重影响生活质量。

2. 诊断

需要对全身情况及泌尿系结核情况进行全面评估，具体参见结核性膀胱炎的诊断。对膀胱容量过小或有严重膀胱刺激征者，避免膀胱镜检查。

3. 治疗

在全身抗结核治疗的基础上，改善患者营养状况和肾功能，待病情改善后，再进行膀胱挛缩、对侧肾积水的治疗。

膀胱挛缩治疗方法目前主要采用膀胱扩大成形术。手术目的是增加膀胱容量及顺应性，降低膀胱内压，避免上尿路功能损害，并获得良好的贮尿功能，提高患者的生活质量。

1899 年 Mikulicz 已经将膀胱扩大术应用于临床。目前膀胱扩大成形术的方法包括肠道膀胱扩大成形术、输尿管膀胱扩大成形术和膀胱自体扩大成形术。

膀胱扩大成形术可以扩大膀胱的容量和增加其顺应性，因此任何一段胃肠段均可作为扩大膀胱的材料。有学者推荐首选回肠用来增加膀胱的容量和顺应性，认为其行二次手术的发生率低于结肠和胃，同时回肠发生致命的并发症穿孔的概率也小于结肠和胃。但因回肠壁薄，如需经黏膜下隧道行输尿管再植术时，则结肠和胃是更佳选择。

Cartwright 和 Snow 最先在临床上应用膀胱自体扩大成形术。该手术方式操作简单、并发症少，能够有效扩大膀胱容量，而且一旦效果欠佳也可再次行其他方式的膀胱扩大术。不过，术后膀胱内膜易纤维化，膀胱容量减小，远期效果差。由于膀胱内膜表面无肌层覆盖，易发生插管所致的膀胱穿孔。

膀胱扩大成形术的并发症是主要包括酸碱及电解质紊乱、结石形成、穿孔和肿瘤形成等。

二、放射性膀胱炎

放射治疗是恶性肿瘤的主要治疗方法之一。放射性膀胱炎是盆腔恶性肿瘤放射治疗后的一种常见并发症。

（一）病因

放射性膀胱炎的发生与放疗剂量和持续时间密切相关。多数学者认为膀胱组织对射线的耐受量为 60Gy，超过此剂量易发生膀胱炎。此外，后装治疗腔内放射源位置不当、多盆野外照射同时行腔内治疗以及部分患者的膀胱对放射线耐受量偏低等也是导致放射性膀胱炎发生的原因。

放射性膀胱炎的发病时间差异较大，可能与设备剂量大小、个人膀胱敏感性不同以及防护措施的差异等有关。发生时间短者为放疗后数月，长者可到放疗后 10 ～ 20 年，但一般多发于放射治疗结束后 2 ～ 3 年。

（二）病理

放射性膀胱炎可分为急性和慢性两种类型。急性型出现于放射治疗后 4 ～ 6 周，慢性型发生于放射治疗后 3 个月～ 10 年。由于放射损伤防护的增强，近年来急性型放射性膀胱炎的发病率逐年降低。

放射性膀胱炎病变部位常见于膀胱后壁、三角区及其周围组织，因其靠近照射部位以及血液供应较少。膀胱黏膜表现为上皮脱落，浅表溃疡形成，表面被覆血性纤维素性炎性渗出物，其下方可见少许坏死和薄层肉芽组织；深部为大量增生的纤维组织伴玻璃样变，并累及肌层和外膜。部分血管内血栓形成，并有大量嗜酸性粒细胞、中性粒细胞、淋巴细胞及浆细胞浸润。

放射线所致急性黏膜水肿将导致毛细血管扩张、黏膜下出血、间质纤维化和完全平滑肌纤维化，进而弥漫性动脉内膜炎，使膀胱发生急性和慢性缺血晚期膀胱壁纤维化可导致膀胱容量严重减少，出现膀胱挛缩。

（三）临床表现

放射性膀胱炎的主要临床表现为突发性、持续或反复无痛性血尿，多伴有尿频、尿急等膀胱刺激征。尿中带有大小不等的凝血块，少数患者可因膀胱内血凝块堵塞尿道而出现排尿困难乃至尿潴留，患者可有明显下腹耻骨上膀胱区触痛。反复出血者可出现不同程度贫血，严重者出现双下肢凹陷性水肿，伴有细菌感染者时出现膀胱刺激征加重、发热及白细胞升高等。

晚期形成溃疡后，由于膀胱过度膨胀和机械作用可引起穿孔，可导致腹膜炎。膀胱壁溃疡破溃或肿瘤侵犯膀胱与邻近器官形成瘘管，如膀胱阴道瘘或直肠瘘此即放射性膀胱炎后期三大并发症：膀胱出血、溃疡穿孔、膀胱阴道或直肠瘘。晚期可出现膀胱挛缩和输尿管狭窄，如若输尿管远端受侵，发生狭窄可导致肾积水，两侧受侵且积水严重者可发展至尿毒症并导致死亡。

放射性膀胱炎按临床表现可分三度。①轻度：有膀胱刺激征状，膀胱镜见黏膜充血水肿。②中度：黏膜毛细血管扩张，血尿且反复发作，膀胱壁黏膜有溃疡形成。③重度：膀胱壁溃疡破溃穿孔形成膀胱阴道 / 直肠瘘。

（四）诊断

患者有明确的照射史，照射剂量在 60Gy 以上，放疗后发生膀胱刺激征及血尿等。膀胱镜检查可见膀胱后壁三角区及周围黏膜明显充血水肿，病灶区黏膜血管扩张紊乱，走行迂曲可呈怒张或团簇状，部分患者见坏死灶、弥漫性出血点及溃疡，少数患者可有团状隆起新生炎性肉芽组织。

膀胱内充满絮状物、膀胱三角区后及侧壁可见小结节。通过尿液细胞学检查、膀胱镜及影像学检查可以与膀胱肿瘤复发、转移相鉴别。

（五）治疗

20 世纪 70 年代以前，对于严重的出血性放射性膀胱炎多采用激光、冷冻或髂内动脉栓塞术等治疗方法但，因膀胱损伤病灶弥漫，故上述疗法的效果均不确切。现在多选择甲醛膀胱灌注、高压氧疗法治疗、超选择髂内动脉栓塞术等新疗法，取得了一定疗效。

1. 一般疗法

饮食中不摄入辣椒、茶、酒等刺激膀胱的食物补充液体以增加尿量并碱化尿液，可有效防止膀胱内血块形成堵塞膀胱。积极止血、抗感染等对症及支持治疗。轻度放射性膀胱炎患者采用支持疗法的有效率可达 70% 以上。

2. 清除膀胱内血块

膀胱出血较重者可留置导尿管进行间断或持续性膀胱冲洗，预防膀胱内血块形成。冲洗液中可加入纤维蛋白溶解抑制剂 6- 氨基己酸，控制难治性膀胱出血。更为严重者，可用 1% ～ 2% 明矾溶液、硝酸银、凝血酶和前列腺素等进行膀胱灌注，有一定止血作用。1% 铝铵溶液或铝的钾盐溶液持续冲洗膀胱可减轻局部水肿、炎症和渗出。

膀胱内血块形成后，多可通过管腔较粗的导尿管冲洗排出；若出血持续时间较长、出血量较大，已在膀胱内形成较大质韧或陈旧血凝块，可在局麻或硬膜外麻醉状态下经尿道粉碎血凝块并用 Ellick 膀胱冲洗器冲净。

3. 甲醛膀胱灌注

膀胱内甲醛灌注是控制放射性膀胱炎局部出血的一种有效治疗方法。其作用机制主要根据放射性膀胱炎为膀胱黏膜浅表性炎症，局部血管内皮细胞增生、管腔狭窄或闭塞致供血不足而发生黏膜的糜烂出血，当甲醛溶液灌注膀胱时，可使黏膜收缩、蛋白质变性凝固，形成一层保护膜，使糜烂的膀胱黏膜得以修复，从而达到止血的目的。此外，甲醛自身还具有较强的抗炎杀菌作用，亦有利于膀胱黏膜的再生修复。治疗时可选用 1% ～ 10% 的甲醛溶液进行膀胱灌注，常用浓度为 4% ～ 5%。

甲醛溶液灌注时对膀胱黏膜创面具有刺激作用，会使患者感觉较为剧烈的下腹痛和膀胱刺激征，这将影响甲醛溶液在膀胱内的保留时间，如应用膀胱黏膜表面麻醉和加强镇静镇痛作用可使甲醛灌注发挥更好的疗效。

4. 高压氧治疗

高压氧治疗是治疗严重出血性放射性膀胱炎的一种较新的方法。自 1985 年该疗法应用于出血性放射性膀胱炎的治疗以来，其疗效已得到广泛认可。高压氧治疗就是将患者置于高压氧舱内，在压力为 1.4 ～ 3.0 的条件下，吸入 100% 的氧，针对组织缺氧而进行的治疗。

高压氧治疗放射损伤作用在于高氧介导的神经血管再生、健康肉芽组织的生长、血管收缩控制出血以及免疫功能和伤口愈合能力的提高。高压氧治疗放射性膀胱炎的另一优点就是对膀胱的结构和功能没有明显的破坏作用。

一般认为，活动性病毒感染、顺铂或阿霉素治疗史和活动性肿瘤者是高压氧治疗的禁忌证。

5. 血管栓塞治疗

超选择性动脉栓塞能有效抑制膀胱难治性出血，有效率达 92%。栓塞疗法是应用吸收性明胶海绵等材料完全阻塞髂内血管来控制膀胱内出血的一种方法，但是长时间后由于侧支循环建立后可再次出血，因此远期疗效欠佳。如果能明确出血点，就可以用吸收性明胶海绵高选择性阻断髂内血管的分支血管以止血。若能直接栓塞一侧的膀胱上极或下极血管，则可获得更好的止血效果。

栓塞治疗最常见的并发症是臀部疼痛，还可能出现栓子回流入主动脉则可发生下肢动脉远端的栓塞和肢体障碍。此外还有报道一侧或双侧的髂内动脉栓塞可能引起膀胱壁坏死。因此，栓塞疗法仅用于一些出血严重经保守治疗失败而不能手术的患者。

6. 外科治疗

首选经尿道电切镜下膀胱电灼止血治疗，同时清除膀胱内的血凝块，保持膀胱空虚以缓解病情。对于某些严重病例，其他方法治疗无效、大出血无法控制危及患者生命者，必要时可行膀胱全切。

三、腺性膀胱炎

腺性膀胱炎是一种特殊类型的膀胱移行上皮化生性和(或)增殖性病变，由Vonlimbeck于1887年首次描述。腺性膀胱炎发病率为0.1%～1.9%，大多为乳头状瘤型或滤泡样型。

(一)病因

目前对腺性膀胱炎的病因、发病机制仍不完全清楚。多数学者认为腺性膀胱炎是膀胱移行上皮在慢性刺激因素长期作用下发生化生(转化为腺上皮)的结果。

1. 下尿路感染膀胱的慢性细菌感染

尤其是革兰氏阴性杆菌感染与腺性膀胱炎密切相关。临床上腺性膀胱炎好发于女性，与女性下尿路感染的高发病率相一致。长期、频繁的细菌感染可能是慢性膀胱炎发展为腺性膀胱炎的一个重要因素。有报道腺性膀胱炎也可能与人类乳头瘤病毒感染相关。

2. 下尿路梗阻或功能异常

各种原因引起的下尿路梗阻和功能异常是尿路感染最重要的易感因素，如膀胱颈肥厚、前列腺增生以及神经源性膀胱等，均可引起尿流不畅或易于反流，减弱尿液的冲洗作用，同时残余尿量增加则成为细菌生长的良好培养基。

3. 其他

膀胱内结石、息肉、肿瘤、泌尿系置管(双J管、造瘘管)和异物等的长期慢性刺激，可破坏膀胱黏膜的防御能力，有利于细菌感染。

腺性膀胱炎的发生可能还存在着维生素缺乏、变态反应、毒性代谢产物、激素调节失衡或特殊致癌物等因素的作用，共同导致腺性膀胱炎的发生和发展。而有学者认为腺性膀胱炎只是一种尿路上皮的正常变异现象。

(二)病理

腺性膀胱炎可能起源于Brunn巢。Brunn巢中心的细胞发生囊性变后可形成囊腔，管腔面被覆移行上皮，称为囊性膀胱炎(CC)。最后在囊腔内出现与肠黏膜相似的可分泌黏液的柱状或立方上皮，即称为腺性膀胱炎。囊性与腺性膀胱炎上皮有差异，前者含细胞外黏蛋白，后者含有细胞内黏蛋白。大多数病例中可见Brunn巢、囊性化和腺性组织转化同时存在。囊性与腺性膀胱炎实质上是同一病变的不同发展阶段，可统称为腺性膀胱炎或囊腺性膀胱炎。腺性膀胱炎的发生与发展是一个渐变的慢性过程：从正常膀胱黏膜－移行上皮单纯增生Brunn芽－Brunn巢－CC－CG。

腺性膀胱炎可分为四种组织学类型：①经典型(移行上皮型)：以Bnmn巢为特征；②肠上皮型：膀胱黏膜移行上皮的基底细胞呈慢性增生，并伸展至固有膜形成实心的上皮细胞巢，最后分化为颇似富含杯状细胞的肠黏膜上皮，其下通常没有泌尿上皮细胞；③前列腺上皮型：腺腔较大，内常含有PSA阳性的浓缩分泌物，类似于前列腺腺泡，腺上皮与间质之间有胶原样基膜；④混合型：可为尿路－腺上皮混合，或泌尿－前列腺上皮混合。此外，可同时出现鳞状上皮化生、数量不等的Bnmn巢以及不同程度的炎细胞浸润。

（三）临床表现

腺性膀胱炎好发于女性，成年人和儿童均可发病。临床表现无特征性，主要表现为尿频、尿痛、下腹及会阴痛、排尿困难和肉眼（或镜下）血尿。部分患者在抗感染治疗后肉眼血尿和尿白细胞可消失，但镜下血尿及尿频仍持续存在，常反复发作。由于久治不愈，患者生活质量下降，多伴有焦虑、抑郁、失眠等。体征可有耻骨上膀胱区压痛。

（四）诊断

成年女性，出现顽固性的尿频、尿痛和血尿时，应想到腺性膀胱炎的可能。应详细询问病史，了解发病原因或诱因；疼痛性质和排尿异常等症状；治疗经过和复发等情况。下列检查有助于明确诊断或查找病因。

1. 体格检查

体格检查的重点是泌尿生殖系统。男性直肠指诊偶可发现膀胱后壁质地变硬，同时前列腺按摩可获得前列腺液。女性应检查尿道外口有无解剖异常，有无妇科疾病（如宫颈糜烂）等。

2. 尿液检查

作中段尿的镜检、细菌培养和药敏试验。若普通细菌培养呈阴性，可采用L型菌高渗培养。必要时常规作尿沉渣细菌计数以及尿沉渣细菌镜检，可明显提高腺性膀胱炎患者尿路感染的检出率。尿细菌需重复多次。

3. 邻近器官感染的检查

男性应做EPS常规检查，了解是否有前列腺炎。特异性病原体的检查包括沙眼衣原体、溶脲脲原体、淋病耐瑟球菌、真菌、滴虫和病毒。女性应检查宫颈分泌物中是否有上述病原体。

4. 尿流动力学检查

尿流率检查可大致了解患者的排尿状况。若在临床上怀疑有排尿功能障碍，或尿流率及残余尿有明显异常时，可选择侵入性尿动力学检查以明确是否有下尿路梗阻或功能异常（如神经源性膀胱）。

5. 膀胱镜检查

膀胱镜检查及黏膜活检对诊断具有决定性意义。病变多位于膀胱三角区、膀胱颈和输尿管开口周围。肉眼观察可见病灶处膀胱黏膜粗糙不平，增厚、充血水肿，可呈较小的、多发性的及不规则的乳头状（或结节状）凸起，少数形成较大的孤立性肿块。重者可累及整个膀胱壁。

腺性膀胱炎在膀胱镜下可表现为：①乳头状瘤型：带蒂的乳头状增生物，表面充血水肿，蒂大小不等；②滤泡样（或绒毛样）水肿型：片状浸润型的滤泡状水肿隆起或绒毛状增生；③慢性炎症型：局部黏膜粗糙、血管纹理增多或模糊不清；④红润型：亦称为肠腺瘤样型。呈鲜红色占位性病变，有时外观疑为血凝块；⑤黏膜无显著改变型：黏膜大致正常。还有报道表现为孤立性息肉样腺性膀胱炎或肿块很大的“假瘤型囊性腺性膀胱炎”。

应注意与膀胱肿瘤相鉴别。腺性膀胱炎的乳头状肿物末端透亮，且无血管长入，表面光滑，蒂宽，且不呈浸润性生长，活检不易出血；而肿瘤则相反，乳头状瘤的末端不透亮，并常可见有血管长入。但最终确诊仍依赖活检。另外，可同时发现是否有膀胱颈抬高、膀胱憩室或前列腺增生等病变。

6. 流式细胞学

检查组织中的 DNA 含量，免疫组织化学检测分子指标 (如 P53) 的表达，可为腺性膀胱炎的病理诊断及临床分型提供参考。

7. 影像学检查

B 超和 CT 检查可显示膀胱内占位性病变或膀胱壁增厚等非特异性征象，与膀胱肿瘤很难区别。但 B 超作为非侵入性检查可提高腺性膀胱炎的早期诊断率和进行随访。静脉肾盂造影可了解膀胱内占位对肾功能的影响。

腺性膀胱炎容易发生误诊或诊断困难，还需与慢性膀胱炎、膀胱软斑病、间质性膀胱炎、化学性膀胱炎等相鉴别：

1. 膀胱腺癌

肠上皮型腺性膀胱炎 (特别是旺盛性或弥漫性) 易与肠型腺癌相混淆。鉴别要点：①腺性膀胱炎的间质黏液湖一般是局灶性的，其内一般没有漂浮细胞，腺癌的黏液湖多为广泛性的，常有漂浮的癌细胞；②腺性膀胱炎累及肌层为浅层局灶性和推挤式，而腺癌常浸润深肌层，为分割破坏式；③腺性膀胱炎的细胞异型性常为局灶性，程度亦比较轻，结构异型性不十分明显，腺癌结构和细胞异型性更明显；④腺性膀胱炎缺乏核分裂，腺癌核分裂多，亦可见病理性核分裂象；⑤腺癌可出现印戒样细胞，腺性膀胱炎无此表现；⑥腺性膀胱炎一般没有坏死，腺癌常有坏死；⑦腺性膀胱炎除肠型腺上皮外，还可见到泌尿上皮型腺样结构，腺癌通常没有。

2. Mullerian 源性腺性增生性病变

包括子宫内膜异位症、宫颈内膜异位症和输卵管内膜异位症，常发生在生育期女性，膀胱壁全层内有形态上呈良性的宫颈内膜腺体广泛浸润。Mullerian 腺异位主要发生在膀胱后壁，病变主要在肌层内，甚至可累及膀胱周围组织，腺性结构有柱状纤毛上皮。而腺性膀胱炎主要位于膀胱三角区和颈部，病变局限在固有层内，一般不累及肌层，腺性细胞巢周围可见泌尿上皮。

3. 肾源性腺瘤

肾源性腺瘤又称中肾样化生，是慢性炎症、结石或长期放置导管引起的一种局灶性或弥漫性化生性病变，常与腺性膀胱炎并存。其组织学特点是腺样结构通常小而一致，被覆单层立方状或鞋钉状上皮细胞，成小管状结构，与中肾小管很类似。而腺性膀胱炎的腺体一般比较大，常有囊状扩张，被覆上皮为复层尿路上皮。

4. 腺性膀胱炎与膀胱肿瘤的关系

目前大多数学者仍认为虽然腺性膀胱炎本身是一种良性病变，但也是一种具有恶变潜能的癌前病变，可能进展为癌。

从文献资料来看，确有腺性膀胱炎恶变的报道，但多发生于广泛肠上皮转化型、团块状、乳头状瘤样型或红润型等少见类型，而临床上更为常见的慢性炎症型及黏膜无显著改变型却罕见有发生恶变报道，这与腺癌的低发病率是相一致的（仅占膀胱肿瘤的0.5%～2%)。因此，有学者提出了将腺性膀胱炎根据膀胱镜下表现进行分型（低危型和高危型）的概念：低危型包括慢性炎症型、小滤泡型和黏膜无显著改变型。膀胱黏膜呈颗粒状凸凹不平、单个或数个小滤泡、小片绒毛样水肿、黏膜充血或血管纹理增粗增多。高危型包括乳头状瘤样型、大片绒毛样水肿型、实性团块瘤状、红润型（肠腺瘤样型）和广泛肠化生型。低危型基本没有癌变可能，不应视为癌前病变，但若慢性刺激因素持续存在，也可能发展为高危型；而高危型则存在较短时间内恶变的可能，应视为癌前病变。

（五）治疗

腺性膀胱炎病因复杂，病理改变多样，单一治疗方案效果差。应将病因治疗放在首位。对于低危型或是高危型腺性膀胱炎，应首先明确病因并消除相应的慢性刺激因素。低危型者去除病因后，膀胱内的局部病变可能自行消失；高危型者去除病因后才能防止复发。

低危型腺性膀胱炎基本没有恶变可能，但患者大多存在下尿路感染、梗阻等慢性刺激因素，应积极寻找并清除病因。单纯针对局部病灶的手术干预不仅不能改善患者的症状，且有可能使症状加重，复发率高，因此局部病变可暂不处理，但需定期随访。高危型腺性膀胱炎属于癌前病变，应积极进行手术治疗和化疗药物灌注，并密切随访。这种治疗方案可避免治疗不足与过度治疗，符合腺性膀胱炎的发病学及病理学特点。

1. 抗感染治疗

根据细菌培养及特检结果选择应用敏感药物，足量足疗程用药，控制膀胱慢性感染。有排尿不畅者可同时给予α- 受体阻滞剂（多沙唑嗪）缓解尿道内括约肌痉挛。

2. 病因治疗

去除引起下尿路感染的慢性刺激因素；根治慢性前列腺炎或妇科炎症，解除下尿路梗阻（膀胱颈肥厚、尿道肉阜、前列腺增生等）；治疗下尿路功能异常如神经源性膀胱（逼尿肌无收缩、逼尿肌外括约肌协同失调）；截瘫和尿流改道（耻骨上膀胱造瘘术）患者应充分引流尿液，及时更换引流管；矫正尿路畸形（处女膜伞、尿道口处女膜融合）；取出尿路结石或尽早去除泌尿系统内留置导管等。

3. 手术治疗

膀胱内局部病变的处理要根据患者的临床症状，病变部位、大小、形状以及所引起的并发症等采取不同的方法。

(1) 腔内手术：对于乳头状瘤样型、滤泡型、绒毛样水肿型，如果病变范围＜2cm，可经尿道行电切、电灼、气化、激光烧灼等处理。切除范围应超过病变部位1cm，深度达黏膜下层，术后药物膀胱灌注减少复发。手术注意事项同膀胱肿瘤电切术。

(2) 开放性手术：手术指征为：①膀胱多发性肿物，病变广泛、严重和弥散，且症状明显，非手术治疗或腔内治疗效果不好，仍多次复发者；②病变累及膀胱颈部，双输尿管开口或同时合并起源于双输尿管下段的肿物，引起明显的排尿困难，双肾积水，双肾功能减退者；③膀胱病变致膀胱容量明显变小，似结核样膀胱挛缩者；④高度怀疑或已有癌变者。可考虑作膀胱部分切除术或全膀胱切除术。

4. 膀胱内灌注药物治疗

适应证：①病变范围小，黏膜无显著改变，无梗阻的患者；②行电切、电灼、激光、手术切除不彻底的患者或术后预防治疗者；③多发性，范围广泛，膀胱容量尚可的患者。

所有用于表浅性膀胱癌术后膀胱灌注的药物均可用于腺性膀胱炎的灌注，主要有三类：①增加机体免疫力的药物：卡介苗、白细胞介素-2、干扰素等；②抗肿瘤类药物：丝裂霉素、噻替哌、羟喜树碱、5-FU等；③其他：1∶5000高锰酸钾溶液、2%硼酸溶液、类固醇等。手术方式配合药物膀胱灌注的综合治疗效果要明显优于单一治疗。

5. 其他治疗

有报道对腺性膀胱炎患者进行放射治疗(直线加速器)，或行膀胱三角区和膀胱颈部注射药物治疗，确切疗效有待进一步验证。

四、膀胱白斑

膀胱白斑是膀胱黏膜变异现象，可能为癌前病变。1861年Rokitansky首次报道此病。以往被认为是罕见病，多见于男性。近年来，随着腔内泌尿外科的发展、活检意识增强以及病理检查技术的提高，膀胱白斑病例数明显增多，一些学者发现其发病率较高，可能是常见病，且更多见于女性。

(一)病因

膀胱白斑的病因尚不明了，但与下尿路感染、梗阻及增生性病变关系紧密。膀胱白斑由膀胱移行上皮细胞化生而来。膀胱移行上皮细胞化生的原因有三种学说：①胚胎时期外胚层细胞残留；②对不适应刺激的反应；③细胞自身转化。

(二)病理

1. 光镜病理检查

膀胱黏膜鳞状上皮化生，可见细胞间桥，表面可见红色透明不全角化或角化物质。

传统病理分型将膀胱白斑分为增生型、萎缩型、疣状型。

(1) 增生型：绝大部分为此型；鳞状细胞可达10余层，深层棘细胞增生。棘细胞钉突伸长，表层细胞角化异常活跃。

(2) 萎缩型：较少见；其鳞状细胞仅 2 ～ 3 层，棘细胞减少，无钉突或钉突明显缩短，可与增生型同时存在。

(3) 疣状型：此型更少；膀胱黏膜鳞状上皮棘细胞钉突延长，可见明显角化不全、角化过度。临床所见萎缩型、疣状型极少。

近期研究发现膀胱白斑病理表现可分为 4 种类型。① 0 型：膀胱黏膜尿路上皮、鳞状上皮化生交错或单纯鳞状上皮化生，无角化层，基膜平直。上皮细胞约 2 ～ 18 层。② Ⅰ 型：膀胱黏膜鳞状上皮化生，可见角化层或不全角化层，基膜平直或稍弯曲；上皮细胞约 10 ～ 25 层。③Ⅱ型：膀胱黏膜鳞状上皮化生，有角化层，基膜明显弯曲。深入固有层上皮细胞约 14 ～ 45 层。④Ⅲ型：鳞状上皮化生，细胞层数明显增多，细胞增生活跃、排列紊乱、细胞核轻度异形。角化层明显，基膜乳头状弯曲，深入固有层；上皮细胞约 20 ～ 50 层。

2. 电子显微镜检查

表面由多层鳞状上皮细胞组成。胞核较幼稚，核仁明显，胞质内张力原纤维丰富，上皮细胞胞质内可见糖原储积，有的糖原颗粒散在分布，上皮细胞之间的间隙较宽，细胞表面均有丰富的指状突起，相邻细胞以指状突起相连，连接部位可见桥粒结构上皮基底部形成乳头状结构。

光镜及电镜分型病理形态、病变上皮厚度、细胞变异程度、基膜弯曲伸入固有层深度的上述变化情况客观反映了膀胱白斑的发生、发展过程。

（三）临床表现

膀胱白斑多见于中年女性，常因尿频、尿急、尿痛、血尿、下腹部不适就诊，常伴有多虑、失眠、精神抑郁、全身不适。可反复出现泌尿系感染、膀胱炎、尿道炎、阴道炎等，经抗感染治疗后症状缓解，但经常复发，可持续数十年。

膀胱白斑常与腺性膀胱炎、膀胱颈部炎性息肉、慢性膀胱炎、尿道处女膜融合症、尿道肉阜等合并存在，也可合并慢性滤泡性膀胱炎、膀胱癌等，需仔细检查确诊。

（四）诊断

膀胱白斑患者的临床表现缺乏特异性，与膀胱炎、尿道炎等无明显区别，常被误诊为泌尿系感染、结核、精神病等。尿常规可见镜下血尿，白细胞增多。尿细菌培养常为阴性。诊断主要依靠膀胱镜检筛检和病理检查确诊。

膀胱镜检查对诊断具有决定性意义。膀胱容量正常时，膀胱内尿液中可见大量脱落的上皮及角质蛋白碎片游动，呈现雪暴景象。膀胱内壁可见灰白或灰色斑状隆起，大小不等，单发或散在多发。病变主要位于膀胱三角区及膀胱颈部或两处相连成片，也可位于输尿管开口，但输尿管开口清晰，喷尿正常，很少引起梗阻。病变广泛者可波及膀胱大部乃至全部。单纯膀胱白斑为不规则成片白斑，病灶稍隆起，边界清楚，表面粗糙，外形不规则，呈海星样向周围延伸，表面有时可见活动性出血点，白斑部血管纹理随角化层厚度增大逐渐减少或消失。常见膀胱颈部及尿道充血，可合并腺性膀胱炎、膀胱颈部炎性息肉等。合并腺性膀胱炎时，为散在粒状及小片状直径约 3 ～ 5mm 白色斑点。

根据膀胱镜影像系统显像特点可将膀胱白斑分为以下 4 型。

1. 充血型

膀胱黏膜表面粗糙、间有小红点，血管纹理增多、增粗，呈膀胱炎样改变。

2. 斑点型

膀胱黏膜表面粗糙，间有白点或小片状白斑，白斑边界不清，血管隐约可见，其旁 1 ～ 2cm 膀胱黏膜间有小红点。

3. 薄斑型

膀胱黏膜表面粗糙，覆盖薄层白斑，其边界欠清，血管纹理消失，白斑旁 1 ～ 2cm 膀胱黏膜粗糙，间有小红点。

4. 厚斑型

膀胱黏膜表面覆盖厚层白斑，表面明显凹凸不平，边界清晰，血管纹理消失。白斑旁 1 ～ 2cm 膀胱黏膜粗糙，间有红点。

应取病灶组织做常规病理检查，有条件者进一步做电子显微镜检查。

膀胱白斑诊断标准如下：①临床表现：间断反复出现尿频、尿急，或伴尿痛、血尿，下腹部不适、疼痛；②膀胱镜检：发现边界清晰的膀胱黏膜白色斑块，其上血管纹理明显减少或消失；③病理检查：膀胱黏膜鳞状上皮化生，表层上皮不全角化或出现角化；④病理检查：膀胱黏膜鳞状上皮化生，表层上皮无角化；⑤电子显微镜检查：膀胱黏膜鳞状上皮化生，胞核幼稚，胞质内张力原纤维较丰富，连接部位可见丰富的桥粒结构。同时符合上述 5 条或符合第②、③条或符合第②、④条、符合第②、⑤条者，即可确诊。

（五）治疗

根据有无明确的诱发因素，膀胱镜检查、病理检查、电子显微镜检查分型，伴发的基础疾病及病变的部位、范围等选择合适的治疗手段。

根据膀胱白斑病理分型、电子显微镜检查分型不同可考虑选择下列治疗方式：0 型膀胱白斑细胞变异程度较轻，可随访观察；Ⅰ型可考虑抗感染，对症处理，定期复查；Ⅱ型可手术治疗；Ⅲ型患者鳞状上皮细胞增生活跃，可见细胞核轻度异型，需及时手术，术后可进行单次膀胱灌注化疗。

1. 一般治疗

控制膀胱刺激征，可用 M 受体拮抗剂、α 受体阻滞剂等。对明显神经衰弱、睡眠差及夜间尿频较重者可用镇静、抗焦虑药物。

2. 病因治疗

去除诱发因素，治疗基础疾病。积极抗感染治疗，处理泌尿系结石，解除尿路梗阻。手术矫正尿道外口畸形，切除尿道肉阜，经过这些治疗后，病理分型为 0 型、Ⅰ型患者经上述治疗部分可自愈。

3. 手术治疗

膀胱内局部病变的处理要根据患者的临床症状，病变部位、大小，病理分型以及所引起的并发症等采取不同的方法。

(1) 腔内手术：经尿道膀胱白斑电切术是病理分型Ⅱ型、Ⅲ型膀胱白斑局部病变的主要治疗方法。电切的范围为可见膀胱白斑及其周围 2cm 正常的膀胱黏膜，由于膀胱白斑病理改变限于黏膜层，所以切除的深度达到黏膜下层即可。

(2) 开放手术：膀胱黏膜病变广泛、症状严重、病变增生活跃、高度怀疑恶变或有恶变的患者，可行膀胱部分切除术或者膀胱全切术，但应慎重。

4. 膀胱灌注化疗

病理分型 D1 型患者膀胱病变电切术后可进行单次膀胱灌注化疗。

所有患者应该注意监测，定期随访，发现复发需及时治疗，如发现恶变则按膀胱癌处理。

五、膀胱淀粉样变性

淀粉样变性是多种因素诱发糖蛋白复合体沉着于组织中的一种代谢疾病。膀胱淀粉样变性病多见于老年人，常为全身性淀粉样变性病的一部分，仅 25% 患者为原发性膀胱淀粉样变性。

(一) 病因

淀粉样变性系一种嗜伊红、透明均质、无细胞结构的糖蛋白复合物 (称淀粉样蛋白)。泌尿系淀粉样变性 50% 发生于膀胱，肾盂及输尿管各占 25%。原发性膀胱淀粉样变性的病因尚不清楚，可能与机体免疫功能异常有关。泌尿系长期的慢性感染或反复的黏膜及黏膜下层的炎症导致浆细胞的逆流，浆细胞分泌产生免疫球蛋白，通过蛋白水解作用的变性形成不溶性纤维，沉着于膀胱肌层中。

(二) 病理

病理特点主要是病灶部位黏膜固有层及黏膜下结缔组织内有 HE 染色均匀或不均匀红染的无结构物质，有时可累及血管壁和膀胱肌层，刚果红染色阳性。

(三) 临床表现

临床表现常与膀胱移行上皮肿瘤相似，首发症状为无痛性肉眼血尿或不同程度的间歇性血尿，其次是膀胱刺激征。这与病变部位淀粉样物质沉着，血管壁僵硬，弹性差，不易收缩止血及膀胱黏膜灶性坏死有很大关系。

(四) 诊断

膀胱淀粉样变性发病年龄为 60 ～ 80 岁，其临床表现与膀胱肿瘤非常相似。B 超检查对了解病变的部位和范围有一定帮助。膀胱镜检查可见病变多在两侧壁及后壁，膀胱黏膜局灶性隆起、广基无蒂的肿块或多发花蕾样改变，中央部可呈灰白色或淡黄色，质地较硬，弹性差，可伴有渗血及膀胱黏膜灶性坏死。有人认为病变界限清楚，周围黏膜光滑，无血管怒张和充血对该病的诊断有一定的意义。

本病无论在发病年龄、临床表现和影像学检查及内腔镜检查上都极易与膀胱肿瘤相混淆，故最后需经病理及特殊染色确定诊断。病理检查若出现刚果红染色阳性，偏振光显微镜呈苹果绿双折光即可确诊。

（五）治疗

原发性膀胱淀粉样变性是一种良性病变，未见恶变或伴有膀胱肿瘤者，但易复发。治疗方法有经尿道电灼、经尿道电切除、部分膀胱切除和全膀胱切除术。治疗目的是清除病灶，止血和防止复发。

1. 手术治疗

经尿道电切是本病首选的治疗方法，对于局限性病灶（直径＜2.5cm）尤其适合。对范围较大的局限性病变以及经尿道电切除术十分困难的部位（如膀胱顶部）可行膀胱部分切除术；对直径＜1.5cm 的多发性病变者可采用激光治疗；尽量避免行全膀胱切除术。如经过上述方法出血还难以控制，则可行全膀胱切除，尿流改道或代膀胱术以达到根治的目的，但全膀胱切除对患者生活质量影响较大，需谨慎考虑。

2. 药物治疗

二甲基亚砜(DMSO)具有止痛、抗感染、利尿、膜渗透和降解淀粉样纤维蛋白的作用，可用 50%DMSO 对患者进行每次 50mL，总疗程 3～6 个月的隔周膀胱灌注治疗。除长期膀胱灌注后排出液有大蒜气味外，目前尚未发现其他严重的不良反应。DMSO 膀胱灌注是目前治疗膀胱内广泛膀胱淀粉样变及预防复发较为理想的治疗方案，如有条件，可以作为经尿道电切以后的辅助治疗方案。原发性膀胱淀粉样变性是一种良性病变，未见恶变或伴发膀胱肿瘤者，但易复发。患者无论进行何种治疗，都要进行长期的随访。

六、出血性膀胱炎

出血性膀胱炎是指因各种损伤因素对膀胱产生的急性或慢性损伤，导致膀胱弥漫性出血。出血性膀胱炎是肿瘤患者接受抗癌治疗过程中较常见的并发症，多由抗癌药物的毒性或过敏反应、盆腔高剂量照射引起的放射性损伤以及病毒感染等引起。

（一）病因

1. 药物毒性反应

部分抗癌药物可直接或间接刺激膀胱黏膜上皮，引起出血性膀胱炎。这种毒性作用，不但与药物作用时间和浓度呈正相关，而且与给药途径及方法关系密切。环磷酰胺和白消安联合化疗引起膀胱炎的危险性相对更高。甲喹酮、乌洛托品、避孕栓、苯胺和甲苯胺等长期或过量使用或接触也可以直接或间接地引起出血性膀胱炎。

2. 放射性损伤

盆腔全量放疗时约有 20% 的患者膀胱受累。放射线对膀胱的急性损伤首先是膀胱黏膜的炎症改变，其次引起黏膜糜烂、溃疡或坏死出血。

3. 药物过敏反应

如青霉素类、达那唑（一种人工合成的类固醇）。

4. 病毒感染

Ⅱ型腺病毒感染可以引发膀胱刺激征及肉眼血尿。

5. 全身疾病

类风湿关节炎和 Crohn 病可并发系统性淀粉样变，膀胱的继发性淀粉样变可引起明显血尿。

（二）临床表现

血尿是出血性膀胱炎的典型临床表现，可分为以下两类。①突发性血尿：血尿突然发生，并伴有尿频、尿急、尿痛等膀胱刺激征，严重者又伴有贫血症状。膀胱镜检查可见膀胱容积变小，黏膜充血、水肿、溃烂或变薄，血管壁变脆，部分患者可见出血部位。②顽固性血尿：反复发作性血尿，或血尿持续，经久不愈。并常伴有尿频、尿急、尿痛等症状。

有时因反复出血、膀胱内形成凝块，或阻塞输尿管口，引起急性或慢性尿潴留。膀胱镜检查可见膀胱容积缩小，膀胱挛缩，膀胱壁弹性消失，黏膜充血水肿，溃疡坏死或血管扩张出血。

（三）诊断

出血性膀胱炎确诊前应做一系列基本检查，要注意排除肾、输尿管和膀胱结石、膀胱肿瘤等常见疾病。儿童出现膀胱刺激征而尿培养阴性时，则应考虑到病毒感染或误服对泌尿系统有毒性的药物，青年人出现血尿则要考虑到工作是否常接触有害的化学品，老年人出现血尿则要排除泌尿系统肿瘤或前列腺增生症。

一般情况下，为明确诊断，出现膀胱、尿路刺激征的患者，均需进行以下检查：①尿液检查：可有镜下血尿，甚至肉眼血尿；②膀胱镜检查：膀胱镜检查及活检是确定诊断最可靠的方法，可看到膀胱内有不同程度炎症改变，甚至可以看到出血部位，而两侧输尿管口却排出清亮的尿液；③肾功能指标检查：如肌酐、尿素氮、尿酸等的检查。

（四）治疗

不同原因引起的出血性膀胱炎治疗方法基本相同，首先是要制止出血，根据血尿的程度可选用下列方法。

1. 清除血块

这是治疗出血性膀胱炎的首要任务。若血块松软，可在病床旁进行，可留置管腔较大的多孔导尿管，用蒸馏水或盐水冲洗抽吸。若血块坚韧，大而多，则需行电切镜清除血块，电凝止血，膀胱内灌注药物止血。

2. 止血药的应用

(1) 局部用药。①凝血酶：1000 ～ 4000U 用蒸馏水或生理盐水 20 ～ 30mL 配成溶液，每 2 ～ 4h 膀胱内注射 1 次。多数患者经 2 ～ 3 次灌注后，出血即可得到控制。②硝酸银：用蒸馏水配成 0.5% ～ 1% 溶液，每 10 ～ 20min 向膀胱内灌注 1 次，有些患者需多次灌注，疗效优于六氨基己酸，能使 68% 膀胱出血停止。③去甲肾上腺素：用 8mg/100mL 去甲肾上腺素冲洗膀胱可制止出血，冲洗后血压可增高，脉搏加快，但不影响治疗，不损伤黏膜。④明矾：可用 1% 明矾持续点滴冲洗膀胱，达到最大效果的用量为 3 ～ 12L(平均 6L)，治疗平均需要 21 小时。明矾不被膀胱黏膜吸收，活检证明它不损伤移行上皮，其止血的机制是使毛细血管上皮的黏着物质硬固，因而血细胞和蛋白不会经毛细血管渗出，可减轻炎症。1% 明矾 pH 约为 4.5，若增加到 7，则会发生沉淀。对铝过敏的患者不能用此药冲洗。冲洗后血清铝不会增高，也不致因而引起脑病变。

(2) 全身用药：药物包括六氨基己酸、酚磺乙胺、卡巴克络，维生素 K 等，通过增强血小板黏附功能，或增强毛细血管对损伤的抵抗力，减少毛细血管通透性，使受伤的毛细血管端回缩而止血等来发挥作用。加压素 0.4U/min 的速度静脉滴注治疗膀胱大出血，曾收到明显的效果。

3. 冰水灌注或冷冻治疗

用冰水连续冲洗 24 ～ 48h，可以治疗放射性膀胱炎的出血。据报道，此法成功率 92%。冰水有收敛作用，可使血管收缩，蛋白凝固，故可止血。另外也可用冷冻探头在窥视下止血。

4. 动脉栓塞

膀胱和前列腺的严重出血可用髂内动脉分支栓塞加以控制，适用于病情危重者。放射和药物引起的膀胱出血常为弥漫性的，要栓塞一侧或双侧髂内动脉前支。最常见的并发症是臀肌缺血引起的间歇性跛行，常立即发生，数日后可自行消失。

5. 手术止血

只限于切开膀胱清除血块，电凝或用化学药品烧灼止血。若不能达到目的，则可行双侧髂内动脉结扎。

6. 高压氧治疗

由于高压氧可以提高血管损伤组织的修复能力，促使血尿停止。因此，有人采用高压氧来治疗因放、化疗引起的出血性膀胱炎。方法是：在高压氧舱中 3kPa 压力下，吸入 100% 氧气 90 分钟为 1 次治疗，每周 5 ～ 6 次，共 20 次。

7. 外部加压器

这是一种可缠于骨盆区进行充气压迫止血的器械，适用于血流动力学不稳定的盆腔急性大出血，曾用来治疗难以控制的膀胱大出血。据报道，该疗法的临床治疗效果较好。

对出血性膀胱炎的预防，要注意以下几方面：①避免因尿路梗阻而引起尿潴留（如前列腺肥大、膀胱结石等），减少环磷酰胺和异环磷酰胺对尿道的长期刺激；②化疗期间，注意水化及利尿，24h 最少补液 2～3L 以及静脉注射呋塞米等利尿剂；③在化疗过程中，注意选用泌尿系统保护剂巯乙基磺酸钠辅助治疗。推荐方法为开始化疗时给药 1 次，按 80mg/kg 计算，化疗后 4h 和 8h 各给药 1 次。④在放疗前或放疗期间应用对膀胱黏膜有保护作用的戊聚糖多硫酸钠，即使在膀胱炎出现以后应用，也可减轻症状和出血。⑤避免使用对膀胱黏膜有刺激的药物。

七、其他类型特异性膀胱炎

（一）皮革性膀胱炎

皮革性膀胱炎属罕见疾病，是一种由尿素裂解细菌引起的膀胱和集合系统黏膜皮革化的慢性炎症。棒状杆菌 D2 是目前公认的最主要的致病菌。长时间的泌尿系插管和继发的膀胱损害也是导致皮革性膀胱炎的一个重要因素。

病理学特征主要为溃疡坏死组织，含有钙化的斑块、斑块处 vonKossa 染色阳性。更深层可见炎性肉芽组织，内含有细菌集落、淋巴细胞、多形核细胞及小脓肿。肉芽肿性高碘酸－碱性复红染色物 Michaelis-Gutmann 小体。

临床主要包括排尿困难，尿道不适和肉眼血尿。患者尿中包含黏液、脓液或血液，发热只存在于 1/4～1/2 的患者。血尿、脓尿和结晶尿大多数呈碱性，在这种尿液中棒状杆菌 D2 培养的阳性率比较高。

诊断主要依靠膀胱镜和病理检查。膀胱镜下皮革性膀胱炎的膀胱黏膜呈弥漫性或局灶性的炎症改变，伴有溃疡及白色斑块形成；病变好发于膀胱三角区、膀胱颈及有过损伤的部位。

本病需与其他膀胱钙化疾病相鉴别。血吸虫性或结核性膀胱炎钙化主要位于肌层，黏膜表面钙化不明显。膀胱软斑症病变主要分布于膀胱的两侧壁，病理可见 Michaelis-Gutmann 小体。本病的治疗主要为抗感染治疗，膀胱镜下清除钙化斑；酸化尿液或化学溶解法。抗生素和尿液酸化的联合治疗需要持续数周。

（二）坏疽性膀胱炎

坏疽性膀胱炎病因尚未完全明了。外伤、全身感染以及放射线照射均可引起本病。主要原因是膀胱内持久性反复严重的感染，而又未得到合理的治疗所造成。常见的坏疽性膀胱炎致病菌有梭形杆菌、产气荚膜杆菌和奋森螺旋体等。

坏疽性膀胱炎的诊断：①病史上通常有外伤、强烈的化学刺激、放射性照射、全身感染等。特别是膀胱内有持久性的严重感染并有排尿不畅者应考虑此病。②临床症状如有并发上尿路感染或膀胱周围炎常有寒战高热及血常规增高。③尿内常可见絮状物。④尿液有腐臭味和氨气味；⑤ CT 显示膀胱腔缩小，膀胱形态固定；整个膀胱壁均匀增厚，内外侧壁毛糙，表示病变累及膀胱全层；增强显示CT值无明显增高，说明膀胱血运极差。⑥尿细菌培养多为阴性杆菌、链球菌。⑦因男性下尿路梗阻原因较多，致排尿困难使感染不易痊愈，致膀胱引起坏疽性改变的机会较多。

急性坏疽性膀胱炎的患者应与腹膜炎相鉴别，出现膀胱壁改变的患者应注意排除膀胱肿瘤。

坏疽性膀胱炎的治疗主要以手术治疗为主，并发有腹膜炎的患者更应及时手术，延迟处理可加重病情。

（三）气肿性膀胱炎

气肿性膀胱炎是以膀胱壁组织内出现气泡为特征，是膀胱急、慢性炎症罕见的特殊类型。发病年龄多为青年以上，以女性多见。本病临床症状轻重不一，以感染症状合并气尿为特征。

1. 病因

各种原因致细菌酵解葡萄糖或蛋白质产生的气体聚积于膀胱黏膜下，当气体量大时可溢至膀胱内或膀胱外周的浆膜下，膀胱腔内出现游离气体。导致气肿性膀胱炎的细菌类型有大肠埃希菌、肺炎克雷伯菌、产气肠杆菌、奇异变形杆菌、金黄色葡萄球菌、链球菌、产气荚膜梭状芽孢杆菌和白色念珠菌等。以产气杆菌感染多见，常发生于膀胱外伤后，特别是糖尿病患者。

发病诱因：①导尿操作时致尿道黏膜破损引起细菌感染最多见，老年糖尿病患者尤为常见，因低血糖昏迷后尿潴留留置导尿也可诱发；②继发于糖尿病神经源性膀胱、饮食紊乱及精神分裂症等；③继发性手术病变，如膀胱癌、膀胱部分切除术后、子宫全切术后卵巢转移癌、化脓性睾丸炎行切除术后、刮宫术后等。

2. 临床表现

本病表现为血尿、气尿、排尿困难、尿潴留、下腹部不适等，有的表现为压力性尿失禁。其症状多变，合并其他疾病时可以意识障碍、腹泻等伴随疾病的症状为首发症状。若膀胱穿孔可有相应症状，感染加重时可引起败血症，合并结石或上尿路积水时可出现相应影像学改变。基本体征为下腹部膨隆、触痛、叩诊鼓音。

3. 诊断

气肿性膀胱炎的诊断主要依据影像学检查。B超检查早期可见膀胱壁改变，之后可能因为气体较多而不能显示下腹部结构；X线腹部平片可见膀胱气液积聚现象；MRI检查对于伴上尿路积水或与其他情况鉴别时有重要意义；CT检查较其他影像检查敏感，应作为首选。CT检查可见膀胱体积增大，有液气平面，膀胱壁有泡状气体影，膀胱壁外周可有气体带。膀胱镜检查可见全膀胱黏膜有弥漫性脓苔附着，黏膜层布满小气泡，以镜挤压气泡可呈“沼泽样”释放气体。另外，血白细胞升高，尿常规检查有白细胞及红细胞，尿细菌培养阳性，均对诊断有提示意义。

4. 治疗

气肿性膀胱炎的早诊断、早治疗十分重要。引流尿液、控制感染是治疗的基本环节。可行尿液细菌培养及药敏试验，根据结果给予细菌敏感的抗生素；应密切观察患者生命体征，预防败血症或毒血症的发生；注意尿糖、尿酮体和血糖水平，预防糖尿病酮症酸中毒；冲洗膀胱对引流膀胱、减轻毒素吸收非常有效，注意防治膀胱穿孔等并发症；若出现其他相关腹泻等并发症时，应积极处理。膀胱黏膜下及周围气体不需要特殊处理，等血糖和感染控制后自然会消失，但要保持尿管通畅。

(四) 黄色肉芽肿性膀胱炎

黄色肉芽肿性膀胱炎 (XC) 是一种病因不明的罕见的慢性非特异性炎性疾病，因病变内含有黄色瘤细胞 (泡沫细胞) 而得名。1985 年 Walther 等作了首例报道。本病发病可能与脐尿管病变有关。XC 可发生于任何年龄，成年人多见，女性多于男性。

1. 病理

病理改变可表现为弥漫型或局限型。典型表现：①肿块表面因溃疡使膀胱黏膜上皮部分缺如或完全消失；②膀胱壁层有明显破坏，基膜下血管扩张，间质水肿；③肌层内可见大量黄瘤细胞、多核巨细胞、非特异性炎性细胞 (淋巴细胞、浆细胞、嗜酸性粒细胞及少许中性粒细胞)，并见出血及浆液渗出。

2. 诊断

本病临床表现缺乏特异性，可表现为下腹部持续性钝痛，伴尿频，尿急，尿痛，有或无肉眼血尿。体检可以在膀胱区偏右侧可触及肿块，表面多光滑，有压痛。患者既往常有尿路感染史，常存在着结石、尿路梗阻或内分泌的改变。

尿液培养可找到大肠埃希菌或变形杆菌，以变形杆菌多见。

影像学检查缺乏特异性。B 超主要声像特点有：①肿块好发于膀胱顶部及侧壁；②肿块较大，表面欠平滑，基底部宽，周边累及面广，与膀胱壁界线模糊，局部膀胱壁层次不清；③肿块呈实性中等或略高回声，较均质；④ CDFI 示肿块内血流丰富，认为与基膜下毛细血管扩张的病理改变有关。

CT 或 MRI 检查，表现为膀胱顶壁和 (或) 侧壁实性较均质肿块，边界模糊，形态不规则，液化坏死较少见；与膀胱壁界线模糊，局部膀胱壁增厚、层次不清；增强扫描呈轻度强化。

本病注意与膀胱癌、腺性膀胱炎以及脐尿管病变鉴别。①膀胱癌好发于三角区及侧后壁，顶部极少见，结合典型的临床表现和 B 超声像图特征不难鉴别；②腺性膀胱炎病理上表现为病变局限于黏膜层及黏膜下层，不引起肌层改变，临床上分为弥漫型和局限型，B 超声像图较易做出鉴别，而黄色肉芽肿性膀胱炎可累及肌层，使膀胱壁层次模糊或显示不清，可作为两者鉴别的依据，膀胱镜活检加以明确诊断；③间质性膀胱炎和黄色肉芽肿性膀胱炎均好发于膀胱顶部，三角区极少见，临床表现亦相似，两者经病理组织学可以区分。

治疗上，以针对病因的保守治疗为主，并且积极对症处理。孤立性膀胱肿块时，可以行膀胱部分切除术。由于本病属炎性病变，故预后良好。

（五）血吸虫性膀胱炎

血吸虫性膀胱炎主要是埃及血吸虫病导致。本病可能诱发癌变，长期不愈或反复发生的膀胱黏膜溃疡可以形成息肉状病变、囊性或腺性膀胱炎的病变，最终可转化为膀胱黏膜的恶性病变（鳞状上皮癌）。患者年龄在 40 岁左右。

1. 病理

病变多见于膀胱三角区。血吸虫虫卵沉积在膀胱壁后首先引起肉芽肿损害，随后发生纤维化。发生在膀胱颈时，引起膀胱颈阻塞和膀胱壁病变，导致膀胱变形，产生憩室，亦可形成息肉。膀胱颈部或输尿管阻塞可引起肾盂积水，继发细菌感染。

2. 临床表现

早期症状为无痛性终末血尿，持续数月至数年，以后逐渐出现尿频、尿急等症状，继而可出现排尿困难。晚期患者可因膀胱挛缩、输尿管狭窄积水、肾功能低下而出现尿毒症。

3. 诊断

根据患者有接触埃及血吸虫病流行区疫水史与随之出现的血尿、膀胱刺激征以及其他泌尿、生殖系统症状体征时，应警惕本病的可能并需做进一步的检查。确诊本病是在尿液或患者体内的病变组织活检或病理切片检查时查到埃及血吸虫虫卵。

(1) 尿液检查：可在离心沉淀的尿液沉渣中检查到超过正常的红、白细胞，若检查到椭圆形带有端刺的虫卵时即可确诊此病。

(2) X 线检查：腹部平片有时可显示输尿管管壁和膀胱壁的线条状钙化，病变严重者呈现膀胱蛋壳状钙化和输尿管管壁的管条状钙化，偶尔钙化病变可累及肾脏。由于膀胱输尿管病变而引起梗阻时，平片上可因肾输尿管积水而显示肾脏肿大阴影与继发肾、输尿管、膀胱腔内的结石阴影。

静脉肾盂造影有时可因病变造成的肾功能损害而显影不良或延迟显影。在逆行或肾穿刺造影时可显示肾盂、肾盏扩张、积水，输尿管迂曲、扩张，下段输尿管有狭窄、梗阻发生，常常为膀胱壁内段狭窄，严重者可同时有输尿管下 1/3 段与输尿管膀胱壁段的狭窄梗阻。

膀胱造影时可呈现膀胱容量缩小；膀胱壁不整齐而出现结节状充盈缺损，膀胱壁僵硬。膀胱造影剂注射压力增大时可出现输尿管反流（由于膀胱挛缩致输尿管管口扩张呈洞穴状所致）。若有膀胱癌并存时可显示膀胱腔内较大的充盈缺损，此时可借助 B 超与 CT 检查进一步明确膀胱内占位病变的大小与浸润深度。

(3) 膀胱镜检查：早期可见膀胱黏膜的血吸虫虫卵损害，表现为膀胱黏膜与黏膜下层沉积的虫卵结节，呈灰白色沙粒状结节，结节周围的黏膜充血或苍白，多数结节聚集呈现膀胱黏膜与黏膜下的沙粒状斑块。病变早期好发在输尿管口、三角区与膀胱底部，严重时可波及整个膀胱壁，结节表面的黏膜破溃后可形成溃疡，溃疡的边缘不整齐，多数可合并感染而呈现周围黏膜充血水肿。晚期时，膀胱镜检查发现黏膜肥厚而形成小梁与假性憩室，膀胱壁僵硬、膀胱颈口缩窄、输尿管口缩窄而呈针孔状或向四周扩张而呈洞穴状，在排尿时可有尿液向病变的输尿管管口反流。

(4) 免疫诊断：应用 1 ∶ 8000 血吸虫成虫作为抗原的皮内实验液 0.03mL 作皮内试验，15 分钟后若皮试处形成的丘疹直径大于或等于 0.8cm 时可称为阳性反应，说明患过血吸虫病，因为药物治愈血吸虫病多年后的患者，其皮内试验仍可阳性，因此皮内试验不能作为评价治疗效果的检查。此外，由于感染血吸虫病患者体内存在特异性循环抗原、循环抗体与免疫复合物，因此可以应用检测免疫性疾病的方法检查患者体内的特异性循环抗原与抗体来诊断血吸虫病和判断血吸虫的治疗效果。

4. 治疗

(1) 药物治疗：病原治疗主要采用吡喹酮，总剂量为 60mg/kg，一日疗法，分 3 次口服。敌百虫具抑制胆碱酯酶作用，可使埃及血吸虫麻痹，因其价廉，在非洲仍在应用，剂量为 5 ～ 15mg/kg 口服，2 周一次，连服 2 剂，不适合于普治。尼立达唑，对埃及血吸虫病疗效好，成人日服 25mg/kg，分 3 次服，5 ～ 7 日为一疗程，治愈率可达 90% 以上。不良反应较多，主要有头痛、头昏、腹痛、厌食、恶心、呕吐、腹泻等，少数患者可出现局部或全身抽搐及精神失常，葡萄糖 6 磷酸脱氢酶 (G-6-PD) 缺乏者可出现溶血。

(2) 外科治疗：若发生膀胱颈口缩窄和输尿管开口处针孔状狭窄或输尿管膀胱壁段内狭窄时，可在电切镜下施行膀胱颈口切开术与输尿管管口切开术。对输尿管狭窄病变较广泛时，施行输尿管膀胱再植术有困难者，可施行回肠代输尿管术。若发生挛缩膀胱时，应施行回肠或结肠膀胱扩大术和回肠或结肠代膀胱术。发生恶变时按膀胱癌治疗。

预防：加强宣传教育。并做好水源、粪便、尿液管理和个人防护。

(六) 弓形虫性膀胱炎

本病的病原体是刚地弓形虫原虫，因其滋养体的形状而得名。以猫和猫科动物为其终末宿主和传染源，而中间宿主是人等。

1. 临床表现

(1) 全身表现：全身感染时，多有发热、贫血、呕吐、肝脾大、淋巴结肿大等。

(2) 膀胱病变：病原体侵犯膀胱黏膜后可导致常见的尿频、尿急、排尿困难及尿失禁等症状。

(3) 其他：中枢神经系被累及时，引起脑膜脑炎、脑积水和各种脑畸形，表现为抽搐、肢体强直、脑神经瘫痪、运动和意识障碍。

一般累及两侧眼球，导致眼球变小，畸形及失明。

2. 诊断

有宠物接触病史的患者发生上述临床表现者应考虑此病。CT 及 MRI 等影像学检查可见膀胱及精囊壁假性增厚。

膀胱镜检可见到膀胱内壁黏膜增生以致出现假性肿瘤样病变，结合活检可以确诊此病。

血清学检查是目前最常用的方法。常用方法有：①亚甲蓝染色试验：在感染早期(10～14d)即开始阳性，第3～5周效价可达高峰，可维持数月至数年。低效价一般代表慢性或过去的感染。②间接免疫荧光试验：所测抗体是抗弓形虫IgG，其出现反应及持续时间与亚甲蓝染色试验相仿。③IgM-免疫荧光试验：是改良的间接免疫荧光试验，感染5～6d即出现阳性结果，可持续3～6个月，适于早期诊断。如新生儿血清中含有抗弓形虫IgM，则可考虑先天性弓形虫病的诊断。④直接凝集反应：主要用于测抗弓形虫IgM，以1∶16凝集作为阳性，感染后5～6d则能测得阳性。

3. 治疗

先天性弓形虫病的预后的较严重，无论有无症状，都必须治疗。后天性感染凡有症状者也都需要治疗。目前的治疗主要以药物治疗为主。

目前常用药物有三种：①磺胺嘧啶和乙胺嘧啶并用：急性期可合并应用。磺胺嘧啶50～150mg/(kg)，分4次口服，乙胺嘧啶1mg/kg，分2次口服，经2～4d后将剂量减半，每天最大剂量不超过25mg。两种药合用疗程约2～4周。乙胺嘧啶排泄极慢，易引起中毒，发生叶酸缺乏及骨髓造血抑制现象，故用药时给叶酸5mg口服，每天3次，或醛氢叶酸5mg肌注，每周2次，并可给酵母片口服以减少毒性反应。②螺旋霉素(spiramycin)有抗弓形虫作用，且能通过胎盘，孕妇每天口服3g，脐带血中浓度高出3～5倍。有认为应用螺旋霉素可使胎儿先天感染减少50%～70%。本药对胎儿无不良影响，适用于妊娠期治疗。治疗方法常与磺胺嘧啶和乙胺嘧啶交替使用，20～30d为一疗程。先天性弓形虫病需用乙胺嘧啶-磺胺嘧啶2～4个疗程，每疗程间隔期为1个月，这时换用螺旋霉素治疗，剂量为100mg/(kg)，1岁以后可停止用药，待有急性发作时再重复治疗。③近来有报道复方磺胺甲噁唑对细胞内弓形虫特别有效，并容易通过胎盘，对胎儿弓形虫感染的疗效优于螺旋霉素。

预防：宜对免疫缺陷的小儿和血清学阴性孕妇进行预防。主要措施是做好人、畜的粪便管理，防止食物被囊合子污染。不吃未煮熟的肉、蛋、乳类等食物，饭前洗手。

（七）嗜酸细胞性膀胱炎

嗜酸细胞性膀胱炎(EC)是一种少见的与变态反应有关的膀胱炎，以膀胱黏膜大量嗜酸性粒细胞浸润为特征。EC由Brone于I960年首次报道。EC发病无性别差异，但男性发病率高于女性。

1. 病因

一般认为该病病因属于一种泌尿道过敏性疾病，如食物过敏、寄生虫、药物等所致。一些相关的危险因素有支气管哮喘、遗传性过敏性疾病、环境中的过敏原；某些化疗药物亦可致病，如丝裂霉素C、噻替哌。常与泌尿道某些疾病伴发(如膀胱癌)，少数可独立发生。

2. 病理

病变呈现多样性。尽管光镜下均表现为膀胱黏膜及肌层有大量的嗜酸细胞浸润，但肉眼或膀胱镜下则表现为红斑、水肿、溃疡、天鹅绒样改变，当发生增殖性损害时，可类似乳头状瘤或葡萄状瘤，病损类似胃肠道的嗜酸性肉芽肿。

3. 临床表现

EC 起病可为急性或亚急性，通常为慢性，其临床表现多种多样。患者多有血尿、脓尿，有时类似间质性膀胱炎、结核性膀胱炎或膀胱肿瘤的临床症状；也有尿常规正常，仅有膀胱刺激征，少见症状还有尿潴留、肾盂积水，少数并发于膀胱癌者可无症状。

4. 诊断

有过敏和哮喘病史，反复发作的慢性膀胱刺激征的患者应考虑此疾病。外周血检查可以发现嗜酸性粒细胞增多，尿检可有蛋白尿、血尿或脓尿。EC 患者膀胱镜检查为膀胱黏膜水肿、溃疡、红斑形成，并可伴有与肿瘤相似的广基息肉。其病理检查具有特征性改变，为富含嗜酸性粒细胞的炎性细胞浸润、纤维化、平滑肌坏死，有时伴有巨细胞出现。

嗜酸细胞性膀胱炎常易误诊断为膀胱肿瘤，单凭肉眼观察难以鉴别，活组织检查是唯一能鉴别的方法。

5. 治疗

大多数学者认为 EC 确诊后均应治疗。为了控制继发性感染，适当应用抗生素。可在病史中仔细寻找过敏源，并进行评价，在消除过敏原后进行脱敏疗法。口服或膀胱内灌注皮质醇以及应用抗组胺药也有效果。必要时给予中药协助治疗。

手术方法主要是经尿道息肉电切，切除息肉深度通常达肌层。若有严重肾积水，输尿管扩张、反流，可行膀胱全切，尿流改道。

EC 为良性病变，治疗效果佳，预后好，但可复发，偶尔亦可发展为恶性病变。

（八）巨细胞性膀胱炎

巨细胞性膀胱炎是指由巨细胞病毒 (CMV) 侵犯膀胱黏膜上皮而引起的一系列排尿功能病变。巨细胞膀胱炎的患者不常见，多见于合并 HIV 感染以及移植术后使用免疫抑制剂的患者。巨细胞病毒主要侵犯上皮细胞，可通过性接触传染，在人体内引起多种疾病，并可能与致癌有关，因而受到人们的重视。

1. 临床表现

巨细胞病毒感染者的临床表现因感染途径不同而异。巨细胞性膀胱炎患者除有一般巨细胞病毒感染者的全身表现，如发热和疲乏、血液中淋巴细胞绝对值增多，且有异型性变化、脾肿大和淋巴结炎、偶尔可发生间质性肺炎、肝炎、脑膜炎、心肌炎、溶血性贫血及血小板减少症等。泌尿系统症状包括膀胱区疼痛、出血性膀胱炎等相关表现，严重者甚至出现膀胱壁破裂。

2. 诊断

仅靠临床表现尚不能确诊。巨细胞病毒主要是侵犯膀胱深肌层，因而膀胱镜下无特异性改变，结合活检可在一定程度上辅助诊断。各种实验室手段，如病毒分离、电镜检查、抗体测定、免疫荧光或免疫过氧化物酶染色、瑞特－吉姆萨染色或帕氏染色(检查胞质或核内有无包涵体)等可在一定程度上有助于确诊本病。

3. 治疗

丙氧鸟苷有防止 CMV 扩散作用。如与高滴度抗 CMV 免疫球蛋白合用，可降低骨髓移植的 CMV 肺炎并发症死亡率，如出现耐丙氧鸟苷的 CMV 感染可选用膦甲酸钠，虽能持久地减少 CMV 扩散，但效果比前者差。国外研制 CMV 病毒活疫苗，能诱导产生抗体，但在排除疫苗的致癌潜能的问题上有待于进一步解决。

当出现需要外科介入的情况时(如膀胱破裂)则需行相关的外科干预。

第四节 膀胱结石

膀胱结石是较常见的泌尿系结石，好发于男性，男女比例约为 10:1。膀胱结石的发病率有明显的地区和年龄差异。总的来说，在经济落后地区，膀胱结石以婴幼儿为常见，主要由营养不良所致。随着我国经济的发展，膀胱结石的总发病率已显著下降，多见于 50 岁以上的老年人。

一、病因

膀胱结石分为原发性和继发性两种。原发性膀胱结石多由营养不良所致，现在除少数发展中国家及我国一些边远地区外，其他地区该病已少见继发性膀胱结石主要继发于下尿路梗阻、膀胱异物等。

(一)营养不良

婴幼儿原发性膀胱结石主要发生于贫困饥荒年代，营养缺乏尤其是动物蛋白摄入不足是其主要原因。只要改善婴幼儿的营养，使新生儿有足够的母乳或牛乳喂养，婴幼儿膀胱结石是可以预防的。

(二)下尿路梗阻

一般情况下，膀胱内的小结石以及在过饱和状态下形成的尿盐沉淀常可随尿流排出。但当有下尿路梗阻时，如良性前列腺增生、膀胱颈部梗阻、尿道狭窄、先天畸形、膀胱膨出、憩室、肿瘤等，均可使小结石和尿盐结晶沉积于膀胱而形成结石。此外，造成尿流不畅的神经性膀胱功能障碍、长期卧床等，都可能诱发膀胱结石的出现。尿液潴留容易并发感染，以细菌团、炎症坏死组织及脓块为核心，可诱发晶体物质在其表面沉积而形成结石。

（三）膀胱异物

医源性的膀胱异物主要有长期留置的导尿管、被遗忘取出的输尿管支架管、不被机体吸收的残留缝线、膀胱悬吊物、由子宫内穿至膀胱的Lippes环等，非医源性异物如发夹、蜡块等。膀胱异物可作为结石的核心而使尿盐晶体物质沉积于其周围而形成结石。此外，膀胱异物也容易诱发感染，继而发生结石。当发生血吸虫病时，其虫卵亦可成为结石的核心而诱发膀胱结石。

（四）尿路感染

继发于尿液潴留及膀胱异物的感染，尤其是分泌尿素酶的细菌感染，由于能分解尿素产生氨，使尿pH升高，使尿磷酸钙、铵和镁盐的沉淀而形成膀胱结石。这种由产生尿素酶的微生物感染所引起、由磷酸镁铵和碳磷灰石组成的结石，又称为感染性结石。含尿素酶的细菌大多数属于肠杆菌属，其中最常见的是奇异变形杆菌，其次是克雷白杆菌、假单胞菌属及某些葡萄球菌。少数大肠埃希菌、某些厌氧细菌及支原体也可以产生尿素酶。

（五）代谢性疾病

膀胱结石由人体代谢产物组成，与代谢性疾病有着极其密切的关系，包括胱氨酸尿症、原发性高草酸尿症、特发性高尿钙、原发性甲状旁腺功能亢进症、黄嘌呤尿症、特发性低枸橼酸尿症等。

（六）肠道膀胱扩大术

肠道膀胱扩大术后膀胱结石的发生率高达36%～50%，主要原因是肠道分泌黏液所致。

（七）膀胱外翻－尿道上裂

膀胱外翻－尿道上裂患者在膀胱尿道重建术前因存在解剖及功能方面的异常，易发生膀胱结石。在重建术后，手术引流管、尿路感染、尿液潴留等又增加了结石形成的危险因素。

二、病理

膀胱结石的继发性病理改变主要表现为局部损害、梗阻和感染。由于结石的机械性刺激，膀胱黏膜往往呈慢性炎症改变。继发感染时，可出现滤泡样炎性病变、出血和溃疡，膀胱底部和结石表面均可见脓苔。偶可发生严重的膀胱溃疡，甚至穿破到阴道、直肠，形成尿瘘。晚期可发生膀胱周围炎，使膀胱和周围组织粘连，甚至发生穿孔。

膀胱结石易堵塞于膀胱出口、膀胱颈及后尿道，导致排尿困难。长期持续的下尿路梗阻可使膀胱逼尿肌出现代偿性肥厚，并逐渐形成小梁、小房和憩室，使膀胱壁增厚和肌层纤维组织增生。长期下尿路梗阻还可损害膀胱输尿管的抗反流机制，导致双侧输尿管扩张和肾积水，使肾功能受损，甚至发展为尿毒症。肾盂输尿管扩张积水可继发感染而发生肾盂肾炎及输尿管炎。

当尿路移行上皮长期受到结石、炎症和尿源性致癌物质刺激时，局部上皮组织可发生增生性改变，甚至出现乳头样增生或者鳞状上皮化生，最后发展为鳞状上皮癌。

三、临床表现

膀胱结石的主要症状是排尿疼痛、排尿困难和血尿。疼痛可为耻骨上或会阴部疼痛，由结石刺激膀胱底部黏膜而引起，常伴有尿频和尿急，排尿终末时疼痛加剧。如并发感染，则尿频、尿急更加明显，并可发生血尿和脓尿。排尿过程中结石常堵塞膀胱出口，使排尿突然中断并突发剧痛，疼痛可向阴茎、阴茎头和会阴部放射。排尿中断后，患者须晃动身体或采取蹲位或卧位，移开堵塞的结石，才能继续排尿，并可缓解疼痛。

小儿发生结石堵塞，往往疼痛难忍，大声哭喊，大汗淋漓，常用手牵扯阴茎或手抓会阴部，并变换各种体位以减轻痛苦。结石嵌顿于膀胱颈口或后尿道，则出现明显排尿困难，尿流呈滴沥状，严重时发生急性尿潴留。

膀胱壁由于结石的机械性刺激，可出现血尿，并往往表现为终末血尿。尿流中断后再继续排尿亦常伴有血尿。

老年男性膀胱结石多继发于前列腺增生症，可同时伴有前列腺增生症的症状；神经性膀胱功能障碍、尿道狭窄等引起的膀胱结石亦伴有相应的症状。

少数患者，尤其是结石较大且有下尿路梗阻及残余尿者，可无明显的症状，仅在做B超或X线检查时发现结石。

四、诊断

根据膀胱结石的典型症状，如排尿终末疼痛、排尿突然中断，或小儿排尿时啼哭牵拉阴茎等，可做出膀胱结石的初步诊断。但这些症状绝非膀胱结石所独有，常需辅以B超或X线检查才能确诊，必要时做膀胱镜检查。

体检对膀胱结石的诊断帮助不大，多数病例无明显的阳性体征。结石较大者，经双合诊可扪及结石。婴幼儿直肠指检有时亦可摸到结石。经尿道将金属探条插入膀胱，可探出金属碰击结石的感觉和声音。目前此法已被B超及X线检查取代而很少采用。

实验室检查可发现尿中有红细胞或脓细胞，伴有肾功能损害时可见血肌酐、尿素氮升高。

超声检查简单实用，结石呈强光团并有明显的声影。当患者转动身体时，可见到结石在膀胱内移动。膀胱憩室结石则变动不大。

腹部平片亦是诊断膀胱结石的重要手段，结合B超检查可了解结石大小、位置、形态和数目，还可了解双肾、输尿管有无结石。应注意区分平片上的盆部静脉石、输尿管下段结石、淋巴结钙化影、肿瘤钙化影及粪石。必要时行静脉肾盂造影检查以了解上尿路情况，作膀胱尿道造影以了解膀胱及尿道情况。纯尿酸和胱氨酸结石为透X线的阴性结石，用淡的造影剂进行膀胱造影有助于诊断。

尿道膀胱镜检查是诊断膀胱结石最可靠的方法，尤其对于透X线的结石。结石在膀胱镜可一目了然，不仅可查清结石的大小、数目及其具体特征，还可明确有无其他病变，如前列腺增生、尿道狭窄、膀胱憩室、炎症改变、异物、癌变、先天性后尿道瓣膜及神经性膀胱功能障碍等。膀胱镜检查后，还可同时进行膀胱结石的碎石治疗。

五、治疗

膀胱结石的治疗应遵循两个原则，一是取出结石，二是去除结石形成的病因。膀胱结石如果来源于肾、输尿管结石，则同时处理；来源于下尿路梗阻或异物等病因时，在清除结石的同时必须去除这些病因。有的病因则需另行处理或取石后继续处理，如感染、代谢紊乱和营养失调等。

一般来说，直径小于0.6cm，表面光滑，无下尿路梗阻的膀胱结石可自行排出体外。绝大多数的膀胱结石均需行外科治疗，方法包括体外冲击波碎石术、内腔镜手术和开放性手术。

（一）体外冲击波碎石术

小儿膀胱结石多为原发性结石，可首选体外冲击波碎石术；成年人原发性膀胱结石≤3cm者亦可以采用体外冲击波碎石术。膀胱结石进行体外冲击波碎石时多采用俯卧位或蛙式坐位，对阴囊部位应做好防护措施。由于膀胱空间大，结石易移动，碎石时应注意定位。较大的结石碎石前膀胱需放置Foley尿管，如需作第2次碎石，两次治疗间断时间应大于1周。

（二）腔内治疗

几乎所有类型的膀胱结石都可以采用经尿道手术治疗。在内镜直视下经尿道碎石是目前治疗膀胱结石的主要方法，可以同时处理下尿路梗阻病变，如前列腺增生、尿道狭窄、先天性后尿道瓣膜等，亦可以同时取出膀胱异物。

相对禁忌证：①严重尿道狭窄经扩张仍不能置镜者；②合并膀胱挛缩者，容易造成膀胱损伤和破裂；③伴严重出血倾向者；④泌尿系急性感染期；⑤严重全身性感染；⑥全身情况差不能耐受手术者；⑦膀胱结石合并多发性憩室应视为机械碎石的禁忌证。

一般采用蛛网膜下腔麻醉、骶管阻滞麻醉或硬膜外麻醉均可，对于较小、单发的结石亦可选择尿道黏膜表面麻醉。小儿患者可采用全身静脉麻醉。手术体位取截石位。

目前常用的经尿道碎石方式包括机械碎石、液电碎石、气压弹道碎石、超声碎石、激光碎石等。

1. 经尿道机械碎石术

经尿道机械碎石是用器械经尿道用机械力将结石击碎。常用器械有大力碎石钳及冲压式碎石钳，适用于2cm左右的膀胱结石。如同时伴有前列腺增生，尤其是中叶增生者，最好先行前列腺切除，再行膀胱碎石，两种手术可同时或分期进行。

机械碎石有盲目碎石和直视碎石两种，盲目碎石现已很少使用，基本上被直视碎石所取代。直视碎石是先插入带内镜的碎石钳，充盈膀胱后，在镜下观察结石的情况并在直视下将碎石钳碎操作简便，效果满意且安全。

由于膀胱结石常伴有膀胱黏膜的充血水肿，若碎石过程中不慎夹伤黏膜或结石刺破黏膜血管，有可能导致膀胱出血。因此，碎石前必须充盈膀胱，使黏膜皱褶消失，尽量避免夹到黏膜；碎石钳夹住结石后，应稍上抬离开膀胱壁，再用力钳碎结石。术后如无出血，一般无须留置导尿管。如伴有出血或同时做经尿道前列腺切除手术，则需留置导尿管引流，必要时冲洗膀胱。

膀胱穿通伤是较严重的并发症，由碎石钳直接戳穿或钳破膀胱壁所致。此时灌注液外渗，患者下腹部出现包块，有压痛，伴有血尿。如穿通至腹膜外，只需停留导尿管引流膀胱进行保守治疗和观察即可；如出现明显腹胀及大量腹水，说明穿通至腹腔内，需行开放手术修补膀胱。

2. 经尿道液电碎石术

液电碎石的原理是通过置入水中的电极瞬间放电，产生电火花，生成热能制造出空化气泡，并进一步诱发形成球形的冲击波来碎石。

液电的碎石效果不如激光和气压弹道，而且其热量的非定向传播往往容易导致周围组织损伤，轰击结石时如果探头与膀胱直接接触可造成膀胱的严重损伤甚至穿孔，目前已很少使用。

3. 经尿道超声碎石术

超声碎石是利用超声转换器，将电能转变为声波，声波沿着金属探条传至碎石探头，碎石探头产生高频震动使与其接触的结石碎裂。超声碎石常用内含管腔的碎石探头，其末端接负压泵，能反复抽吸进入膀胱的灌注液，一方面吸出碎石，另一方面使视野清晰并可使超声转换器降温，碎石、抽吸和冷却同时进行。

在膀胱镜直视下，将碎石探头紧触结石，并将结石压向膀胱壁而可进行碎石。注意碎石探头与结石间不能有间隙。探头不可直接接触膀胱壁，以减少其瘀血和水肿。负压管道进出端不能接错，否则会使膀胱变成正压，导致膀胱破裂。

超声碎石的特点是简单、安全性高，碎石时术者能利用碎石探头将结石稳住，同时可以边碎边吸出碎石块。但由于超声波碎石的能量小，碎石效率低，操作时间较长。

4. 经尿道气压弹道碎石术

气压弹道碎石于 1990 年首先在瑞士研制成功，至今已发展到第三代、同时兼备超声碎石和气压弹道碎石的超声气压弹道碎石清石一体机。

气压弹道碎石的原理是通过压缩的空气驱动金属碎石杆，以一定的频率不断撞击结石而使之破碎。气压弹道能有效击碎各种结石，整个过程不产生热能及有害波，是一种安全、高效的碎石方法。其缺点是碎石杆容易推动结石，结石碎片较大，常需取石钳配合使用。膀胱结石用气压弹道碎石时结石在膀胱内易移动，较大的结石需要时间相对比较长，碎石后需要用冲洗器冲洗或用取石钳将结石碎片取出膀胱。

使用超声气压弹道碎石清石一体机可同时进行超声碎石和气压弹道碎石，大大加快碎石和清石的速度，有效缩短手术时间。

5. 经尿道激光碎石术

激光碎石是目前治疗膀胱结石的首选方法，目前常用的激光有钕－钇铝石榴石 (Nd：YAG) 激光、Nd：YAG 双频激光 (FREDDY 波长 532nm 和 1064nm) 和钬－钇铝石榴石 (Ho：YAG) 激光，使用最多的是钬激光。

钬激光是一种脉冲式近红外线激光，波长为 2140nm，组织穿透深度不超过 0.5mm，对周围组织热损伤极小。有直射及侧射光纤，365μm 的光纤主要用于半硬式内镜，22μm 的光纤用于软镜。钬激光能够粉碎各种成分的结石，碎石速度较快，碎石充分，出血极少，其治疗膀胱结石的安全性、有效性和易用性已得到确认，成功率可达 100%。同时，钬激光还能治疗引起结石的其他疾病，如前列腺增生、尿道狭窄等。

膀胱镜下激光碎石术只要视野清晰，常不易伤及膀胱黏膜组织，术后无须作任何特殊治疗，嘱患者多饮水冲洗膀胱即可。

(三) 开放手术治疗

耻骨上膀胱切开取石术不需特殊设备，简单易行，安全可靠，但随着腔内技术的发展，目前采用开放手术取石已逐渐减少，开放手术取石不应作为膀胱结石的常规治疗方法，仅适用于需要同时处理膀胱内其他病变时使用。

开放手术治疗的相对适应证：①较复杂的儿童膀胱结石；②大于 4cm 的大结石；③严重的前列腺增生、尿道狭窄或膀胱颈挛缩者；④膀胱憩室内结石；⑤膀胱内围绕异物形成的大结石；⑥同时合并需开放手术的膀胱肿瘤；⑦经腔内碎石不能击碎的膀胱结石；⑧肾功能严重受损伴输尿管反流者；⑨全身情况差不能耐受长时间手术操作者。

开放手术治疗的相对禁忌证：①合并严重内科疾病者，先行导尿或耻骨上膀胱穿刺造瘘，待内科疾病好转后再行腔内或开放取石手术；②膀胱内感染严重者，先行控制感染，再行手术取石；③全身情况极差，体内重要器官有严重病变，不能耐受手术者。

参考文献

[1] 许纯孝 . 临床泌尿外科学 [M]. 济南：山东科学技术出版社，2007.

[2] 郭震华 . 实用泌尿外科学 [M]. 北京：人民卫生出版社，2013.

[3] 郭宏骞 . 泌尿外科学手册 [M]. 北京：中国协和医科大学出版社，2014.

[4] 那彦群，李鸣 . 泌尿外科学高级教程 [M]. 北京：人民军医出版社，2014.

[5] 阴雷 . 机器人泌尿外科学 [M]. 北京：人民卫生出版社，2011.

[6] 夏术阶 . 微创泌尿外科手术学 [M]. 济南：山东科学技术出版社，2006.

[7] 叶敏，张元芳 . 现代泌尿外科理论与实践 [M]. 上海：复旦大学出版社，2005.

[8] 张朝华 . 实用泌尿系结石微创诊疗学 [M]. 北京：科学技术文献出版社，2015.

[9] 杨登科，陈书奎 . 实用泌尿生殖外科疾病诊疗学 [M]. 北京：人民军医出版社，2015.

[10] 颜卫华，张奕荣 . 泌尿系统疾病的检验诊断 [M]. 北京：人民卫生出版社，2015.

[11] 黄翼然 . 泌尿外科手术并发症的预防与处理 [M]. 上海：上海科学技术出版社，2014.

[12] 李汉忠 . 泌尿外科 [M]. 北京：中国医药科技出版社，2014.

[13] 那彦群，叶章群，孙光 . 中国泌尿外科疾病诊断治疗指南手册 [M]. 北京：人民卫生出版社，2011.